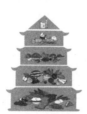

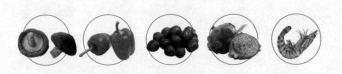

吃出超级大脑
——大脑营养真相

申艳芝　编著

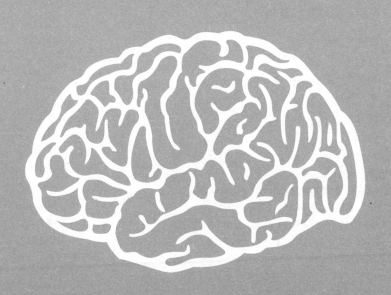

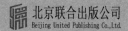
北京联合出版公司
Beijing United Publishing Co.,Ltd.

图书在版编目 (CIP) 数据

吃出超级大脑：大脑营养真相 / 申艳芝编著 . — 北京 : 北京联合出版公司，2017.1（2024.4 重印）

ISBN 978-7-5502-9015-0

Ⅰ . ①吃… Ⅱ . ①申… Ⅲ . ①脑 – 保健 – 饮食营养学 Ⅳ . ① R151.4

中国版本图书馆 CIP 数据核字（2016）第 262706 号

吃出超级大脑：大脑营养真相

编　　著：申艳芝
出 品 人：赵红仕
责任编辑：龚　将　夏应鹏
封面设计：冬　凡
责任校对：张爱萍
美术编辑：李丹丹

北京联合出版公司出版
（北京市西城区德外大街 83 号楼 9 层　　　100088）
三河市万龙印装有限公司印刷　　新华书店经销
字数 300 千字　720 毫米 × 1020 毫米　1/16　17 印张
2017 年 1 月第 1 版　　2024 年 4 月第 6 次印刷
ISBN 978-7-5502-9015-0
定价：45.00 元

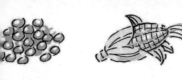
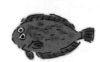

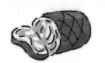

前言
PREFACE

　　大脑是人体的"司令部"，它是人体活动的控制中心。健康的大脑可以使人体的潜力得到更有效的发挥，使人拥有冷静而稳重的情绪和积极乐观的态度。更重要的是，健康的大脑可以让人拥有出众的思维能力和创造力。而如果大脑健康出现问题，人体的各种机能均会受到不同程度的影响，所以，大脑健康是一个不容忽视的问题，必须将大脑保健作为身体维护的重中之重。

　　如何更好地保护大脑，维护大脑健康呢？调节饮食是最简单、也最实用的办法。我国传统医学早在《黄帝内经·素问》中就已提出"五谷为养、五果为助、五畜为益、五菜为充"的饮食结构，充分说明了饮食营养对人体健康的重要性。现代科学研究进一步表明，大脑的正常运作需要补充足够的蛋白质、碳水化合物、脂肪、矿物质、维生素等营养物质，如果能够通过科学的饮食使大脑营养得到全面的补充，就可以清除大脑障碍、健全大脑功能。因此，我们在日常生活中应该充分掌握这种"以食为养"的健脑方式，借助食物营养来健脑，达到既强身又益智的目的。

　　鉴于此，本书集新颖的观点、广博的知识、简便实用的方法为一体，结合现有经验并参考了国内外有关饮食、营养、健脑方面的全新资料和科学权威的饮食健脑理念，从日常饮食中最普遍的食物与营养元素着手，用通俗易懂的语言科学严谨地阐述了大脑的营养需求，以及各种食物与大脑营养的关系。同时，还简明扼要地提出了一些科学饮食新观念，指出了饮食合理搭配的原则，阐明营养全面均衡的必要，并为读者推荐了若干个科学营养且制作简易的健脑黄金食谱，是读者了解大脑营养、科学合理健脑、操作简便的实用健脑宝典。本书第一章主要对大脑功能进行了介绍，同时，破除了一些传统的人们广为接受的"金科玉律"，比如，你的大脑只开发了 10%。第二章

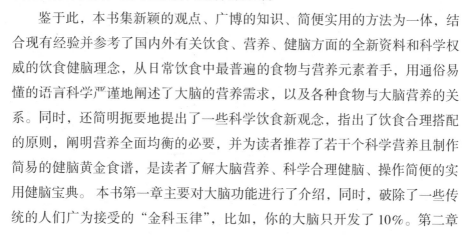

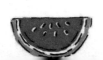
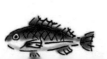

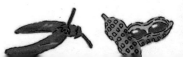

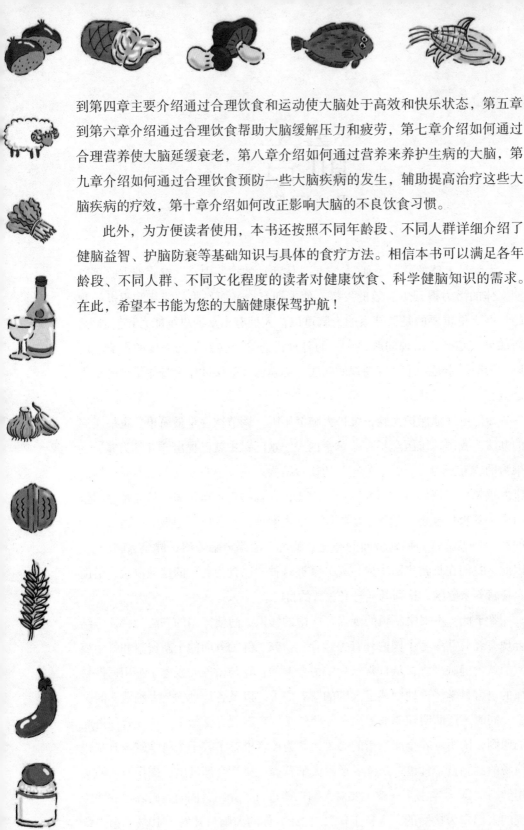
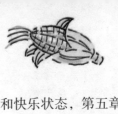

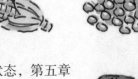
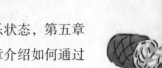

到第四章主要介绍通过合理饮食和运动使大脑处于高效和快乐状态，第五章到第六章介绍通过合理饮食帮助大脑缓解压力和疲劳，第七章介绍如何通过合理营养使大脑延缓衰老，第八章介绍如何通过营养来养护生病的大脑，第九章介绍如何通过合理饮食预防一些大脑疾病的发生，辅助提高治疗这些大脑疾病的疗效，第十章介绍如何改正影响大脑的不良饮食习惯。

此外，为方便读者使用，本书还按照不同年龄段、不同人群详细介绍了健脑益智、护脑防衰等基础知识与具体的食疗方法。相信本书可以满足各年龄段、不同人群、不同文化程度的读者对健康饮食、科学健脑知识的需求。在此，希望本书能为您的大脑健康保驾护航！

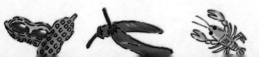

目录
CONTENTS

第1章

你对大脑的误解有多少

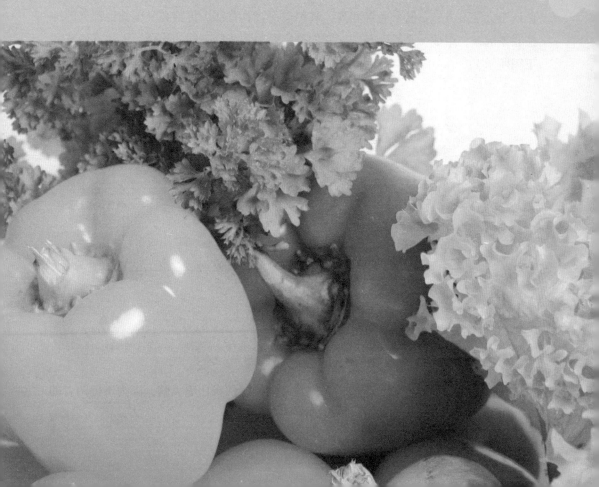

大脑的优劣由什么决定的

脑位于颅腔内，它受脑膜和厚厚的颅骨的保护，处于一种特殊的营养性液体——脑脊液中。脑脊液具有缓冲作用，在颅骨受到冲击时起到保护脑的作用。脑是神经系统的中枢，也是人体内最复杂的器官。脑虽然重约 1.3 千克，但所消耗的能量约占人体全部能量的 20%。

无论何种组织，都需要一位具有卓越领导才能的领导者，来带领组织顺着正确的方向前进，从而达到其最终的目标。如果这位领导者不能明确自己的职责，将组织引向错误的方向，那么这个组织将会非常令人担忧。同样，如果把我们的身体看做是一个组织，那么起领导作用的就是我们的"大脑"。如果大脑没有起到应有的作用，那么我们身体的各个部分就不能发挥出相应的功能。

人脑的 9/10 是大脑，其余的 1/10 包括了小脑、间脑、中脑、脑干和延脑，它们位于大脑下方，延脑和骨髓相连，骨髓向下直到背部，将脑和身体其他部分的神经联系起来，组成一个神经系统。它们分别发出和执行不同的指令，各司其职（如下图所示）：

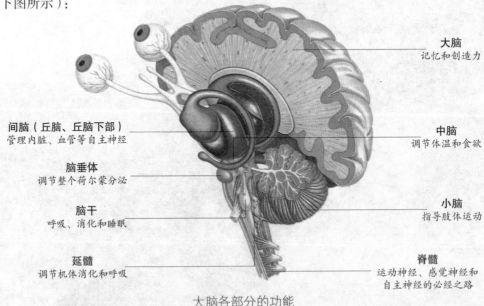

大脑各部分的功能

大脑： 大脑内部有很多褶皱，人们常常拿核桃仁来比喻大脑，因为不但两者的外形非常相似，而且它们都由一层坚硬的外壳包裹着。

大脑由神经细胞、神经纤维以及填充在两者之间的神经胶质组织组成，它是实现高级脑功能的高级神经中枢，是整个人体的"统领者"。人类所特有的思考、记忆和创造等功能都由大脑来完成。

间脑： 位于大脑和小脑之间，主要管理内脏、血管等自主神经，间脑内有丘脑和丘脑下部，控制和调节着整个荷尔蒙系统，并维持体温、进食、饮水、脑垂体荷尔蒙分泌等活动的正常运转。

脑垂体： 负责调整各种激素的分泌。

松果腺： 负责调节褪黑素的分泌。

中脑： 视觉与听觉的反射中枢，不但控制眼球的活动，还负责调节体温和食欲。

小脑： 位于后颈部上方，头盖骨后方内侧。人脑的大部分神经元（感受刺激和传导兴奋的神经系统的功能单位）都存在于小脑。

> ● **丘脑**
>
> 丘脑位于间脑，所有感觉信息都会经过这里。丘脑的内部有多个核群，这些核群将视觉信息和听觉信息等感觉信息传达给大脑。
>
> ● **丘脑下部**
>
> 丘脑下部位于丘脑的下方，是自主神经系统的最高中枢。它控制着机体中多种重要的机能活动，如体温调节、体内平衡、饥饿、口渴等人体自主功能以及脑垂体功能调节等维持生命的相关活动。丘脑下部体积很小，连脑总体积的 1% 都不到。

小脑具有维持人体平衡和协调运动的功能，并与条件反射和感觉器官的活动有关。比如，大脑发出"抬起大拇指"的指令，那么小脑便向与大拇指活动相关的肌肉准确传达该项指令。再比如，伸出胳膊使晃动的身体保持平衡的动作也是在小脑的作用下完成的。小脑虽然不及大脑，但也具有记忆和简单计算的功能。

延髓： 具有调节机体消化和呼吸等维持生命的重要功能。大脑和小脑受损不会立刻危及生命，但如果延髓受到损伤，人就会立即死亡。

脑干： 呼吸、消化和睡眠等维持生命的身体调节作用由脑干来完成。

脊髓： 与脑干相连，位于大脑的最下方。它是运动神经、感觉神经和自主神经的必经之路。

由此可知，大脑不但控制着人的精神活动，还控制着人体所有的机能活动。正所谓牵一发而动全身，只要大脑有任何一块区域无法正常工作，就会影响到整个人体。

就像上网需要网络环境一样，我们人体内部也遍布着人类生存和活动所必需的神经网。互联网需要有一个保存信息、发出信号的服务器，人体内的神经网同样也需要一个起到主服务器作用的器官来保存信息和下达命令，而这个器官就是大脑。

常常有人将人的大脑比作电脑，确实，大脑和电脑有很多相似的地方。人脑由140亿个神经细胞构成。一个神经细胞就类似于一台电脑。当大脑进行信息处理的时候，会将众多神经细胞连接起来，组成一个网络，将相关的信息尽可能全部地调动出来，以帮助完成相关的信息检索。

那么，大脑的网络是怎么形成的呢？

脑神经细胞之间是通过轴突、树状突起等联系在一起，形成一个网络。每当有外界刺激来入侵时，这个网络就会发生变化，从而带动整个大脑对外界的刺激作出反应。这些反应过程是十分复杂和神奇的，但可以肯定地说，高速地"变"是大脑网络工作的显著特征。

我们的大脑是在无意识的状态下以瞬间的高速运转来履行职能的，并可以一次性地处理多个信息。这就是我们大脑的最伟大之处。所以我们可以一边开着车一边听着音乐，一边想着家人，这些复杂的事情对大脑来说，是轻而易举的。

电脑可以在几秒钟就计算出人脑要耗费几天才能得出的结果。但是，电脑不管经过多少次的重复计算，它在计算方法上也不会有任何的改变，电脑靠自己的程序也不会发生本身的进步，它只能按部就班地按照人类的指令进行工作。可人的大脑就不一样了。

人的大脑一直在求"变"。

每一个信息进入我们的大脑，脑神经细胞之间的网络关系都会发生变化，大脑的功能也在不断地调整，朝着最有效的方向发展。比如，我们在玩电视游戏时，刚开始的时候因为不懂规则，所以怎么也玩不好，但玩过几遍之后，那些无用的操作就减少了，越玩越熟练，得分也越来越高。

也就是说和电脑相比，我们人类的大脑就有着自动改写程序的功能，这个功能

大脑的构造

人脑内包含数亿个神经元（神经细胞）和神经胶质细胞，神经胶质细胞起着支撑和保护神经元的作用。

人脑主要包含3部分：大脑约占人脑总重的90%，是脑中最大的部分，大脑的外层是大脑皮层，大脑皮层上的褶皱所形成的凸起叫做"回"，凹槽叫做"沟"，每个人大脑皮层的褶皱都不完全相同，组成大脑皮层的神经元叫做灰质，灰质的下面则是白质，白质大多是由长长的神经束或轴突组成。大脑是由左、右两个大脑半球组成，这两个脑半球通过神经纤维相联系。

通过观察大脑的切面图，可以看到大脑的其他部位。脑干上方是球状丘脑，丘脑负责传播大脑皮层从脊髓、脑干、小脑和大脑其他部位所接收的信息。下丘脑很小，靠近脑的底部，它在激素的释放过程中起着重要的作用。另一个部位是扁桃核，它控制着人体内的一些基本功能。尾状核辅助人体的运动。在大脑底部观察到的连接大脑两半球的神经纤维称为胼胝体。

使大脑可以最有效地发挥作用。我们的大脑经常坚持不懈地做这种努力，所以在此过程中，人类对复杂事物的判断力和一些综合处理事物的能力也在不断地提高。

正因为大脑本身就有"变"的功能，我们的脑子才会越用越灵。因为频繁动脑会使大脑网络连接更加通畅，这也预示着大脑有通过锻炼得到发展的空间。

即使过了古稀之年人脑依旧在继续发育

生老病死，人生常态。不过，当你老的时候，你是希望别人说你"越老越糊涂"，还是希望别人说你"姜还是老的辣"呢？的确，在体能和耐力上，老年人不如年轻人。而且，人们通常认为，大脑如同所有的人体器官一样，也会随着人的衰老而变老。因为，大脑的神经细胞会丢失、损耗和变性，如同一部机器的齿轮和螺丝一样会磨损、脱落。大脑衰老的最典型的表现是人的健忘、丢三落四，甚至痴呆。今天，越来越多的人患老年性痴呆就是证明。

但是，不断公布的一些新的研究却证明，大脑的功能在过了70岁之后仍然可以继续强化。

有种说法是脑细胞的数量到死也不会增加，这种说法作为一种定论流传至今，多年来人们对其深信不疑。但是，大阪大学的冈野荣之教授在55岁的人脑里发现了可以生长成新的神经细胞的"前阶段细胞"，还有，瑞典的脑医学学者皮塔·埃里克森博士发现在一个72岁的人脑里神经细胞仍在继续增殖。

也就是说，尽管大脑的结构随年龄增长有所退化，但大脑的功能，主要是认知和智慧的功能并不会衰退，反而会长时间维持，有的人还会有所增长。

在生活中，大器晚成者比比皆是，例如，控制论之父诺伯特·维

·养脑小贴士·

中老年人防止头脑老化和早衰，可以做好以下几点。

（1）经常看书或报刊杂志，不要长时间上网或看电视，因为阅读能够刺激大脑，使大脑细胞更加活跃。

（2）看电视的话要有所选择，挑选那些有利于思考、积极向上的节目。

（3）有机会要经常同家人或朋友一起讨论问题，这样可以促进思考且锻炼心智。

（4）养成看报纸的好习惯，这样既能拓宽自己的视野，还能积累知识。

（5）多参加集体活动，这样既可以提高身心的反应能力，也有利于提高口头表达能力。

（6）活到老，学到老，大脑只会越用越活跃。

（7）闲暇时可以写写日记、感想或回忆录，这对于活跃思维是很有好处的。

纳（1894～1964）。维纳不仅是数学家，也是哲学家。他曾说过，"数学在很大程度上来说是年轻人的游戏"。但是，他自己的思维和创新却推翻了自己的论断。通过论证所有生物和人工系统中复杂组织具有同一性的假设，他在45岁时出版了《控制论》一书。他的第二部重要著作《上帝与有生命的假人》是在其70岁时问世的。

再比如以色列的前总理果尔达·梅厄（1898～1974）是在71岁时才担任总理（任期1969～1974），她带领以色列化解了诸多重大危机。梅厄任总理时的年龄比丘吉尔65岁时担任英国首相还要晚。与梅厄相似的是南非第一位民选总统纳尔逊·曼德拉，他担任总统（1994～1999）之时已经是76岁高龄，在其任上仍然以清晰的思维和明确的方式领导着南非。

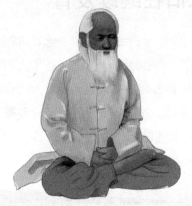

年龄增长并不代表就可以让身体听之任之，只要每天锻炼大脑，即使到了百岁高龄大脑的功能依然可以越磨越光、越用越好使。

很多人在老年时会失去部分思维能力，但这并不意味着认知能力的消亡。尽管年老的人会有认知能力的下降，而且一部分人还会患上老年性痴呆，但是一个人仍然可以以多种方式来保持认知能力，可以称为"流失但依旧有力的思维"。美国前总统罗纳德·里根就很好地说明了这一点，他在第二个总统任期的后期已经是在痴呆中度日，但这并没有影响到他作为政治人物的许多正确决策。

你知道吗：大脑如果不用很快就会衰老

阿拉伯有句谚语，如果你过分珍惜你的翅膀，那你就再也不能飞翔。中国也有句谚语，刀不磨不快，脑不用不灵。要使大脑充满活力，就要经常使用大脑，不断利用大脑进行观察、记忆、思维、想象等智力活动。用进废退是生物发展的一条自然法则，大脑也不例外。大脑是在学习知识、获得信息、应用知识解决问题的过程中不断发育、生长着。人的脑力工作开始得越早，脑力活动越经常，持续的时间越长，脑细胞就越活跃，其老化过程也就越缓慢。头脑经常使用，脑细胞会更加发达。相反的，大脑受到的训练越少，衰老也就越快。大脑长期不用，就会萎缩、退化。所以说，不断学习，勤于思考，是挖掘大脑潜力的根本措施。

经常进行智力活动，能使大脑保持活力，更加灵活，这已被无数的事实和科学实验所证明。受过学校教育、经常思考问题的中学生，比相同年龄没有受过学校教育的文盲，头脑要好用得多，聪明得多。英国神经生理学家科斯塞利斯和米勒研究了脑电波的波形，发现勤用脑的人，老化波形出现较迟。而越是懒于思考的人，大脑越容易老化。

青少年的智力状况本来区别不大，但是，有些同学学习时不动脑筋，抄袭作业，考试作弊，这些懒惰的同学头脑得不到应有的锻炼，以后再与同龄人相比，那就变得迟钝了。

与之相反，一些八九十岁的名医，高校中的年迈的老教授，以及一些学者和科学家等。他们中的许多人都已经过了古稀之年，甚至已经到了耄耋之年，但是他们的思维依然清晰，与之交谈依然对答如流，对于知识和经历的记忆仍然能够清楚的

别让你的大脑提前进了养老院

不少步入中年的人们会抱怨自己的记忆力大不如前了。的确，人到中年后身体各器官的代谢能力逐渐呈下降趋势，大脑也不例外。

研究发现，智力的发展更多地取决于脑细胞之间建立的复杂联系，而不只是取决于细胞数量。而这种脑细胞间网络联系的发展，其平均速度在成年时期要超过脑细胞减少的平均速度，即使按这样的速度递减，到80岁时丧失的脑细胞数量也还不到脑细胞总数的3%。可见，脑细胞随年龄而减少，并不是智力下降的主要原因。

为了保持旺盛的精力，延缓大脑早衰，你可以尝试以下10种方法：

（1）情：善于控制自己的情绪，任何不良情绪都会破坏大脑皮层兴奋和抑制的平衡，遇事冷静、豁达大度、宽以待人，是预防脑衰的首要原则。

（2）食：注意营养平衡，不要过量食入动物脂肪及含胆固醇的食物，而应多食蛋、鱼、豆、水果及蔬菜，防止大脑动脉硬化。

（3）氧：大脑是人体耗氧量最多的器官，脑细胞缺氧易导致思维能力及智力下降。因此要多呼吸新鲜空气，切忌用脑时门窗紧闭。

（4）动：注意锻炼身体，如散步、慢跑、体操、逛街、打太极拳等，做到劳逸结合，有利于消除大脑疲劳。

（5）睡：保持睡眠的时间和质量，以消除大脑疲劳，保证充沛的精力。失眠者要及时治疗，同时要防止对安眠药的依赖。

（6）思：保持好奇心，留心观察、分析周围的事物，强化自己的记忆力、理解力、创造力，是锻炼大脑、防止脑衰的有效方法。

（7）学：读书学习是智慧的源泉，知识面越广，思路越开阔，大脑的工作效率越高。然而读书学习，一次性用脑时间不宜过长。

（8）手：经常活动手腕，做精细的手工活，可以保持大脑的灵活性、敏锐性，延缓脑细胞的衰老。

（9）乐：充分享受生活的乐趣，看电视、看电影、听音乐、听戏或周末郊游等可以提高大脑的生理功能。

（10）医：有身心疾病要及时就医治疗，尤其要警惕冠心病、神经衰弱、脑动脉硬化、头痛、视力和听力障碍，以减少对大脑的影响。

回忆。而世俗认为人上了年纪，就应该出现耳聋眼花的症状，但是从这些学者和名医身上我们没有看到这些症状。为什么？因为，他们从不曾让自己的大脑停止运转，勤用脑的人不仅能使头脑健康地工作一辈子，而且能随时随地地集中精力进行某个问题的思考。

你知道吗：左脑很爱理性，右脑很爱想象

我们的大脑可以像切苹果那样，分成左、右两部分。左右脑形状完全相同，各自发挥着不同的作用。

左脑型的人善于从事一些有关语言、数字运算、逻辑思维等方面的工作，分析问题的能力也较强，也就是所谓的"数字型人"。这类人的数学一般都比较好，具有很强的逻辑思维能力，有时候比较认死理。

右脑型的人善于从事一些有关处理图像以及空间想象、音乐、综合判断能力方面的工作，具有出色的直观能力，这种类型的人被称为"模拟型人"，能够从总体上大致把握事态的发展，并能对一个突发事件迅速作出判断。如果用在学校教育上，这类人具有美术和音乐天赋，但是一般数学都不太好。如下图所示左右脑分工示意图。

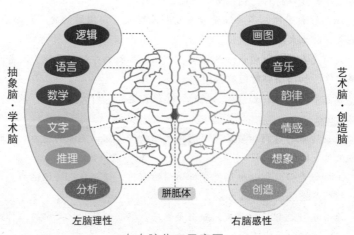

左右脑分工示意图

男人逛街时，会直接去找到自己要买的东西，然后付款走人。而女人却总是习惯左看看右瞧瞧，不逛上一会儿绝不罢休。为什么男人和女人的行为举止会存在这样大的差别呢？这是因为男人善于使用左脑，想到什么就立马付诸行动；而女人则更多地用到右脑，她们会先进行比较分析，然后再作决定。

因此，想培养出一个 IQ（智商）高的孩子，就要将重点放在促进孩子左脑的发

※ 测一测你是左脑型还是右脑型

知道自己是属于左脑型还是右脑型之后，才会更有利于才能的发挥，更迅速找到适合自己的工作。在寻求适合于自己的工作过程中，要有不怕失败的精神，尽量多地体验。

为了彻底弄清楚自己到底是属于何种类型，那么请回答以下的问题。如果肯定的答案有四个或者四个以上，那么您就属于"右脑型"，如果在三个或三个以下，您就属于"左脑型"。

（1）不喜欢死记硬背公式之类的东西。

（2）不在意一些小小的错误。

（3）喜欢和他人聊天。

（4）不太守时。

（5）喜欢去美术馆之类的场所。

（6）在饭馆结账的时候，从不去计算账单。

育上，而要想培养一个 EQ（情商）高的孩子，则要多多刺激他的右脑。

但是，大脑的左右半球并非各行其道，互不相关。右脑通过胼胝体相连，并借此交换信息，协同合作。即便左脑具有"分析、思考和逻辑推理"功能，但如果没有右脑的"表达"功能，各项指令也是毫无意义的。如一个人很小的时候左脑受到了损伤，那么他的右脑就会起到主导作用，并代替行使部分左脑的功能，如左脑的语言中枢作用就会被右脑所取代。因此，怎样使大脑左右半球都充分发挥其功能，才是我们变聪明的主要方法。

当然，我们做家长的要尽早发现强迫孩子所做的事情是不是适合于孩子，如果不适合，要尽快找到适合的，才能发挥孩子的才能。不要让大脑勉为其难，如果你让右脑

· 养脑小贴士 ·

在生活中，我们大部分人喜欢用右手来做事情，右手的运动是通过左脑来控制的，我们平时的一些运动也是左脑来控制的。耳朵也是这样的。习惯用右手的人，一般在打电话想做一些记录的时候，都是右手拿着笔，听筒放在左耳上。这些动作我们完全是在无意识的状态中进行的。但是，要想让大脑得到锻炼，要想让脑神经细胞增加，这些无意识的动作是起不到作用的，一定要让大脑做一些有意识的动作，因此我们要经常使用平时不常用的那只手。这样就可以使大脑的左右脑都活跃起来。

人们如何记忆往事

人脑能够储存过去曾经发生过的事件，在之后回忆起这些事件，并且运用这些信息完成具体的任务，这种能力称为记忆。记忆是一个极其复杂的储存系统，常常需要许多活动的参与和协作。

例如，我们对声音的辨认便属于感官性记忆，我们通过倾听他人的发音来理解言语。由感官性记忆得来的印象被传递到记忆系统的其他两个部分，即短期记忆和长期记忆。

当我们进行数字运算这样简单的任务时，所运用的记忆便是短期记忆。要完成这个运算任务，我们必须回忆起足够长的数字。研究表明，短期记忆分为3个阶段：语音环路（储存语言信息以备计算之用）、视觉空间缓冲器（帮助我们处理视觉形象）和中央执行器（控制其他功能）。

长期记忆是对信息进行长时间甚至是永久性的储存。它包括语义记忆和情境记忆两部分，其中语义记忆针对常识性的事实，例如"狗"一词的含义；情境记忆则用来保存你刚才所做事情的经验。

型（右脑发达）的人勉为其难地学习数学和英语，不光本人痛苦，从大脑的资源配置上来说，也是一种极大的浪费。相信很多人都有这样的经历——小时候被家长强逼着去上钢琴、小提琴之类的兴趣班，但是，长大之后能一直从事这项事业的简直是凤毛麟角。因为从大脑的工作来讲，有很多人本来就不适合于学习乐器。所以，要让孩子尽可能多体验一些，从而发现适合孩子做的事情，这是我们做家长应尽的责任与义务。

大错特错：我们只用了10%的脑力

许多声称开发大脑潜能的广告都会引用这个说辞，即"我们人类仅仅用了大脑的10%，还有90%的潜力等待开发。如果你用了我的方法，你那90%就会如何如何……"

从激励自己的角度，这句话无可厚非。勇气与坚持的确能够挖掘出人的潜力，让人更加成功。

但是，用在大脑开发上，智力开发上，这句话就缺乏科学依据了，尤其随着脑科学的进步，这个说法最终被证明是错误的。

我们的大脑分成若干区域充斥着数以百亿计的神经细胞，好比一台高效运转的机器，其所有零部件都能各尽其用。这一观点之所以盛行至今，是因为它迎合了大众的心理，使人们对自己保持了乐观的态度。"既然在正常情况下，我们的大脑只发挥了10%的作用，那么如果我们能够开发剩下90%中哪怕很小的一部分，我们将会变得多伟大啊！"这一点深深打动着人们，这也正是这一观点的卖点所在。也就是说，不管怎样，那些所谓不聪明的人，原来是因为他们没有很好地开发其大脑的潜力；一旦人类懂得如何开发大脑，人人皆可成为爱因斯坦！

这一观点在那些对超感官知觉（ESP）和其他心理现象感兴趣的人中间颇为流行。这些人使用这一观点来阐述超感官知觉等现象的存在。将一个脱离科学实际的概念植根于科学现实是人们通常的做法，然而，如果所谓的"科学现实"也是错误的，那就荒谬得很了。

在现实生活中，人们每天都在使用大脑。如果你的大脑很大一部分都派不上用场，那么即使这部分大脑受了伤，也应该没有什么大碍。但事实当然不是这样。通过扫描正处于某特定活动状态的人脑，会发现他的某些大脑区域很活跃，哪怕这些区域只占一小部分；但是这并不代表其他大脑区域没有参与信息加工，它们只是在这个时候不太活跃罢了。要是真有 90% 大脑没有用，后果不堪设想。

另外一个关于 10% 谬论盛行的原因是，大脑某些区域的功能过于复杂，因而即便这部分大脑受到伤害，也看不出大的变化。比如，一般情况下，大脑皮层额叶受伤的人仍可以完成绝大多数的普通行为，但是，他们却不能保持连贯的一系列行为，他们会在一个重要的商务会议开到一半时离开会议室，出去找地方吃午饭。毋庸置疑，此类病人要适应社会是非常困难的。早期神经学家不太清楚额脑的用途，原因之一是他们拿老鼠做实验。在实验室里，老鼠过的是一种异常简单的生活，它们只需要发现食物和水，然后爬上前去享用。除此之外，它们不必做太多事情，便可以无忧无虑地生存。因此，老鼠的额脑部分几乎派不上用场，而一些早期的神经学家便认为，也许额脑并没有多大用处。后来，一些更为复杂的实验驳斥了这一结论。

你知道吗：智力与脑容量没关系

智力是人们所具有的许多方面能力的综合，它涵盖了思考、推理、理解和记忆等方面的能力以及人们进行这些活动的速度。

智力测验是衡量智力的方法之一，常常称为智商测验。智商测验通常由语言测验和操作测验两部分组成。语言测验考查常识和理解、算术、推理、记忆等方面的能力，以及词汇量。

操作测验考查猜谜、分析抽象图形、补充图形和解码等方面的能力。

智商测验的局限性在于它只考查某些方面的能力，忽视了其他方面，而且不考量人们在文化和语言等方面存在的差异。

很多人认为，脑越重，人越聪明，智力越高，学习能力越强。各方面都优于常

●大脑皮质

大脑皮质是大脑的表层，由灰质构成，神经元遍布其中。它具有通过与外部进行信息交流进行立体认知的能力，是人类进行思考、判断和创造等高级脑活动的所在地，掌管人的运动和感觉。那么，什么样的大脑才能称为聪明的大脑呢？

人，能够取得更大的成功。但实际上，无论是成人还是儿童的大脑，其重量与智商之间都没有必然的联系。

爱因斯坦被公认为是世界上最聪明的人。他去世后，脑子被医生开颅取出，称重为1230克，并不比普通人脑重，也和普通人脑一样大小。不过爱因斯坦大脑的左半球，也就是与数学能力相关的部分大脑的褶皱形状比较特殊，这部分比一般人要宽15%左右。由此可见，脑功能的强弱和脑袋的大小、重量并无比例关系。

那么，什么样的大脑才能称为聪明的大脑呢？

要想拥有聪明的大脑，我们应根据大脑皮质各部分不同的发育时间，通过多种多样的刺激方式来刺激这个负责思考、学习和创造等功能的大脑皮质部分。即使是已经过了生长发育期的成人，也可通过有氧运动或刺激五感（视觉、听觉、嗅觉、味觉、触觉）的练习来增加神经元的密度，促进神经传导物质的分泌，从而达到健脑益智的效果。

（1）人类的思考、学习和创造能力都来源于大脑皮质。大脑皮质分为几个区域，每个区域都有着不同的职责。

大脑皮质包括额头部位的额叶、两耳旁的边缘叶、头顶的顶叶和后脑勺的枕叶几大部分。额叶主要负责帮助制订目标，即制订计划和出点子。边缘叶主管语言、记忆、听觉。边缘叶损伤不仅会导致失语症，而且还会出现幻觉和记忆力障碍等现象。顶叶负责处理人的动作和感觉信息。枕叶包含视觉中枢，它通过眼睛所看到的影像信息来分析事物的外形、位置和移动情况。

大脑皮质各部位的作用

位置	名称	作用
额头	额叶	有目标的行动
两耳	边缘叶	语言、记忆、听觉
头顶	顶叶	身体的动作、感觉信息
后脑勺	枕叶	分析外形、位置和移动情况

大脑皮质各部位的发育时间各不相同。因此如果要想让孩子变得更聪明，最好在儿童期刺激前面的额叶，长大后刺激枕叶，根据大脑的特点不断变化。

从这个角度来看，过早教孩子识字并不是一个好方法。因为负责语言功能的边缘叶只有在孩子满 6 岁之后才会进入快速发育期。所以最好等到孩子 6 岁以后，再通过讲故事或一起看书识字等方法给予孩子语言刺激，这样孩子才会更容易理解，学得更开心。这一时期语言能力的培养甚至能够决定人一生的语言能力的高低。因此我们必须小心谨慎地对孩子进行正确的语言习惯的培养。此外，外语学习的开始时间也应定在小学入学前后。

（2）脑细胞能够活跃工作的前提是脑部必须有充足的血液。血液中含有脑部所需的能量和氧气，而且脑神经传导物质和促使大脑分泌激素的物质也通过血液运输到身体的各个地方。所以坚持做有氧运动或增强脑功能的练习可以收到很好的效果。

● 神经元

神经元是神经系统的基本构成单位，最基本的功能是感受刺激和传导兴奋。

● 神经传导物质

由包括大脑在内的体内所有神经元内发出，和相邻神经元交换信息的所有物质统称为神经传导物质。这种化学物质由突触分泌，用于神经元间的信息传递。神经传导物质有数十个种类。

（3）脑神经元之间的连接越复杂，大脑就越聪明。人类的脑神经细胞数有 140 亿个，这和你是儿童还是成人无关。脑细胞与人体的其他细胞相比有着不同的形状和特征。每个脑细胞都能和与之连接的神经元传递信息，相互作用。

神经元上有起着交换信息作用的分支。神经细胞内还存在着神经传导物质，它本身也是信号的一种。要想提高大脑功能，最基本的就是增加脑细胞的分支，并充分制造出更多的神经传导物质。

因此，决定大脑聪明与否的是脑细胞的分支数和神经传导物质的多少。打个比方，如果从出发地通往目的地的路有很多条，就可以很好地分散车流，解决交通堵塞。

· 养脑小贴士 ·

0 ～ 3 岁是人的脑神经细胞发育最活跃的时期。如果在这一时期给予孩子更多的脑部刺激，就很有可能培养出聪明的孩子。即使是成人，如果受到正面的、积极的脑部刺激，也会收到很好的效果。因此，只要坚持不懈地给予脑部适当的刺激，就能提高脑部功能，从长远来说，还能有效预防脑功能的退化和老年痴呆症。

同样，神经元之间连接的点越多，脑部各种信息的处理速度就会越快。通过多种方法刺激人体的五感可有效增加脑神经元连接网的密度。

据一项调查研究显示，受感觉刺激较多长大的小白鼠，其脑神经元和大脑皮质比一般的小白鼠要大且厚，脑神经元之间的连接也更为复杂，神经元末端会分泌出更多的神经传导物质。因此这个小白鼠比其他小白鼠聪明伶俐，学东西的速度也更快。日常生活中的一些不经意的动作，比如活动肌肉、闻香薰精油的味道，或是品尝没吃过的食物等，都对脑神经细胞的生长发育有促进作用。

善待5大脑区，获得幸福人生

接下来将逐一介绍大脑的五大脑区系统，它们不仅同我们的日常行为有密切关系，也是人之所以为万物之灵的关键。首先是位于大脑中央的深层边缘系统，接下来是底神经节，第三部分是前额叶皮质，位于脑的前端，它扮演着监督者的角色，协助我们保持专注、拟订计划、控制冲动、做出决策。第四部分称为扣带回系统，它是一条长长的从前额叶中央穿过的带状物，它的功能就像是我们开车时的"换挡"，它可以让人的注意力从一种思维转换到另一种思维，并可以在不同的行为之间转换。最后一部分是颞叶，位于太阳穴下方、眼睛后方，涉及记忆、理解语言、判断面部表情以及情绪控制。我们要了解这些脑区系统的功能，帮助自己从一个全新的角度去理解自己和他人。

1号脑区：深层边缘系统——情绪过滤器

深层边缘系统位于大脑中靠近中央的位置，是一组位于大脑最深层的神经组织，是边缘系统的内圈，环绕在基底神经节里，包括丘脑，下丘脑及周围组织，是我们的情绪中枢，你可以按照自己的意愿产生积极或消极的情绪。

（1）为你设定情绪的基调。当深层边缘系统激活水平较低的时候，我们常常会

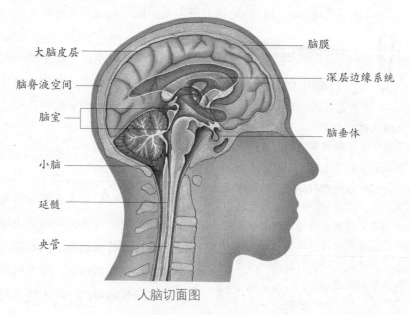

大脑皮层
脑膜
脑脊液空间
深层边缘系统
脑室
脑垂体
小脑
延髓
央管

人脑切面图

有积极、溢满希望的心理状态。而当它被激活，或者过度激活时，消极的情绪就会占主导。深层边缘系统产生的情绪阴影将会成为我们认知日常生活事件时的过滤器。经前期综合征（PMS）就是一个可以用来解释情绪阴影原理的经典例子。经前期综合征患者在月经开始前 5～10 天内，会出现深层边缘系统的过度激活，随着

※ 测一测　你的深层边缘系统是否有问题

请阅读下面的行为列表，并根据自己（或者你要评估的某个人）的行为如实进行打分。如果结果有 5 个以上的 3 或 4 分则表明评估对象有可能有深层边缘系统上的问题。

（1）感到悲伤

（2）喜怒无常

（3）消极

（4）衰弱

（5）易激惹

（6）对他人的兴趣降低

（7）对未来无望

（8）常常觉得无望或无助

（9）对一切感到不满意或者厌倦

（10）内疚感过重

（11）想自杀

（12）哭泣

（13）对有趣的事情缺乏兴趣

（14）睡眠状态改变（太多或者太少）

（15）食欲改变（太多或者太少）

（16）低自尊

（17）性欲减退

（18）对气味的敏感度降低

（19）健忘

（20）注意力难以集中

·养脑小贴士·

体育锻炼对深层边缘系统有很好的治疗作用，它能促进内啡肽的分泌，从而给我们带来健康愉悦的感受。深层边缘系统中有很多内啡肽受体。体育锻炼还能提升大脑的供血程度，这会给大脑提供更多、更好的营养，使脑功能更加健全。一个纤细或者瘦弱的身体是不会健康的，大脑也一样。良好的血液循环使深层边缘系统恢复健康，继而影响个体的心境。

0= 从来没有　1= 很少　2= 偶尔　3= 经常　4= 频繁

荷尔蒙激素的降低，该神经系统的功能还会变得越来越活跃。通常经前期综合征患者在月经周期结束后的第一周心情会很高兴，也会对自己的丈夫深情款款、爱意浓浓。而等到她月经开始前10天，她就会变得异常烦躁，脸上也总是挂着不悦之色和"别烦我"的表情。然后，在她经期结束之后几天，她又会恢复到积极、深情和充满热情的状态。

一些研究还表明深层边缘系统（包括深层颞叶的部分）负责对高度情绪化的记忆进行存储，这些情绪化的信息既包含积极的情绪，也包含消极的情绪。如果你曾经因为某些严重的事故而受伤，比如车祸或者目睹自己家的房屋被烧毁，亦或你曾经被父母或配偶虐待，那么这些记忆中的情绪会储存在大脑的深层边缘系统当中。同样，如果你中了彩票，或者是以优异的成绩毕业，亦或目睹自己孩子的诞生，那么这些情绪性的记忆也会被储存在那里。我们所有的情绪记忆经验在某种程度上决定了我们心理状态的情绪基调。我们经历的稳定、积极事件越多，就越容易感到愉快；而我们的生活中的创伤越多，也会更容易被推向消极的情绪状态中去。

（2）对动机和驱力产生影响。由于深层边缘系统会对动机产生影响，人们有时会对生活和工作表现出一种"不在乎"的态度，因为他们对事情结果不抱希望，所以也没有意志力完成那些事情。深层边缘系统，尤其是下丘脑结构，控制着睡眠和食欲，因此这部分神经系统的功能障碍会导致睡眠和食欲的增多或减少。比如，典型抑郁症患者会没有胃口，并且不管身体有多么疲倦都难以入睡；而非典型抑郁症患者的睡眠和食欲都会增强。

（3）影响亲子关系以及人际关系。人际关系和边缘系统有密切的联系。最基础的人际关系就是母婴关系。在孩子出生后，母亲的激素水平会发生短暂的变化，虽然短暂，却仍会引发母亲边缘系统或者情绪问题。如果这种心理障碍的表现比较温和，常常被称为"婴儿期忧伤"，而表现得比较严重时，就会成为产后抑郁症或者精神疾病。患这类心理疾病的母亲，其大脑的深层边缘系统常常异常的活跃，继而在亲子关系的建立上就会表现出明显的障碍。母亲可能会在情感上回避婴儿，使孩子无法正常的发展。所以，那些不能"健康成长"的婴儿，比如体重过低或者发育迟滞的婴儿其背后常常有一个不愿建立情感联系的母亲。

在这类案例中，母亲深层边缘系统的异常活动会导致婴儿的生长发育障碍。而外界一些阻断人类社交关系的事件也会引发深层边缘系统的障碍。这会在人生的任何阶段发生，因此，我们要与他人建立良好的人际关系，有助于调节身心健康，保持乐观积极向上的态度。

（4）直接参与对气味的感觉加工过程。嗅觉系统是5大感觉系统中唯一能够从感受器官连接到大脑加工脑区的。其他感觉系统（听觉、视觉、触觉和味觉）都必

※ 测一测　你是否有基底神经节系统障碍

下面是一个基底神经节系统障碍自检表。请阅读这个行为列表并对自己（或者你要评估的某个人）的行为打分。5 个以上 3 或 4 分的项目表明较有可能有基底神经节方面的问题。

（1）感到紧张 / 焦虑

（2）惊恐发作

（3）出现肌肉高度紧张的症状（头痛、肌肉酸痛、手部震颤等）

（4）心脏嘭嘭跳，心率很快或者胸部疼痛

（5）呼吸困难或者感到窒息

（6）感到晕眩、昏厥或者脚步不稳

（7）感到反胃 / 腹部难受

（8）出冷汗，忽冷忽热，双手冰凉

（9）喜欢做最坏的预测

（10）恐惧死亡 / 有一些疯狂的举动

（11）因害怕惊恐发作而回避公众场合

（12）回避人际冲突

（13）过分害怕被别人评价或接受别人的检查

（14）持续性的恐怖症

（15）动机水平过低

（16）动机水平过高

（17）抽搐

（18）字很难看

（19）有快速地惊吓性反应

（20）在诱发焦虑的情境中容易被吓呆住

（21）过分的担心他人的想法

（22）害羞 / 胆怯

（23）很容易感到尴尬

> **· 养脑小贴士 ·**
>
> 如果你的症状是基底神经节的活动过度和焦虑，那么你最好均衡地饮食，不要让自己太过饥饿，血糖过低会使焦虑加剧；如果你的基底神经节活动过低或者动机水平很低，最好多吃一些高蛋白低糖的食物，这会让你更加精力充沛。拒绝咖啡因的摄入对此通常也是很有帮助的，因为咖啡因可能会让你更加焦虑。此外，拒绝酒精也是一个好办法，虽然酒精能够短暂减缓焦虑，但是戒酒的过程常常会引发焦虑，这种源于戒酒的焦虑会比酒精成瘾更危险。

0= 从来没有　1= 很少　2= 偶尔　3= 经常　4= 频繁

须通过这一神经系统，才能把信息输送到加工这些信息的不同脑区。由于嗅觉信息是直接传到深层边缘系统的，因此气味的好坏直接影响了深层边缘系统所影响的情绪状态。这也就是为什么闻到花香和美好的气味，我们就能感到心情愉快和舒畅，并且吸引旁人的注意。而臭臭的气味则会让人心生厌恶，只想快快离去。

2号脑区：基底神经节——焦虑制造机

基底神经节是大脑中央部位被深层边缘系统包围的一个神经核结构。主要负责整合情绪和行为、精细动作的转换和连贯、设定身体的无任务状态活动水平或焦虑水平、调节动机水平以及引发快乐或狂喜等情绪。

（1）情绪、思维和行为的整合是发生在基底神经节上的。这就是你为什么兴奋的时候会跳起来，大声欢笑，紧张的时候会发抖，害怕的时候惊悚的待在原地不动。基底神经节能够将情绪、思维和身体动作非常流畅地结合在一起，但是当输入的信息太多的时候，它们的功能会被暂时锁定。当许多人听到某一震惊的消息时，会恐惧的在原地一动不动，恐惧的嘴不能说话，眼睛瞳孔放大。

我们常常可以在有焦虑倾向的人或焦虑症患者的人身上看到这样的例子，当基底神经节过度启动时，人们往往会被充满压力的情境击垮，做出思维或行为上的呆立或者无法动弹的反应。

（2）转换为精细的动作并使之变得流畅。这项功能影响着协调书写和运动动作。患有注意力缺陷障碍的人，字写得非常难看和潦草，书写这个动作对他们来说很困难，也让他们很有压力。他们常常会用打印纸来代替手写。他们认为打印更容易，因为敲打键盘不需要平滑、连续性的精细动作，只是一种开始、停止性的动作。很多有注意力障碍的人无法写出自己的想法，这被称为手指失认，即手指无法表达大脑的想法。服用一些药物可以让他们改善这种障碍。

（3）与无任务状态或者焦虑水平有关。基底神经节和身体的无任务状态或者焦虑水平有密切关系。基底神经节的过度活跃常常和焦虑、紧张、警觉性提高和恐惧感增强联系在一起；而基底神经节活动受到抑制则会带来动机、能量和主观能动性的异常。如积极工作的人，工作特别认真的人，大脑这个神经结构的激活水平明显比一般人要高。很多公司的CEO都有基底神经节活动增强的情况，他们也愿意长时间工作。周末对这些人来说是最难熬的时光。在工作日他们整天都负荷运转，完成各种事项。而到了周末没有工作安排的时候，他们会焦躁不安、心情不佳。休息对于他们来说非常陌生，根本就是令人感觉不适的，工作狂大概就是这么产生的。当然，这也有积极的一面。很多对社会负重要责任的人都是被基底神经节激活的状况所驱动，所以他们能长时间地工作。虽然他们也有焦虑倾向，但更多表现出来的则是整天忙个不停。过度激活的基底神经节中获取了更多的精力和动机，而使他们成为"成功人士"。

（4）与大脑控制快乐的神经环路有关。研究发现，可卡因和利他林这两种物质和基底神经节的功能有密切关系，可卡因能有效提升大脑中多巴胺的水平，药效迅速而短暂，它就像潮水一般来势汹汹，顷刻间消失的无影无踪。可卡因能让吸食者立刻达到最高的兴奋点，但这种感觉稍纵即逝，他们会对这种感觉上瘾。相比之下，利他林也能提升基底神经节中已有多巴胺的水平，但是药效没那么强烈，药效的消退速度也更慢。

强烈而浪漫的爱情对大脑有类似可卡因的效应，它能使基底神经节释放多巴胺，引起兴奋。沉醉在爱情中的人就像服用了可卡因，左右两侧基底神经节的活动都非常密集，几乎达到癫痫发作时的程度。因此。爱情对于大脑确实存在着真实的生理影响，和成瘾性药物一样。

3号脑区：前额叶——大脑公司CEO

前额叶是大脑最主要的部分，它占据了大脑全部空间的1/3，位于前额下。它被划分为三个部分：背外侧前额叶（前额叶的外表部分）、眶额回（前额下方的大脑部分）和扣带回（位于额叶的中央地带）。扣带回通常被认为是边缘系统的一部分，背外侧前额叶和眶额回被认为是大脑控制的中枢。

前额叶是大脑进化程度最高的部分。负责集中注意力、注意广度、判断力、冲动控制和判断性思维。它控制着我们认识情境、组织思维、制订计划以及执行计划的能力。所以，它的功能对我们实现自己生活中的各项目标来说是非常重要的。

（1）引领我们朝着目标行动。总的说米，前额叶是大脑负责观察、监控、引导、指挥和关注行为的神经系统结构。它监控"执行功能"，这是一种管理能力，比如时间管理、判断、冲动控制、计划、组织和判断性思维等，人类是一种能思考、提前计划、合理地支配时间以及与

· 养脑小贴士 ·

高蛋白质、低卡路里的食物对治愈患有前额叶障碍的人说是最有效的。用以获取蛋白质的食物主要包括瘦肉、鸡蛋、低脂奶酪、杏仁和豆类等。这些食物最好和一定比例的蔬菜混合在一起吃。一顿理想的早餐应该是一份煎蛋搭配低脂奶酪和瘦肉，比如鸡肉；一顿理想的午餐应该是金枪鱼、鸡肉或者新鲜的鱼肉沙拉，搭配蔬菜；一顿理想的晚餐应该包括更多的碳水化合物食品以及瘦肉和蔬菜。摄入简单的糖类，比如蛋糕、糖果、冰激凌、糕点等，并搭配容易分解为糖类的碳水化合物，比如面包、面食、大米、土豆等食物，这都对补充能量和脑力有积极的作用。

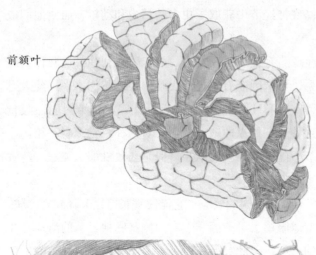

前额叶————

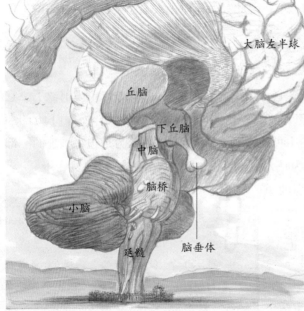

大脑左半球

丘脑

下丘脑

中脑

脑桥

小脑

延髓

脑垂体

脑立体结构图

他人交流对的生物，这些能力很大程度上都是通过大脑这个区域的功能实现的。前额叶负责的管理行为对我们完成目标、有社会责任感、生活得更有效率都是非常必要的。

前额叶，特别是眼眶回的功能使你可以在说什么或者做什么之前加以构思，然后再去行动。比如，如果你和伴侣对某件事意见不同，而你的前额叶功能良好，那么你将能用一种理性的方式处理这种冲突情境；但是，如果你的前额叶功能较弱，那么你很可能会做出一些不假思索的事情或者说一些不经大脑的话使得情况变得更糟，前额叶能够帮助我们解决问题、预见情境的变化并且通过经验选择出最有效的行动方式。

（2）帮我们从错误中吸取经验教训。良好的前额叶并不代表你永远不会犯错误，它的功能可以让你不至于重复的犯相同的错误。你能够从过去经验中学习，并将这些经验应用于未来，举个例子，一名前额叶功能良好的学生根据自己的经验得出：如果他能在早期动手为一个长期的项目准备，那么会有更多的时间进行研究，完成项目带来的焦虑也会减少很多；而前额叶功能较差的学生就很难从过去的失败中吸取教训，他们仍会把所有的事情都推到最后一分钟去做。缺乏从过去经验中学习的能力的人，前额叶功能往往存在缺陷，这些人常常会犯同样的错误。

（3）与注意的广度有关。前额叶，尤其是背外侧前额叶还和注意的广度有关。

※ 测一测　你是否存在前额叶障碍

下面是一个前额叶障碍的自检表。请阅读这个行为列表，并对自己（或者你要评估的某个人）的行为打分。五个以上 3 或 4 分的项目表明有前额叶异常的可能。

（1）无法特别注意细节，难以回避粗心大意的错误

（2）在生活中难以保持长时间的注意力（完成家庭作业，家务活，文案工作等

（3）无法仔细听别人说话

（4）缺乏耐性，无法完成事情

（5）缺乏对时间和空间的组织管理能力

（6）容易分心

（7）缺乏制订计划的能力

（8）没有清晰的目标或者缺乏前瞻性思维

（9）无法很好地表达情绪

（10）无法很好地表达对他人的同情

（11）白日梦过多

（12）常常感到无聊

（13）缺乏兴趣爱好或者缺乏动机

（14）无精打采

（15）有空虚感或者总觉得茫然

（16）焦躁不安或者没法坐下来

（17）在需要坐下来时，不能安静地坐在位置上

（18）寻求人际冲突

（19）说话太多或者太少

（20）在问题还没有说完之前就不假思索地说出答案

（21）排队时总等不及轮到自己

（22）打断别人或者干扰别人说话（比如插入对话或者游戏）

（23）做事冲动（说话和做事都不经过大脑）

（24）难以从经验中吸取教训，总是会犯同样的错误

0= 从来没有　1= 很少　2= 偶尔　5= 经常　4= 频繁

它能够把你的注意力集中在重要的事情上面，并非排除那些次要的想法和感觉，注意广度涉及短时记忆和学习的功能，前额叶通过与大脑的各种神经回路连接，能帮你持续的工作，让你的注意力能够一直保持到任务完成。当你需要集中注意力时，前额叶会向边缘系统和负责感觉的脑区传递镇定信号，从而减少从其他脑中传来的干扰信息，当前额叶的功能受到抑制时，你就会分心。如一些上课开小差的学生，他是有注意力的，只不过他此时此刻的注意力不在课堂上，不在学习内容和老师的讲课上，也许他正想着窗外树上的小鸟，或是正想着某个漂亮的女生亦或帅气的男生，或是昨晚看过的动画片里的情节，或正为父母吵架而烦恼……容易分心的特点和狭窄的注意广度减弱了他们完成任务的能力，最终导致他们需要花费更多的时间来完成学习或工作。

（4）负责体验和表达情绪。前额叶，尤其是背外侧前额叶，还负责体验和表达情绪，它能够使你体验到快乐、悲伤、喜悦和爱。它的能力与更低级的边缘系统有所不同。虽然边缘系统控制着情绪和性欲，但前额叶能够给把边缘系统的加工结果转换为可被意识影响到的感受、情绪和语言。比如爱、激情或者怨恨。这个区域活动受到抑制或损伤将会导致思想和情绪表达能力下降。

（5）帮助你谨慎的思考和控制冲动。谨慎的思考和冲动的控制也和前额叶的功能密切相关。为了得到更好的结论，人们有能力思考各项行为的后果：选择一个合适的伴侣和顾客交流，管教调皮的儿童，在高速公路上加速等，这种能力对有效率的生活也是非常必要的，它几乎体现在人类生活的方方面面。如果没有良好的前额叶功能，我们就难以维持统一、理性的行为模式，就可能出现各种盲目的冲动行为。

（6）帮助我们处理情绪。前额叶和边缘系统之间有很多神经联结，前额叶能够发送抑制信号，继而控制边缘系统的功能。所以，它会帮助你"用头脑处理自己的情绪"。当这部分脑区的功能受损或者受到抑制时，尤其当左侧前额叶功能受损时，就会导致边缘系统的活动无法受到很好的抑制，如果边缘系统激活过度，就大大提高了抑郁症发病的风险。最典型的例子就是那些左侧前额叶中风的患者，他们中大约有60%的人在一年之内患上了重度抑郁症。

4号脑区：扣带回系统——想法切换器

纵向贯穿于额叶中央深处的神经结构是扣带回。这个脑区负责转移注意力，使你可以看到其他的可能性选择。此外，安全感和安心也和这部分脑区有一定关系。和这部分脑区最相关的是认知弹性。

（1）扣带回系统与认知弹性相关。认知弹性是一个人"从众"、适应变化、成功解决新问题能力的来源。生活中的很多情境都需要认知弹性。比如，当你得到一份

新工作时，你需要学习一套新的工作和做事
体系。即使你只是在原来的工作基础上增加
一些新的内容，比如一些新的工作方法，但
在新情况下取悦老板或者快速适应仍然是事
业成功的关键；初中生也需要认知弹性以便
在学业上获得好成绩，到了 7 年级，很多学
生要在一天之中接触不同科目的老师，为适
应不同老师的上课方式，学生需要在不同的
课程之间转换不同的学习方法；认知弹性对

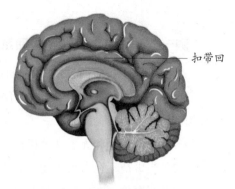

扣带回

扣带回结构图

于友谊也是非常重要的，在一个人身上管用的交友方式未必会在其他人身上起作用。

　　有效地对生活中的各种变化和转变进行管理，这对个体、人际关系和职业发展
来说都是最基本的能力。扣带回系统的活动情况对这种功能有很大影响。当它正常
工作时，我们能够很好地应对日常的情境；而当它受损或者过度激活时，认知弹性
也会相应地受到损害，若一味地沉湎于过去的伤害会给一个人的生活带来严重的问
题，很多家庭的分裂源于家庭成员扣带回的过度激活。

　　张女士和李先生结婚了，李先生和前妻有一个 3 岁的儿子，名叫明明。婚礼后
不久，他们 3 人一起去看望李先生的父母，明明要吃第二份冰激凌。张女士拒绝了
这个要求，因为这会让明明吃不下晚饭。然而，李先生的父母却说明明可以再吃第
二份冰激凌，这破坏了张女士在这个小男孩面前的权威。张女士觉得很挫败，她希
望可以和李先生的父母讨论一下这个问题。但是明明的爷爷奶奶却觉得张女士什么
都不懂，她还没养过孩子呢。当张女士试图进一步讨论时，李先生的父母却让她离
开，并对这件事情一直记恨在心，在接下来的 12 个月当中，他们甚至拒绝再和张
女士或者李先生说话。

·养脑小贴士·

　　大脑的扣带回系统使我们的注意力能从一件事情转移到另一件事情上，也能从
一个想法转移到另一个想法上。但当它的功能异常的时候，我们会执著于消极的想法
或者行为，我们会难以看到环境中其他可能的选择。因此，我们要积极地把注意力从
那些重复的想法上移开或者阻止它们冒出来，渐渐摆脱它们的控制，我们可以进行体
育锻炼来增加自己的能量，并能使自己从糟糕的思绪中解放出来。必要时也可遵循医
嘱进行药物治疗。

※ 测一测　你是否存在扣带回系统障碍

下面是一个扣带回系统障碍自检表。请阅读这个行为列表并对自己（或者你要评估的某个人）的行为进行打分。5个以上3或4分的项目表明较有可能有扣带回系统方面的问题。

（1）总是过分和无意义地担忧

（2）当事情不在自己预期内时，会变得焦虑不安

（3）当事物不在应在的位置时，会变得焦虑不安

（4）总是反对别人或与人争辩

（5）有不断重复消极思维的倾向

（6）总有强迫行为

（7）强烈地不喜欢变化

（8）总是对怨恨念念不忘

（9）难以把注意力从一件事转移到另一件事上

（10）难以把行为从当前任务转移到另一个任务上

（11）难以看到其他的可能性

（12）喜欢坚持己见，不肯听别人的意见

（13）总是重复同一个行为，不论这个行为是好是坏

（14）除非按照某种方式行事，否则会非常焦虑

（15）别人总觉得你杞人忧天

（16）总是想也不想就脱口而出"不"

（17）总是预测消极的结果

0= 从来没有　1= 很少　2= 偶尔　5= 经常　4= 频繁

我们发现合作能力也会受到这部分脑区的影响。当扣带回有效地工作时，我们很容易进入合作的行为模式；而扣带回功能存在异常的人不能转移注意力，从而就无法合作。因为扣带回过度激活的人无法转移注意力，所以他们中的很多人都非常喜欢说"不"。

如果你的伴侣有扣带回方面的问题，那么即使他们对某些东西确实存在需求，也常常会表现出和自己需求相反的样子。一位男士说每当他想和妻子过性生活的时候，就必须表现出自己并不是真想过性生活的样子。他说："如果我直接向她提出

要求，她 99% 会拒绝。如果晚上就寝时我关上了卧室的门（这是他想和她亲热的暗号），她就会不自觉地变得很紧张，然后说她根本没有兴趣。如果我表现得不那么有激情，只是抚摸一会儿她的背，那我才可能有机会和她过性生活。过一次性生活需要如此精心策划并费这么大的劲儿，常常让人觉得很不值。"不自觉地说不"给很多的关系都带来了巨大的压力，也会在不知不觉中毁掉一个人的幸福、快乐和亲密感。

（2）扣带回系统和"指向未来的思维"有关，比如计划和设定目标。当这部分大脑正常工作时，人们很容易制订计划并设定合理的目标；反过来说，如果这部分大脑脑区出现一定的问题，就可能会导致人们把未来认知为可怕的情境，将未来认知为一个空虚、不幸以及不安全的世界，也就是说，扣带回系统功能异常的时候，人们会执著于某件事，思想会锁定在一件事上，不断地反复思考同一个念头。他们会忧虑，并且持续、强迫性地执著于同样的想法。他们会执著于过去生活中的伤害或者怨恨，无法放下它们，还会执著于消极的行为或者强迫性的行为，比如反复洗手或者总是检查门锁没锁。

能够意识到生活中存在的其他可能性对于适应性行为来说是非常重要的。在医疗领域里，适应性强的医生能够欣然接收（基于科学的理论基础）新想法和新技术，他们会较为开放地告诉患者最新的知识信息，告诉他们最新发现的和令人兴奋的信息；而扣带回功能存在异常的医生，会比较死板，总是按照惯例来做事，并且非常独断专行，比如他们会说"如果你想让我给你进行治疗的话，那就得按照我的方式去做"。看到生活中其他的选择和新的想法表现为对抗停滞、抑郁和充满敌意的行为。

5号脑区：颞叶——大脑公司副总裁

颞叶位于大脑中非常脆弱的颞窝部位，在眼窝的后面，太阳穴下方。颞叶主要与记忆、情绪稳定、学习及视觉和听觉的加工等功能相关，并在这些功能中起着主要作用。

（1）颞叶影响语言能力和记忆。语言是人类最重要的能力之一。接受性语言，是指我们能够接受并理解口头和书面用语，这需要颞叶的稳定性，使我们能够准确的接收到朋友或亲人表达情感动的信息，如"我爱你""见到你很高兴"等声音，或者让我们

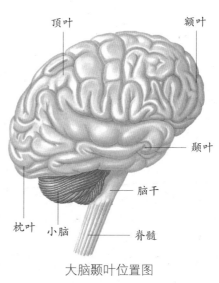

大脑颞叶位置图

在听到恐怖故事后，颞叶能帮助我们加工成声音和书面的词语。有效的阅读、记住读过的内容并把这些新输入的信息整合起来，这些功能主要是依靠优势半球（对于大多数人来说是左半球）的颞叶。颞叶如果出现问题就会引发语言障碍、错误理解和阅读障碍。

阅读和语言加工障碍是左侧颞叶功能异常造成的常见问题之一。下面是一个具有代表性的病例。

· 养脑小贴士 ·

颞叶的异常会导致严重的精神问题，包括癫痫、视觉改变、异常的感知觉体验和严重的行为改变。药物对颞叶的功能障碍通常有很大帮助。双丙戊酸钠缓释片、加巴喷丁、拉莫三嗪和卡马西平这些抗癫痫类药物对稳定颞叶的异常活动都非常有效。另外，摄入一些富含蛋白质或少糖的食物对治疗颞叶异常也会非常有效。

王丽是一位40岁的心理治疗师，她在一次车祸中头部受伤，两年后来找医生看病。在出车祸之前，她的记忆力很好，阅读也快速又高效。她说，阅读曾经是她上学时的强项。但是在车祸之后，她出现了记忆方面的问题，阅读也变得困难而且易怒。她说自己必须一遍又一遍地反复阅读才能抓住核心信息，而且也无法长时间记住自己读过的内容。脑部扫描结果表明她的左侧颞叶的前半部分受损（这在创伤中是非常典型的模式）。医生让她接受生物反馈治疗来改善左侧颞叶的功能。四个月的治疗课程之后，她的阅读技能恢复了，记忆力也明显改善，此外，她的脾气也变好了。

由此可知，正是自己的记忆给了我们最大的快乐和最大的痛苦，记忆可以让我们坚强和自信，让我们记得我自己最有能力的时刻，记忆也可以让我们屈服，记住自己最大的错误，记忆影响着我们的每一个行为。记忆的基本内容都整合和存储在颞叶中，当大脑的这部分脑区受损或者功能出现障碍时，记忆常常会出现损伤。

（2）情绪的稳定性也受到优势半球颞叶的影响。这一能力表现为不论每天的生活如何跌宕起伏，人们都能够一直保持平静和积极向上的态度。这种能力对发展和维持性格及人格的一致性非常重要。颞叶在最佳的激活水平下能够提升情绪的稳定性，而激活程度过高或过低都会导致情绪起伏、不一致或者产生不可预测的情绪和行为，如自杀、暴力等行为。

（3）非优势半球（通常是右侧）颞叶会帮助我们辨认熟悉的面孔和面部表情，准确理解语音语调并且赋予它们合适的意义。这些都是非常关键的社交技能，能分辨出别人什么时候愿意见到你，什么时候害怕你，什么时候感到无聊乏味，什么时候正忙着自己的事，这种能力是人际交往的基础。但是，当大脑的颞叶出现问题时，这部分社交技能会相应地受到损害。下面是一个具有代表性的病例。

李刚是一名 30 岁的男性，他向医生展示了右侧颞叶功能异常带来的各种社交障碍。他去医院是因为他想有一次约会的机会。他从小到大从来没有和女性约会过，为此他感到非常沮丧。在病情评估阶段，李刚说他完全不知道自己的问题出在哪里。陪他一起来做咨询的母亲却有她自己的看法："他总是无法正确理解情境。有时他显得过于强势，而当对方对他感兴趣时他又显得过于怯懦。他也无法理解我的语气，我有时真的很生气，他却完全不把我当回事；有时他觉得我生气了，其实我根本没有生气。李刚小时候很想去和其他小朋友一起玩，但他从来没有好朋友。看到

※ 测一测　你是否存在颞叶障碍

下面是一个颞叶障碍的自检表。请阅读这个行为列表并对自己（或者你正在评估的某个人）的行为进行打分。使用下面的量表并将合适的数字填到每个项目中。5 个以上 3 或 4 分的项目表明较有可能患有颞叶方面的问题。

（1）急性子或者特别容易被激怒

（2）毫无原因的愤怒

（3）经常错误地把事情解释成消极的

（4）很容易生气、爆发又很快平静；在发火之后非常疲劳

（5）有空虚或者迷茫感

（6）无特定原因的惊恐发作或者恐怖症

（7）视觉或者听觉的改变，比如看到阴影或者听到低沉的声音

（8）经常识新如旧（来到了新地方，却感觉似曾相识）或者识旧如新（无法回想起熟悉的地方或者人物）

（9）过度敏感或者轻微妄想

（10）无特定来源的头痛或者腹痛

（11）有头部创伤病史或者家庭有暴力历史

（12）阴暗的想法，比如自杀或者杀人的念头

（13）健忘

（14）记忆障碍

（15）阅读障碍

（16）对道德或宗教的过 度痴迷

0= 从来没有　1= 很少　2= 偶尔　3= 经常　4= 频繁

他那么沮丧，我真的很难过。"经脑扫描结果表明，李刚的右侧颞叶出现明显的活动水平下降。而他的左侧颞叶功能是正常的。对李刚最有效的干预方法就是集中的社交训练。他接受了一位心理治疗师的训练，学习如何正确理解面部表情、语音语调，并学习适当的社交礼节。5个月之后，他得到了第一次约会的机会。

（4）颞叶帮助我们对视觉和听觉进行加工，帮助我们理解生活中这些通用的语言。这部分脑区使我们能被伟大的音乐打动，并得到放松和陶醉。颞叶被称为"解释的皮层"。因为它们能解释我们听到的话，并且把解释的结果和存储的记忆整合起来，给输入的信息赋予意义。颞叶还给予我们强大的确信感、敏锐的洞察力以及了解真相的能力。

大脑健康运转，时刻离不了物质能量的供给

大脑是人体的司令部，负责支配调节人体，因此毫无疑问，大脑是人体最重要的器官之一。我们甚至可以说，大脑健康是人体健康的基础。但大脑要健康运转，时刻离不了物质能量的供给。

大脑的能量来源主要是糖，此外蛋白质、脂肪、维生素也是大脑所必需的。

糖是大脑最主要的能量来源，只有糖才能顺利通过大脑的屏障进入脑组织，被脑组织所利用。仅占全身体重2%的大脑，却要消耗人体总能耗量的20%，其中85%以上是葡萄糖。

大脑还需要蛋白质中的谷胱甘肽。大家都知道，过度氧化是脑细胞衰老退化的主要原因，谷胱甘肽具有抗氧化的作用，它能遏制脑细胞"生锈"。肝脏、鱼肉中都含有丰富的谷胱甘肽和人体所需的其他氨基酸成分。

大脑还偏爱脂肪中的卵磷脂。这种脂肪可以在体内释放出乙酰胆碱，而乙酰胆碱是脑神经细胞之间传递信息的桥梁，对增强记忆至关重要。大豆、蛋黄里含有丰富的卵磷脂。

大脑要吸收这些营养物质，还离不开维生素和某些微量元素的帮助，它们是组成大脑营养物质分解酶的重要物质。

科学家在日常食物中推荐若干健脑蔬菜和水果，其中名列前茅的菠菜，富含维生素A、B族维生素、维生素C和铁质；另一种食物是胡萝卜，同样含有丰富的维生素。柑橘、柠檬类水果则有利于大脑的能量代谢过程。

当你了解了大脑的嗜好，科学地摄入营养，便可以更有效地发挥自己大脑的功能，提高它们的工作效率。

如何正确使用你的大脑

大脑是人类最重要的工具，根据大脑的生理特征得知，要想更聪明不但要有正确的开发方法，还要科学的使用，这样才能最大的发挥它的作用。

生病了，千万别勉强用脑

人们常说，脑越用越灵活，但必须注意劳逸结合，如果安排不当则会让你头昏脑涨，工作也干不好。大脑需要保护，否则也会生病。大家都知道演艺圈的生活作息规律都是不正常的，经常晨昏颠倒拍戏或录影、录音，经常用脑过度，操劳指数高，因此，明星生病的事也常有发生。

·养脑小贴士·

如果生病了就让大脑休息吧，生病时强行用脑不仅使工作或学习效率低下，还会对大脑造成损害。因此，尽量不要带病工作或学习。

生病了，千万别勉强用脑。脑细胞最不喜欢在生病的情况下思考问题。人在生病的时候，脑神经会很脆弱。因为，生病时需要消耗大量的免疫蛋白。在身体欠佳的时候，或患有各种急性病的时候，勉强学习或工作，不仅效率低下，而且还容易造成大脑的损害，所以，在身体欠佳的时候一定要注意休息和保养大脑。

大脑疲劳是大脑细胞活动过度引起的。此时，不论你怎样努力，脑细胞的活动能力也要降低，记忆力也会随之下降。在这种状态下勉强工作，久而久之，就会降低大脑的兴奋程度，因此，每当大脑疲劳的时候，应当休息片刻，这样才能使记忆力经常处于最佳工作状态。

影响大脑的5个坏习惯

每个人或多或少都有一些坏习惯，对身心健康危害不大的，适当克制一下就行了；但如果严重损害身心健康的话，就需要引起注意，早日戒除。在人们的日常生活习惯中，有5个坏习惯会损害大脑健康，必须要引起重视。

（1）饮食不当。饮食过少或轻视早餐会降低血糖供给，造成大脑营养不足，损害大脑健康；饮食过饱不仅会加重消化系统负担，还会引起脑动脉硬化，导致大脑早衰和智力减退。

（2）烟酒刺激。长期吸烟或被动吸烟虽然可以短时间提高大脑兴奋性，但也有令大脑神经兴奋和抑制过程发生紊乱的作用，甚至会造成不同程度的脑组织萎缩。饮酒成瘾也会造成不同程度的脑功能损伤，出现记忆力减退、智力下降等症状。

（3）用脑过度。长时间地用脑过度导致大脑疲劳难以恢复，造成脑功能衰弱，皮下自主神经中枢受到制约，引发自主神经功能紊乱或神经衰弱症状。

（4）睡眠障碍。睡眠是消除大脑疲劳的主要方式。长期睡眠障碍，大脑得不到充分的休息，会加速脑细胞的衰退，影响大脑的创造性思维和处理事务的能力，甚至会引起某些疾病如神经衰弱、感冒、胃肠疾病等。

（5）情绪抑郁。情绪是大脑对外界刺激的一种自然反应，也会反作用于大脑，影响大脑的功能。长期情绪抑郁，精神抑制、焦虑不安会使大脑功能受损，导致思维迟钝、注意力不集中、记忆力下降、思考困难等。

当然，损害大脑健康的坏习惯还有很多，如少言寡语、空气不洁等，这里就不再一一列举。以上5大坏习惯，是笔者认为最有损人们大脑健康的，必须要尽快戒除，以保护我们的大脑，保持身心健康。

避免过度神经紧张，合理安排工作生活

现代人由于竞争激烈，心理压力太大，容易出现神经紧张，进而出现神经衰弱和失眠等症状。很多人几乎每天都在喊累，好像干什么都累。特别是职场人士，常常有这么一种感觉：上班很累，工作中犯困，下班无力等等，这一系列的问题每天都在重复上演。

其实，我们是不是真的那么累呢，我们不用像体力劳动者那样去付出很多的劳力，但是我们还是经常觉得很累。那么，到底是什么原因让我们常常感觉很累。这里面除了个性特点之外，与学习、工作的方法不当、目的不明确、缺乏对学习的兴趣，以及学习的环境和用脑卫生都有密切关系。有人求学心切，整天捧着书本死记硬背，舍不得花时间去参加文娱体育活动，甚至占用了正常的吃饭和睡眠时间。搞不懂的问题，硬是拼命去想，解不开的问题拼命去钻，违背了用脑卫生，结果适得其反，成绩不但不能提高，反而还会出现心理压力，进而自认为脑子笨、不如别人，产生自卑感和失落感，使心理失去平衡，导致头昏脑涨、失眠、多梦、注意力不集中及记忆力减退等神经衰弱的症状。

俗话说"磨刀不误砍柴工"。如果说每天空出一定时间参加文体活动，大脑不疲劳了，再来工作，往往思路会豁然开朗，问题也就迎刃而解了。由于大脑活动有一定耐受量，超过限度就会越搞越糊涂，越钻越不通，进而出现"自动休息"的状态，如果违背了大脑的这个自然规律，势必事倍功半，得不偿失。

·养脑小贴士·

我们不管遇到多么紧张的事情，都需要调节自己，摆脱不良的精神压力，避免出现神经衰弱、失眠症等精神性障碍疾病。如果出现这些疾病的症状，则需要去咨询医生，解决自身的疾病。

快乐工作，大脑更聪明更舒适

每个人都梦想能够做自己喜欢的工作并以此为生，但是往往事与愿违。更多的人还是迫于诸多压力而从事着不喜欢或不感兴趣的工作，把时间都耗费在自己认为"无聊、单调、没有意义"的事情上，而没有时间去做自己喜欢的事情，这不能不说是现代人的痛苦之一。

其实，生活中处处充满着美，只是缺乏发现美的眼睛。工作也一样，工作中处处充满着乐趣，只是缺乏从工作中寻找乐趣的心态。快乐其实很简单，上司的一句简单的问候，一句简单的

> **·养脑小贴士·**
>
> 　　快乐是一种选择，也是一种心态，对于上班族来说，无论你喜欢与否，工作总是要完成的。愁眉苦脸是一天，笑容满面也是一天。与其消极怠工，何不调整好心态，愉快地享受工作呢？

关怀，都是一件能让人开心的事情。不要认为这样的关怀只是简单的一个动作，这是可以证明领导关心你的标志，是表明你在领导心中占有一席之地的分量。

美国一项调查表明，假如给你一笔可观的收入，让你从此之后再也不用为生计发愁。你还会继续工作吗？调查显示，将近80%的人还是会继续工作，理由有很多，有的人借助工作来打发时间，不虚度人生；有的人认为工作是一份乐趣，通过工作来使自己的内心充满充实感；有的人希望通过促进人际关系等。每个人都有不同的愿望和希望，通过工作来实现，工作带给我们的不仅仅是生存的必须条件，还能给予我们很多很多。

工作不仅仅是解决生计的一项任务，也是人生很重要的一部分。保持乐观的心态，可以让自己在工作中获得快乐人生，那么有以下几种方法可以帮助我们调节工作中的不快：

（1）常怀感恩之心。研究证明，心怀感恩的人会更加快乐，也更容易获得幸福的人生。因此，在一天的工作之余，去怀有一颗感恩的心，去感谢今天帮助我们的每一个人，感谢他们善意的提醒，感谢他们温和的谦让等等，让自己忘掉工作中不开心的细节，关注自己的幸福时刻。

（2）乐在其中。很多人认为工作和乐趣是两个互不相干的词语，但是研究发现，无论是和同事之间的说笑，还是午餐时间的一起快乐吃饭，都会让人对工作感到一定的满足。事实证明，当我们快乐的时候，神经元的传导会加速，工作效率也会提高、当工作很劳累的时候，学会在工作中放松一下，看点开心的图片或桌前的全家

福等等。

（3）营造良好的工作氛围和环境。将自己的办公桌装点的干净利落。当你身处一团乱物之中的时候，往往心情沉闷，思绪繁杂。总是找不到想要的书或笔来记载电话中的信息时，心情会变得易怒；而当你将自己的办公桌整理的干净整洁，将书和文件夹放在固定的位置，用的时候也会更加便利，这样工作效率会比较高，心情也会很好。

（4）和谐处理人际关系。在压力面前，许多聪明人会选择只关注工作，而暂时关闭自己的社交圈。而从成功人士的经验来看，成功很重要的一项因素是人际关系的数量和质量。研究发现，和同事和家人相处和谐的人，生活幸福感会比较强，人也更加长寿。人生的很多时间是在和同事以及家人相处中度过的，因此需要我们认真梳理这些和谐的关系，关爱每一个人，关注身边的幸福小事，处理好人际关系。

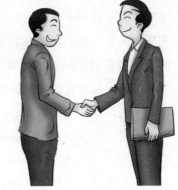

换位思考，懂得宽容是处理好人际关系的关键。

锻炼大脑要在消除疲劳之后

我们头部有口、眼、耳、鼻等感觉器官，也是神经体细胞的聚集地。最为重要的人体器官——大脑，也位于此，大脑外部有坚硬的头骨保护，头骨能保护大脑免受外部机械损伤，却不能阻止疲劳对大脑的侵害。

我们有时会感到整个头部或眉间发沉、发懵。这是由于疲劳物质堆积在脑部，阻碍脑部血液循环引起的。长时间持续这种状态会导致大脑记忆力和思维能力下降。因此，锻炼大脑，要在大脑恢复健康状态之后，这样可以保护大脑。

要消除大脑疲劳有两种方法。一个是让身体疲劳，另一个是让精神紧张。

让身体疲劳，也不一定要做剧烈运动。走一站地，或者上下楼的时候不坐电梯也能做到。睡前做做伸展运动也很有效果。伸展运动不仅可以让身体感到疲劳，还可以使精神放松，可谓一箭双雕。另外，瑜伽、太极拳和气功也有和伸展运动相同的效果。

另外，要让精神得到放松，泡一个温水澡，适量地喝点儿酒，听听喜欢的音乐，这些方法都很有效果。

·养脑小贴士·

给大脑设个"减压阀"。多做些户外运动、多看看绿地、泡个热水澡、听听轻音乐、折纸做手工、10分钟深呼吸、出去散散步、多和年轻人待在一起、聊聊八卦等方法，都能够让你消除疲劳。

改善大脑的日常生活方式

有些人说因为自己老了，没有年轻时脑子好了。大脑认知能力随着年龄而下降，就像我们的牙齿随着年龄增长而出现各种问题一样。虽然大脑功能和年龄相关，但并不存在一定的因果关系，可能更多地取决于我们对待它们的方式。为了牙齿的健康，你养成了每天刷牙的习惯。那么，为了改善大脑功能，我们在日常生活中同样要养成健康的用脑方式。

（1）困了就踏踏实实地睡一觉。人在一天之内有两次睡意高峰。第一次是凌晨 1 点，第二次是下午 2 ~ 4 点。下午，困意袭来的时候，如果你所处的环境允许午睡，那么我建议你踏踏实实地睡个午觉。

人之所以会犯困，一是因为大脑疲劳了，再者是因为睡眠物质在大脑中蓄积。迄今为止已经发现了大约 30 种睡眠物质，尤其是前列腺素 D2，这种物质具有极强的诱发睡眠的效果，据说给老鼠注射微量的这种物质，老鼠眨眼间就睡着了。

犯困的时候如果吃块儿糖，虽然可以解决能量不足的问题，但却不能清除这些睡眠物质。所以，哪怕时间很短，稍稍睡一会儿就能一下子减少这些睡眠物质。

午睡时间以 20 ~ 30 分钟为最佳。小睡一会儿就能让大脑再次激活，可以精神抖擞地完成工作。如果午睡时间太长，人体内生物钟的节奏就会紊乱，大脑混乱反而不能发挥实力。另外，为了坚守这个合适的午睡时间，午睡的时候最好在旁边放上一个闹钟，或者让周围的人在 30 分钟内把你叫醒。

（2）脑子累了就赤着脚走两步。足底穴位密集，被形象的称为"第二个大脑"，因为身体的每个部位和足底都是相连的。因此，按摩足底时感觉到身体对应足底的哪个部位疼痛，就能判断哪个部位内脏不好。

日本人之所以长寿，是因为日本人喜欢赤脚生活。进家门的时候要脱鞋。这样赤脚走路足部受到刺激就可以激活全身。但是现代社会赤脚的机会越来越少，因而出现更多的扁平足，扁平足的人很容易疲劳，因为在足底的涌泉穴尚未发育完成。涌泉穴位于足底中央部位，在脚弓正中间，可以防止老化，消除疲劳。

因此，如果想解除大脑疲劳，可以按摩涌泉穴，按摩一会儿，就会感觉得大脑轻松很多。

（3）有时要让大脑积极地去"忘记"。世上有这样的人，一旦什么都想不起来了就会完全丧失自信。但是，那种消极思考不会给大脑带来任何好处。甚至还有人担心自己是不是患上了老年痴呆症，但一时忘记和老年痴呆并不相同。为了更好地去记忆，忘记是必不可缺的。大家都知道，演员需要背诵很多台词。有的演员在把台词全部记下来之后，会把剧本扔到一边，彻底放松一天。据说这是为了把和台词一起进入大脑的那些不需要的信息从大脑里清除出去。

我们可以想象在大脑里有个垃圾箱，要把那些你认为没有用的记忆扔进这个垃圾箱里。这样一来，那些被无用记忆所干扰的记忆就会格外鲜明起来，大脑吸收新东西的脑力也会大大提高。

（4）用绕口令激活大脑。实验表明，每天进行3分钟的绕口令练习，可以使人的认知能力和记忆力提高了10%~20%左右。

绕口令有难有易。可以先从简单的绕口令开始训练，说熟练之后，再循序渐进的挑战高难度绕口令。每天只需几分钟就可以了。绕口令的要诀是把写在纸上的东西反复用高声念出来。这样，你的视觉和听觉都得到了良好的训练。

（5）新鲜事情做得越多大脑越有活力。大脑很容易养成偷懒的习惯，为了不让大脑偷懒，就需要对它经常性的进行新鲜的刺激。大脑喜新厌旧，重复做简单的工作会让大脑很快产生厌倦感，而对新鲜的事情总能保持高度的兴趣。所以，如果给大脑不同程度的刺激，越是首先接触到的信号，越是兴奋，这样的兴奋会带动整个大脑的兴奋。让大脑异常活跃。为了拓展神经回路的网络，我应该向新鲜事物发起挑战，这样可以保证大脑处于活跃状态，提高效率。

（6）重要的事情要马上复述一遍。有人习惯将约定或是事情记载本子上，或是存在手机备忘里，以便随时记忆。但是，这样的事情多了，会造成很多事情都变得纷繁复杂，很可能将真正重要的事情忘得一干二净。比如忘记了女朋友的生日，引来女友的一顿怨气；忘记了和老板的约定，最后被老板炒鱿鱼；忘记了和客户的约定，最后合约成空等，所以，需要将真正重要的事情默记在心，复述一遍，这样可以让记忆加深。特别是要将短期记忆变成长期记忆，最有效的办法莫过于把重要的事情复述一遍，充分调动感官，然后强化于心。这样这件事情就不那么容易忘了。你的大脑也得到了锻炼，记忆力就会增强。

（7）简单的计算比复杂的计算对大脑更有效果。最新研究展示，反复进行一位数的加减乘除这样简单的计算，比复杂运算更能够提高脑力。有的研究机构已经将之运用到防止老年痴呆的实验中，让老年人进行简单的计算，结果取得了超出预期的效果。

但是，一位数的计算训练题型非常少。市面上虽然有卖大脑训练专用的练习题，但是效果不明显。为此，我们就需要做个生活的有心人，在生活中，留意细小的计算训练我们的大脑。

比如，在超市买东西的时候，可以训练自己对于购物价格总和的计算。只要坚持长期的简单计算，就可以让自己的脑力得到迅速提高，而不是花昂贵的钱去进行大脑训练。

远离大脑污染区

大脑是一个存储很多记忆的地方，不论好的还是不好的，都会被存储在脑海中。产生恐怖行为的暴力、自杀、跟踪等，产生毒害大脑物质的毒品和酒精等等，这些很多因素都可以被看做是大脑的污染区，这些区域需要我们尽可能远离，并清理干净。

一、暴力

暴力，是一种很复杂的人类行为。生活中的暴力事件时有发生，如因戾气暴发在商场砍人，因停车纠纷将幼童摔死，因上访不果向公交纵火……是哪些因素造成了暴力的产生呢，是心理因素、社会因素还是生理因素造成的。最后得出的结论是三者皆有。

结果表明暴力的大脑活动模式和无暴力的大脑活动模式具有明显的不同，暴力的大脑具有如下几个特点。

（1）前额叶活动水平下降。常常发生在那些患有认知障碍的患者身上，比如精神分裂症患者或者重度抑郁症患者。前额叶负责调控注意、冲动行为和判断性思维。具有攻击倾向的人们常常对环境做出错误的理解，并且会以一种冲动的方式做出反应。

（2）扣带回活动水平增加。常常发生在那些"爱钻牛角尖"的患者身上，他们总是执著于某些特定的想法和行为。具有暴力倾向的人也常常

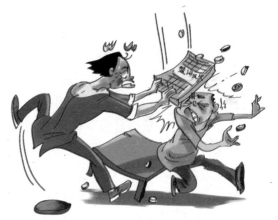

暴力者的大脑活动和非暴力者与明显区别，情况严重的暴力者最好去医院就医。

"执著"于真实的或者虚幻的某些不公平事件，这些想法反复在脑中盘旋。比如一些男性常常会在开车的时候突然发怒。他们说，如果有人抢了他们的道，他们就会反复想这件事，直到他们把想法付诸行动，比如按喇叭、打手势，甚至是去追赶另一个司机。他们这样做就是为了把那些想法从头脑中抹掉。研究表明，能够提升大脑中 5—羟色胺含量的药物（比如百忧解和安拿芬尼）可以让扣带回的活动恢复正常。

（3）基底神经节活动水平增加。常常发生在那些患焦虑症或者恐惧症的患者身上。有暴力倾向的人常常说自己存在一种基础性的紧张或者焦虑，很多临床医生都观察到，这些患者在怒火爆发之前焦虑水平都会不断升高。

● 杏仁核

颞叶深处的一个核团，常被认为是边缘系统的一部分。

（4）边缘系统的异常。研究表明，有暴力倾向的人可能有边缘系统上的癫痫症状。很多研究都发现，当大脑的杏仁核受到刺激时，人就会变得不安和有攻击性。边缘系统是大脑中负责情绪的区域，这个脑区的异常可能和明显的情绪化有关。

（5）左侧颞叶局部活动水平增加或下降。常常发生在急性子和易怒的人身上。

随着社会经济的发展，暴力文化已成为现代文化生活中部分成年人不可缺少的享受，在此情况下，暴力文化的商品化自然成为商家的最大卖点。虽然我国有关青少年问题的法律一律禁止孩子接触暴力文化，但实际上没有可操作的限制性规定。在影视文学作品、音像制品、小报小刊、电子游戏中，青少年可以很容易地接触到暴力场面，有可能会使一部分青少年纷纷效仿而走上犯罪之路。

家长、学校及社会平时在对待有暴力倾向的青少年时应以引导方式为主，切勿以暴制暴，一定要让孩子知道自己的错误并解决问题。当孩子心理出现一些无法解决的问题时，家长一定要及时为其做心理疏导，不要等发生事故了再解决，要提早打好"预防针"，让孩子远离暴力的污染。

二、自杀

自杀是指个体在复杂心理活动作用下，蓄意或自愿采取各种手段结束自己生命的行为。当一个人觉得自己没有其他选择时，就会选择自杀。自杀毁灭了很多家庭，常常让那些活着的父母、配偶和孩子感觉到被抛弃、内疚和抑郁。

自杀者的大脑常常表现出与之前暴力行为一样的大脑活动模式。如扣带回活动水平增加（对某些想法容易钻牛角尖），左侧颞叶活动水平增加或者下降（急性子和易怒），基底神经节和左侧边缘系统存在局部活动水平的增加（冲动性和判断力差）。

大部分自杀的想法并不会持续很久，但如果当他执著于某个消极想法，并且性子很急、很冲动的时候，就需要小心了。

其实我们每个人都能阻止其他人的自杀，自杀的人自杀前都会表露出一些特征，比如表示自己一事无成、没有希望或感到绝望、情绪反复不定，由沮丧或低落变得异常平静开心、曾经写出或说出想自杀。只要我们细心一点，多关心一下他人，就能阻止自己亲近的人离世。

三、跟踪狂

跟踪狂的大脑模式和暴力行为的大脑活动模式是相同的。左侧颞叶的问题，扣带回活动水平剧烈增加，在集中注意力时，前额叶活动水平下降。这些人会执著于某个消极思维，比如"我必须得一直跟着她"，无法摆脱。如果发现自己老执著于某个消极思维或具有这种倾向，可服用抗强迫的抗抑郁药物（百忧解）、抗癫痫药物以及进行心理咨询的联合治疗，以便让自己变得更加从容，不再拘泥于某些重复的想法。

四、毒品

毒品就像是一个电脑黑客，一旦进入你的脑中，目的只有一个——控制你的思维，让原本你主宰的大脑转变为它驾驭的领地。吸毒者的大脑成像图通常会显示为"扇形效应"。对于正常的大脑活动模式来说，大脑皮层表面的激活水平应该是平滑均匀的。而在扇形效应中，大脑表面的

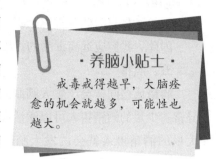

· 养脑小贴士 ·

戒毒戒得越早，大脑痊愈的机会就越多，可能性也越大。

延 伸 链 接

毒品的种类

根据《中华人民共和国刑法》第 357 条规定：毒品是指鸦片、海洛因、冰毒、吗啡、大麻、可卡因以及国家规定管制的其他能够使人形成瘾癖的麻醉药品和精神药品。

（1）鸦片。取自罂粟花落之后结出的果，割开罂粟果，从中流出的白色浆液在空气中氧化风干，就是鸦片，俗称"阿片""大烟""烟土""阿芙蓉"等。它是一种棕色的黏稠液体，属于初级毒品，主要含有鸦片生物碱，已知的成分有 25 种以上，其中最主要的是吗啡、可待因等；长期吸食会使人消瘦，体质和免疫力下降，感染各种疾病。

（2）吗啡。是从鸦片中提炼出来的主要生物碱，呈白色结晶粉状，闻上去有点酸味。过量吸食吗啡后会出现昏迷、瞳孔极度缩小、呼吸受到抑制，甚至出现呼吸麻痹、停止而死亡；这通常是吗啡中毒死亡的直接原因。吗啡比鸦片更易上瘾。

（3）海洛因。是鸦片经特殊化学处理后所得的产物，属于合成类麻醉品。毒品市场上的海洛因有多种形状，是带有白色、米色、褐色、黑色等色泽的粉末、粒状或凝聚状物品，俗称"白粉"；极易上瘾，长期吸食或注射海洛因，会使人身体消瘦，瞳孔缩小，免疫功能下降，易感染病毒性肝炎，肺脓肿及艾滋病，极难戒除。

（4）大麻。是种草本植物，通常被制成大麻烟吸食或用做麻醉剂注射，有毒性。

（5）可卡因。化学名为苯甲基芽子碱，是最强的天然中枢兴奋剂，是一种无味白色薄片状的结晶体。服用方式是鼻吸，对中枢神经系统有高度毒性，让人产生兴奋感及视、听、触等幻觉，小剂量的可卡因能导致心律减缓，剂量增大后则心律增快，呼吸急促，可出现呕吐、震颤、痉挛、惊厥等现象。如果大剂量吸入，则可导致死亡。

（6）冰毒。学名是去氧麻黄碱或甲基安非他明，属安非他明类兴奋剂，它是无臭、带苦味的半透明晶体。吸食冰毒将对人的中枢神经系统产生极强的刺激作用，长期使用会导致大脑机能损坏。吸食者常发生精神分裂而自杀、自残。

（7）摇头丸。学名二亚甲基双氧苯丙胺，属安非他明类兴奋剂的一种，具有强烈的中枢神经兴奋作用，有很强的精神依赖性，长期服用，会严重损害人的中枢神经系统，导致偏瘫，也很容易使吸食者的行为失控而发生意外。

激活模式就像贝壳的表面一样，一点也不均匀，不平滑。

由此可知，吸毒者难以戒掉毒瘾，并不是他们的意志薄弱，而是毒品已经改变了他们的大脑机能，"劫持"了大脑的动机系统。如一些娱乐明星因为工作压力大，没有放松和休息时间常常靠吸毒来兴奋大脑，一旦成瘾，往往想戒又戒不掉。

因此，我们应远离毒品的污染。

五、酒精

酒精成瘾同样会产生大脑血流模式的异常。少量的酒精摄入可以激活大脑，而大量的酒精摄入就会诱发大脑的血管收缩，并在整体上降低大脑的活动水平。

慢性酒精中毒会导致大脑血流量和新陈代谢水平的下降，尤其是对大脑额叶和颞叶的影响较大。慢性酒精成瘾还会降低体内维生素 B_1 的水平，使酗酒者增加罹患科萨科夫综合征的风险。科萨科夫综合征是一种失忆症，它会使患者难以构建新的记忆，从而有可能导致虚构症，而且即便患者在患病前能完成非常复杂的学习任务，但是在患病之后，即使非常简单的学习任务他们也难以完成。一项研究对比了患有科萨科夫综合征和未患有该病症的酗酒者，结果发现两类酗酒者均出现了大脑激活水平下降现象，但是患有科萨科夫综合征的患者组情况明显更为严重，激活水平下降得更多。这项研究还告诉我们，慢性的酒精中毒在尚未导致维生素 B_1 水平下降的情况下，会降低大脑的血流水平，同时对大脑产生直接的毒性作用。如果同时出现了维生素 B_1 水平的下降，那简直就是火上浇油、雪上加霜，必然会导致更加严重的问题。常见的有酒后驾车，酒后杀人。

因此，为了大脑健康，我们应远离酒精，如果实在想喝，应少量饮酒。

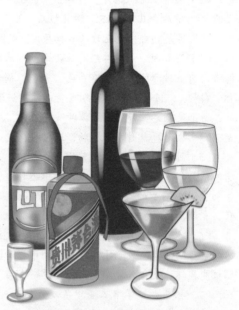

·养脑小贴士·

在青春期，大脑仍然具有很强可塑性，也就是说，青少年仍然具有很强的学习能力。但是，冲动和失控往往会催生一些危险行为，如吸毒、酗酒、吸烟。青少年大脑的动机和奖励回路的亢奋使得他们缺少对冲动的控制，加上比较弱的判断能力，孩子们一旦沾上酒或毒就很容易上瘾。这一时期家庭教育显得尤为重要，决定了孩子一生走向。

脑细胞对过量的酒十分敏感，即使在很适度饮酒的人当中，也会有脑萎缩的。而萎缩的程度与饮酒量多少成正比例关系。

第 2 章

大脑最喜欢哪些食物

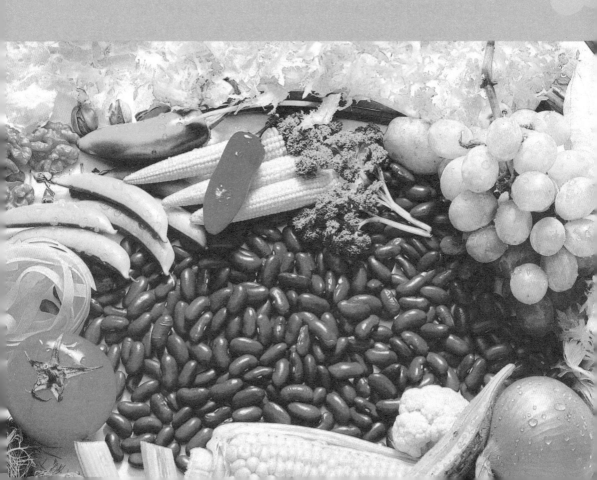

你的大脑饥饿吗

要想发挥大脑的正常功能，我们需要从日常饮食中摄入基本营养类物质：必需氨基酸、脂肪酸、卵磷脂及平衡的葡萄糖，如果大脑缺乏这些基本的营养物质，就会导致大脑饥饿，无法正常保持身体的正常运转甚至还会导致重大疾病的发生。

在下面的每一项检查中，我们都设计了10个问题。如果答案是肯定的，就在问题前的括号中打"√"。如果打"√"的问题超过5个，那么就意味着你平时没有摄入足量的大脑营养食物。

氨基酸检查

（　）你每天食用植物蛋白质（如豆类、小扁豆、藜麦、种子、坚果、粗粮等中含有丰富的蛋白质）的次数少于两次。

（　）你经常感到身体疲惫无力，浑身没有力气，什么事情都不想干。

（　）你食用富含蛋白质的食品（如肉类、奶类、鱼、蛋、豆腐等）的频率少于每天1次。

（　）你时常感觉焦虑、沮丧，甚至特别容易无缘无故发脾气。

（　）你感觉对周围事物缺乏关心和兴趣，对生活也没有什么激情。

（　）如果你是素食者，你不常搭配食用上面提到的植物蛋白质食物。

（　）你经常觉得注意力不集中或者记忆力减退。

（　）你经常感到饥饿，或者经常觉得吃过东西以后都不能消化。

（　）你有低血压。

（　）你的头发与指甲生长缓慢。

脂肪检查

（　）你最少每隔3个星期食用鱼肉以及鱼油。

（　）你食用加工食品以及油炸食品（如熟肉、薯条、炸鱼）的频率超过每星期3次。

（　）你不常食用油脂丰富的鱼类，如鲑鱼、马哈鱼、沙丁鱼、鲱鱼、鲭鱼以及金枪鱼

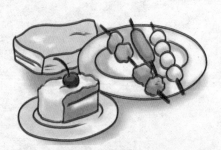

减少高脂肪食物的摄入，选择食用优质脂肪。

等，频率低于每星期 1 次。

（　）你经常吃一些肉类以及奶制品。

（　）你感觉到皮肤干燥粗糙，或者患有湿疹。

（　）你感到经常记不住一些东西。

（　）你患有关节炎等炎症。

（　）你有经前疼痛以及乳房肿胀等症状。

（　）你经常感到眼部干涩、发痒。

（　）你感觉体内水分过多。

卵磷脂检查

（　）你在两三天之内没有吃过鸡蛋。

（　）你食用肝类食物、大豆制品、坚果的频率
低于每周 3 次。

（　）你经常食用鱼类（尤其是沙丁鱼），频率
低于每星期 1 次。

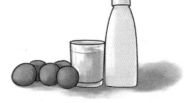

蛋、奶和豆类制品含丰富的卵磷脂。

（　）你每天卵磷脂摄入的量少于 5 克。

（　）你老是忘记一些东西，老是记不住一些东西。

（　）你有过这种感觉：当你正在寻找某种东西的时候却忘记了你要寻找什么。

（　）你觉得经常头困乏，并且难以集中注意力。

（　）你觉得心算很吃力。

（　）你经常觉得情绪低落，莫名沮丧。

（　）你觉得学习时接受能力下降。

葡萄糖检查

（　）你对含糖类食品或其中的一种食品很感
兴趣。

（　）你经常吃白米饭、白面包或精面条，而很
少食用全麦食品。

（　）每天都吃一些肉类食品，早餐经常吃肉。

（　）你在每天的固定时间里喝咖啡、茶、软饮
料，食用甜点或吸烟。

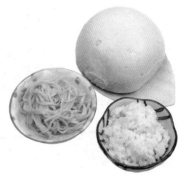

一日三餐的主食是人体葡萄糖的主要来源。

（　）你经常在吃水果、蔬菜或其他糖类食物的
同时并不食用蛋白质食物。

（　）如果一段时间不吃东西的话，你会感到头晕甚至易怒急躁。

（　）你在清晨醒来时依旧感到疲倦，需要茶、咖啡或烟来让你放松。

（　）你在白天经常感到困倦或者有打哈欠之类动作。

（　）你经常跑神，注意力不能集中。

（　）你由于精力不足而不做任何锻炼。

你的大脑食量惊人

大脑重约 1400 克，但它每天却要消耗身体摄入的 20% 的能量。它就像一个精密仪器，时刻调节、指挥人的各种活动，当然需要消耗很多能量。脑神经细胞工作的能量，可由一定量的糖类、维生素、矿物质、蛋白质、碳水化合物、卵磷脂等来提供，所以足够的营养是维持大脑正常活动的基础。增加营养不仅要顾及躯体，更重要的是通过营养来改善大脑功能，提高智力，延缓衰老。

从营养的角度看，人体的大脑所需要的能量不仅是巨大的还是奢侈的，如果不能供给大脑充足的营养，它就会生病。大脑所需要的营养物质很多，如矿物质、水分、维生素、葡萄糖、蛋白质、脂类等，必须足量供给。

糖类是多羟基醛、多羟基酮以及能水解而生成多羟基醛或多羟基酮的有机化合物。糖类在机体中能转化为能量，供给并保证大脑的能量消耗。大脑是头号消费热量的器官。

维生素对大脑来说也是必需的，一般来说，维生素 C、B 族维生素、维生素 A 和维生素 E 与大脑的关系更为密切。

矿物质中的微量元素虽然在大脑中含量极少，但作用却不能忽视，缺少这些微量元素人脑就不能正常发挥其功能。近来越来越多的研究表明，微量元素在大脑发育和智力开发中有着重要的地位。

水占脑总重量的 75%，一旦缺乏水分，脑的功能就会受到严重的伤害，因此对水的摄取同样重要，绝对不可忽视。

蛋白质是一种复杂的有机化合物，旧称"朊"。组成蛋白质的基本单位是氨基酸，氨基酸通过脱水缩合形成肽链。蛋白质是脑细胞的主要成分之一，占脑重量的 30%～35%，故大脑对于蛋白质的需求是很大的。蛋白质是生命的物质基础，可以

食物种类丰富，这样所摄入的糖、维生素、矿物质等也比较全面。

·养脑小贴士·

我们从呱呱坠地起，大脑就必须有足够的高能量食物提供营养。一个人之所以能持续不断地学习、工作、思考，就是因为他的大脑有充分的能量供应，如果一个人饮食不足，营养缺乏，脑组织的含量不足，人的智力活动就会减退。严重的情况可能会危及人的生命。要想保持大脑的健全，首先要有合理和完善的膳食结构，因为大脑所需要的能力主要是从日常的饮食中获取的。保证大脑在任何时候都有足够的能量支持，除了合理饮食以外，还要去掉各种各样有害大脑的饮食习惯，如吸烟、过量饮酒、吃得过饱、嗜吃零食、吸毒等。

说没有蛋白质就不会有生命。在蛋白质供应不足或者缺乏供应的情况下，脑细胞的发育就会受到很大影响，其数量、大小和分支的丰富程度等都会受到影响，有的影响甚至可以波及几代人。中枢神经系统的结构和功能与蛋白质的关系十分密切。蛋白质是脑细胞兴奋和抑制过程的主要物质基础，在记忆、语言、思考、运动、神经传导等方面都有重要作用。

脂类是脂肪和类脂的总称。脂肪又称中性脂肪，是碳、氢、氧 3 种元素组成的有机化合物，由二分子甘油和三分子脂肪酸构成的甘油三酯。脂类也是人类大脑必不可少的营养物质。脑的重量除去水分之后，有一半成分是脂类。脂类在脑的复杂精巧功能方面发挥着独特的功能。其中主要是亚油酸、亚麻油酸和花生四烯酸三种脂肪酸，前两种是构成脑细胞的重要成分。这几种脂肪酸不能在体内合成，必须由食物供给。为了保证大脑健康，就要摄入充足的脂类。

进补一词最近几年大家经常提到。中医学早在两千多年前就提出了进补学说，还有"药补不如食补，药治不如食治"的说法，这说明食物在补养治疗疾病、改善体质方面有着重要的作用。药膳就是一种独特的进补方法，它集药疗、食补和美味于一身，是人们喜爱的调养身体的方法。根据中医学对脑结构和功能的独特认识而选用的补脑食物，可以起到补益大脑、改善脑力、增进智慧的作用。

在用食物给大脑进补的过程中，应注意以下几个方面的内容：

一是食宜天然。食物是大自然的产物，经过世世代代的筛选，留传至今的谷肉果菜、山珍海味，不仅口味可人，营养丰富，而且也最易被人体接纳、消化和吸收。人们只要正常进食，就能满足身体各方面的营养需求，尤其是大脑的营养需求。天然食物这种生长在天然环境中的自然平和的属性，自然成为补养大脑的首选方法。

二是杂合以养。大脑功能的正常发挥离不开整个身体的功能状态，大脑的营养既有特殊需要又有普遍需要，故杂合以食，五味共进，主食配以其他杂粮和菜肴，特殊营养可以满足，各种营养相对平衡。

三是辨体补脑。辨体补脑即是要根据个人体质选择合适的食物性味进行补养，合理地选择和摄取食物，以达到补脑益智的目的，这也正是中医学食物补脑的特点和精华之处。对于常人益智，选择补脑食物时要辨其体质，如脾虚体质者可选用芡实，血虚体质者可选用桂圆等。

大脑喜欢碱性食物

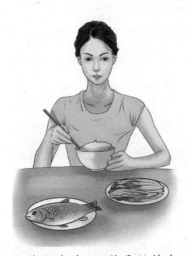

人体血液的 pH 值要保持在 7.4 左右，必须荤素搭配才能使酸碱度保持平衡。

学过化学的人可能都知道，人体内环境的 pH 值应该在 7.35 ~ 7.45 之间，也就是说健康人体的体液应该呈弱碱性。如果人体 pH 值长期低于这个平均值，就属于酸性体质。酸性体质的人群免疫力低，容易生病。

随着生活水平的提高，人们在择食的时候喜欢偏向于肉类食物，殊不知当我们摄大量摄入高脂肪、高蛋白、高热量食物之后，容易形成酸性体质，大脑当然也成为"酸性脑"。重要的是它能直接影响大脑和神经的功能，因而，酸性体质的人容易烦躁，记忆力和思维能力也很差，如果情形严重，还可能导致孤独症等，甚至有可能发展成神经衰弱和精神疾病。

既然"酸性脑"大多是吃出来的，那么，饮食反过来也可以调节人体的酸碱平衡，体质酸化或酸性体质的人只要多吃碱性食物，少吃酸性食物，就会使体液变成碱性，这样才有利于大脑健康。

对于酸碱性食物的区分，大家可能都存在错误观念，以为靠舌头品尝，以味觉来判定是酸味或涩味；或取石蕊试纸，按理化特性，看其颜色的改变，变蓝为碱性，变红为酸性；或以平日饮食之经验来区分，以为柠檬、醋、橘子、苹果等食物口味偏酸，因此属于酸性食物。总之众说

> **· 养脑小贴士 ·**
>
> 疲劳的产生是新陈代谢过程中一些酸性成分滞留在体内，如乳酸、尿酸、磷酸等，这些酸能使血液的 pH 值发生变化，从而造成机体疲劳。多摄入碱性食物，就可中和体内过多的酸性物质，使酸碱达到平衡。

纷纭。其实食物的酸碱性，取决于食物中所含矿物质的种类及含量。

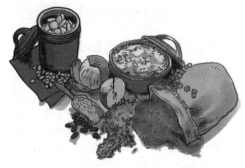

碱性食物包括新鲜蔬菜、水果及鲜榨汁，它们除了能增高体内碱性，还能供给人体各种营养素，夏季适宜多多进食。而各色汽水、酒类、牛奶和各色奶制食品，含糖分的甜品、点心及肥肉、红肉等，大多属于酸性食品，不宜过多食用。

碱性食物

健康的大脑离不了水

在我们的常识中，认为多喝水，有助于新陈代谢，对于皮肤、美容方面也会有好处。其实，及时的补充水分，还可以提高我们大脑的认知能力。

我们知道除了氧，水是脑发挥工作效率最为重要的物质。水是脑进行所有功能及信息传输所需的最基本要素，人脑部有 75% 的物质是水，而且被一个延伸至整个脊椎直达下背部的特殊"水袋"所保护。

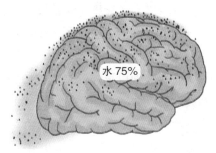

所以在人体的众多器官中，大脑拥有水分供应的优先权。人体脱水第一个影响到的器官就是脑，大脑含水分太少，会让人感到疲劳、

水分占了人体脑部的 75%。

反应偏慢。哪怕很轻微的脱水，都会引起头痛、四肢无力或精神混乱，并增加尿道感染和肾结石的风险。若体内缺水量达 1%，就可能引起体温升高，而且注意力很难集中；当人体缺乏 3% 的水分时，身体和精神就会受到严重影响，无法正常运作。

当你冥思苦想、精神焦虑的时候，大脑也最为活跃。大脑需要更多的水分。血液就会大量集中于头部，因为大脑需要水来制造更多的能量，当然也需要氧和养分。所以这种时候，人们会感到口渴。一杯清凉的水马上会缓解那种脑部疲惫的不适感。经常用脑的人，一定要保证水的补充。

人体为了保持体内环境的相对稳定，每天，我们会通过呼吸损失 400 毫升水，通过皮肤蒸发 750 毫升水，通过粪便排出 150 毫升水。通过尿液排出 1500 毫升水，我们的身体每天总共会流失 2800 毫升水。如果简单地换算一下，似乎我们每天都该补充这么多水。然而事实并非如此简单：每日新陈代谢过程会产生 300 毫升

·养脑小贴士·

不管饮用矿泉水，还是纯净水或蒸馏水，都要讲究方法，无论是我们大量流汗后，还是平常待在室内，只要是我们喝水的话，都不能喝的太快，而是要一小口一小口地喝。因为，快速喝水的话，会加速排尿的速度，让喝下的水分快速流失，没有足够的时间送到身体各个部位，还容易引发胀气。

水，正常情况下食物可提供大约1000毫升水，加起来一共是1300毫升。也就是说，我们每天只需额外补充1500毫升水，相当于一天喝6杯水。但1500毫升仅仅是每天需要摄入的最小水量。按照目前的研究，成年人每日最大的饮水量不超过2000毫升。否则对身体也会造成不必要的损害，过多摄入水会给肾脏增加负担，并可能导致水中毒，极端情况下还会导致死亡。

因此，为了大脑的健康，我们摄入适量的水，这样不仅有助于大脑代谢废物的排出，保证我们大脑的灵活运作，使大脑轻装上阵，高效率地工作。

如果因天气炎热，或运动之后大量出汗，则需要补充更多的水分。

因此，摄入适量的水，有助于大脑代谢产生的废物排出体外，使大脑轻装上阵，高效率地工作。

有些人常以果汁饮料或碳酸饮料甚至酒精饮料来解渴。其实，碳酸饮料不含任何营养素，不仅不解渴，而且会越喝越渴，甚至影响消化，导致骨质疏松等疾病；果汁饮料糖分太高，不利于身体健康；酒精饮料，更是危害大，不仅会影响青少年的生长发育，成年人喝多了也容易发胖。

对于人体来说最好的饮用水当然是天然的矿泉水，它含有丰富的矿物质。不但可以补充大脑所需要的水分，还可以补充大脑所需的矿物质，达到一举两得的目的。如果你只喝纯净水或蒸馏水，那么你一定要保证自己可以从饮食中获得充足的矿物质元素，或者也可以服用补充剂。

大脑是个爱吃糖的"孩子"

大脑喜爱甜食，这是因为葡萄糖是大脑可利用的唯一能量来源。同时，我们的大脑的胃口相当大。一个成年轻体力工作男性每天需要大约2400千卡的热量，其中糖类占其中的55%~60%，也就是1320千卡~1440千卡左右，其他的营养素可以由蛋白质和脂类提供。因为人体在日常活动中需要消耗大量的能量，这些消耗包括基础代谢、体力活动、生长发育以及食物热效应等。

在这个过程中需要注意，蛋白质和脂类所提供的能量可以被人机体所利用，但却不能被大脑所用，能够为大脑提供能量的只有碳水化合物——糖类。因为糖类是唯一的一种可以透过血脑屏障的功能营养素，糖类是多糖（淀粉、蔗糖、麦芽糖、乳糖和葡萄糖的总称）。其中葡萄糖是大脑的直接能源，是大脑完成学习、考试等一切任务的基础。如果摄入体内的糖类比例缺失，那势必会导致供给

> ● **血脑屏障**
>
> 血脑屏障，是指脑的毛细血管阻止某些物质由血液进入脑组织的结构。除了氧气、二氧化碳和葡萄糖，它几乎不让其他物质通过，大部分的药物和蛋白质由于分子结构较大，一般无法通过。

大脑的糖类不足，会严重影响大脑的正常工作，时间长了则会导致大脑长期供能不足，从而出现反应迟钝、大脑萎缩、记忆力减退甚至将来发展成老年痴呆等。

但大脑又不给葡萄糖提供燃料储存仓库，即葡萄糖不能像在躯体中那样以"糖原"（人体内糖的一种储存形式）的形式储存（每克脑组织中糖原的含量仅 0.7 ~ 1.5 微克）。所以大脑就像一个爱吃糖的小孩，只能不断地从流经大脑的血液中摄取糖，这是因为太多太少的糖都会影响糖的功能，例如葡萄糖摄入过量会损害记忆，而且会导致肥胖。

因此，我们必须确立糖类在膳食结构中的"主食"地位，富含糖类的食物有很多，但糖的摄入并不是越多越好。低升糖指数的食物，则会让血糖上升较为稳定，使大脑保持良好的工作状态，并且能让人的注意力长时间集中。而高升糖指数的食物，会让血糖快速升高。因此，服用低升糖指数的食物是大脑血糖平稳的关键，也是大脑保持良好状态的关键。

所谓的升糖指数（Glycemic Index，GI）只是一个相对的数字，当食入含有 50 克含糖食物使血糖上升的速度，比对含等量糖类的标准食物对血糖效应的比例值。简言之，升醣指数 GI 值就是特定碳水化合物对血糖的影响，GI 值愈高表示升糖指数愈高，GI 值愈低升糖指数愈低。一般将 GI 值低于 55 称为低升糖指数的食物，GI 值介于 55 ~ 70 的食物称为中等升糖指数的食物，GI 值高于 70 称为高升糖指数的食物。

属于低升糖指数的食物有：海带、菠菜、大豆、番茄、牛奶、鱼肉、鸡蛋等。

属于高升糖指数的食物有：南瓜、西瓜、菠萝、膨化食品、蜂蜜、白糖、馒头、白米饭、面条（纯小麦面粉）等。

属于中升糖指数的食物有：红薯、葡萄干、猕猴桃、橙汁、蔗糖、羊肉、猪肉等。

下表中列举了常见的低升糖指数食物、中升糖指数食物和高升糖指数食物，供大家日常饮食参考。

常见食物升糖指数概况

	低升糖指数食物 （GI值 0～45）	中糖指数食物 （GI值 46～70）	高升糖指数食物 （GI值 >70）
主食五谷类		红米饭、糙米饭、西米、乌冬面、面包、麦片	白饭、馒头、油条、糯米饭、白面包、燕麦片、拉面、炒饭、爆米花
水果类		菠萝、香蕉、芒果、哈密瓜	西瓜、荔枝、龙眼、凤梨、枣
蔬菜类	大白菜、黄瓜、芹菜、茄子、青椒、海带、金针菇、香菇、菠菜、蕃茄、豆芽、芦笋、花椰菜、洋葱、生菜	番薯、芋头、莲藕、牛蒡	红薯、南瓜
豆类	黄豆、眉豆、鸡心豆、豆腐、豆角、绿豆、扁豆、四季豆		
肉蛋类	鱼肉、虾子、蟹、鸡蛋	鸡肉、鸭肉、猪肉、羊肉、牛肉	
奶类饮料类	酸奶、牛奶、奶油、番茄汁、咖啡、苹果汁	可乐、橙汁、冰激凌	炼乳、蜂蜜
糖类	木糖醇、麦芽糖醇	乳糖、巧克力	白糖、葡萄糖、砂糖、麦芽糖
零食类			土豆泥、薯条、膨化食品、米饼

蛋白质是大脑神经细胞的"建筑材料"

蛋白质占脑干重的 30%~35%，是脑细胞的主要成分之一。蛋白质中氨基酸只能被脑使用 3 小时便需更新（身体其他组织中的蛋白质需 80 天才更新）。脑在新陈代谢中需要大量蛋白质更新自己。所以足量蛋白质能增加大脑皮质的兴奋和抑制作用，促进智力发育。

特别是婴幼儿时期，大脑发育迅速（大脑神经细胞在胎龄 10～18 周开始增殖，25 周至出生后 6 个月是激增期，以后增殖速度减慢，而以细胞体积增加为主），

> **· 养脑小贴士 ·**
>
> 蛋类含蛋白质 11%～14%，是优质蛋白质的重要来源。奶类（牛奶）一般含蛋白质 3.0%～3.5%，是婴幼儿蛋白质的最佳来源。肉类包括禽、畜和鱼的新鲜肌肉含蛋白质 15%～22%，肌肉蛋白质营养价值优于植物蛋白质，是人体蛋白质的重要来源。

需要更多优质蛋白质。如果这时期蛋白质供应不足，脑细胞的数量、大小、分枝的丰富程度等都会受到影响。这种影响甚至会是终生的。相反，如果直至出生后 18 个月的孩子都能保持合理营养，即使往后经历一段时间的营养不良，一旦有了良好的饮食，大脑细胞仍有可能恢复到正常状态。

虽然蛋白质是脑神经细胞的重要组成成分之一，但如果食用过量的蛋白质也不好。尤其是动物蛋白摄入过多，可造成肥胖，加重肾脏负荷，易出现骨质疏松、肾结石等疾病。

因此，蛋白质的需要量，因个人年龄、体重、健康状态等各种因素也会有所不同。年龄越小或身材越高大的人，需要蛋白质的量越多。

以下数字是不同年龄的人所需蛋白质的指数。

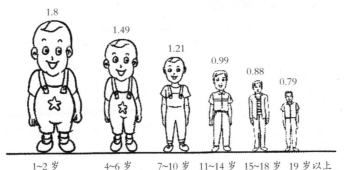

不同年龄的人所需蛋白质的指数

其计算方法为：

先找出自己的年龄段指数；再用此指数乘以自己体重（千克）；所得的答案就是你一天所需要的蛋白质克数。

体重（千克）× 指数 = 所需蛋白质的重量（克）

例如：体重 50 千克，年龄 33 岁，其指数是 0.79。

按公式计算 0.79×50=39.5 克。这就是一天所需要的蛋白质的量。

平均一天之中蛋白质的需要量最少约是 45 克，也就是一餐大约 15 克。注意，早餐必须摄取充分的蛋白质。

一些特殊人群，如孕妇和哺乳期妇女、生长发育期的少年儿童、工作压力大的都市白领、经常熬夜的工作者、高血压患者、年长的老年人、手术后康复者等。蛋白质的需要量会增加，可酌情增加食物中蛋白质的摄入。如酌量多吃些肉类、多喝一杯牛奶，就可获得充分的蛋白质。

大脑吃健康的脂肪

如果去掉大脑中的水分，脂肪占余下成分的 60%。为了保证大脑正常运转，我们需要不断地补充大脑消耗的脂肪。一定量的脂肪不但具有保护内脏器官、滋润皮肤和防震的作用，对大脑营养及精神健康也是举足轻重。补充适量的脂肪不仅能帮助你远离一些由于脑部脂肪酸匮乏所引发的脑部疾病，如注意力缺陷障碍、抑郁症、疲惫、记忆力障碍、诵读困难症、精神分裂症及早老性痴呆症，而且还可以提高你的智力。

缺乏必需脂肪人群普遍存在学习迟钝的现象，一项对 8 岁儿童进行的 IQ 测试研究表明，母乳喂养的孩子比奶粉喂养的孩子更聪明，而这种差异的原因在于母乳中

健脑导航

● **大脑要吃脂肪，计算好量最放心**

你需要摄入多少脂肪？科学表明，通过膳食脂肪提供给人体的热量最好不超过每日摄入总热量的20%～25%。也就是说，每个人应该摄入的脂肪是和他的一天总摄入的热量有关。如果一个人每天应摄入2000千卡热量，我们又知道每克脂肪产热是9千卡，那么这个人一天应摄入的脂肪是2000×25%÷9＝55克。实际上正常人一般应摄入的脂肪在50～80克之间。婴幼儿和儿童摄入脂肪的比例高于成年人，6个月婴儿脂肪产热量占45%，6～12个月婴儿脂肪产热量占40%，1～17岁儿童及青少年占25～30%，成年人脂肪产热量占20%～25%。在一般热量摄入情况下，一天除去摄入的动、植物食品中所含脂肪外，摄入25克左右脂肪为宜。

※ 测一测，你是否缺乏脂肪

很多时候，我们谈脂肪色变，生怕脂肪长在不该长的地方，所以往往对一些食物敬而远之。如果你极度憎恶脂肪，那么你就主动抛弃了重要的、维持健康的营养成分。反之，如果你摄入太多难以分解的脂肪——无论是来自奶制品或肉类中的饱和脂肪酸，还是来自油炸食物、过度加工的食物或人造黄油中的受损脂肪，你的健康都会受到损害。

因此，你必须要改变原来的脂肪摄入方式，科学摄入富含脂肪的食物或补充必需脂肪酸，否则你就无法达到最佳的身心健康状态。对照下面的问卷检查一下自己的饮食，每一个得到肯定回答的问题算 1 分。

序号	必需脂肪酸检查
1	（　）你的指甲是否易裂，或者过于柔软
2	（　）你的头发是否很干燥，不易梳理或有很多头皮屑
3	（　）你的皮肤是否干燥、粗糙，易患湿疹
4	（　）你是否经常感到口渴
5	（　）你是否经常感到眼部不适，如干燥，爱流泪，甚至发痒
6	（　）你是否患有关节炎等炎症问题
7	（　）你是否患有高血压或高血脂
8	（　）你在学习上是否有困难
9	（　）你是否觉得记忆力差或注意力涣散
10	（　）你是否有经期综合征或乳房胀痛现象
11	（　）你的协调性是否不好或者视力受到损害

如果你有 4 个以上的问题都做出了肯定回答，那么你很有可能缺乏必需脂肪酸。检查一下你的饮食是否含有足够的种子食物、种子油以及鱼类。当然，要想知道你身体的脂肪状况，最准确的方式还是去医院做一个血液检查，该检查可以详细地列出你所缺乏的脂肪种类。

含有更丰富的必需脂肪酸。

因此，脂肪并不是很多人认为的赘肉和不健康的物质，相反，它对人体有正面作用——一些好脂肪是人体必不可少的。脂肪酸不但可以增进智力、平衡心态，还可以降低患许多疾病的风险，如癌症、心脏病、过敏、关节炎、湿疹以及伤口感染等。在此，我们要了解什么样的脂肪才是优质脂肪，能够更好地给大脑补充营养。

（1）不饱和的脂肪酸。大脑和神经系统大约 50% 由脂质组成。这些脂质为神经细胞膜的组成部分，并且像一层保护外衣那样包围着细胞。脂质的基本组成部分是脂肪酸。大脑中 2/3 的脂肪酸是不饱和脂肪酸。它们都"必须从食物中摄取"（不能在体内自己合成）。在不饱和脂肪酸中亚油酸和亚麻酸特别重要，冷榨的植物油如橄榄油、葵花子油和小麦胚芽油都可保证供给我们不饱和的脂肪酸。

（2）磷脂。卵磷脂滋补神经是医学界公认的事实。卵磷脂是磷脂中最为常见的物质，磷脂乃是脂肪和磷的化合物。事实上，所谓磷脂的成分在我们大脑物质中含量特别高，大约占 5%。卵磷脂主要存在于保持天然现状的植物油中，如大豆油和小麦胚芽油，还有在于蛋和豆荚中，同时也是胆碱的重要食物来源。

（3）胆固醇。胆固醇也是细胞膜的基本成分，其含量约占细胞膜中全部脂类的 20% 以上。有研究者发现，给动物喂食缺乏胆固醇的食物后，这些动物的红细胞脆性增加，容易出现红细胞的破裂而引起出血。要是没有胆固醇，细胞膜正常的生理功能就无法维持，严重了也会危及生命。所以说，在脑神经细胞这座小房子里，胆

婴儿期：刚出生的宝宝的大脑就像一张白纸，在各种外界信息的刺激下，脑细胞数量呈几何级增长。由于 DHA 是神经传导细胞的主要成份，也是细胞膜形成的主要成份，γ - 亚麻酸是婴儿大脑发育必需的脂肪酸，因此不饱和脂肪酸与我们大脑细胞数目的多少有关。

童年期：孩子到了两岁以后，脑重量的增长速度虽然减缓，但脑内某些神经细胞，如小型的中间神经元，正是儿童在这个时期发育成熟的。而神经细胞轴突与树突的发育，则可以在脑和脊髓内建立更为密集的网状组织。轴突与树突的发育同样与不饱和脂肪酸有密切关系。

青春期：孩子到 12 岁左右，他的脑重量已基本与成人相同，但大脑的神经活动依然离不开神经细胞突触接头处的信息传递，这就需要 DHA 来保持此处细胞膜流动性。另外我们的大脑时时刻刻离不开记忆，而记忆的储存需要新的神经突触形成，这也需要不饱和脂肪酸的参与。

成年期：人体会因为各种原因不断产生生物垃圾，这时候就需要 DHA 充当神经细胞的卫士，来抑制损害和破坏我们神经细胞的各种炎性因子。

老年期：现在研究已经证实，老年阶段神经细胞仍可能在不断地生长和扩展，因此这个阶段仍需要不饱和脂肪酸的帮助。

固醇是钢筋骨架中不可或缺的粘合剂。

由此可知，坚持摄入适量的对大脑健康有利的脂肪，也可能增进大脑的健康程度。科学研究表明，人在每一天所摄入的脂肪数量和种类对他的思考和感觉有着深远的影响。大脑和神经系统几乎完全依赖种类丰富的脂肪家族。

因此，纵贯一生，你吃进去的脂肪无时无刻不在影响着你的大脑。任何年龄都需要吃好脂肪强健大脑。

矿物质，大脑离不了

在人体的新陈代谢过程中，每天都有一定数量的矿物质通过粪便、尿液、汗液等途径排出体外，因此必须通过饮食予以补充。

脑组织中存在着 50 多种矿物质元素，其中钙、铁、锌、铜、锰、碘、硒、镁 8 种元素对大脑有重要作用，它们在脑中含量的变化，会影响脑的功能。所以矿物质在脑功能活动的作用不容忽视。矿物质的功效很多，不同的矿物质能带给大脑不同的呵护。

1.钙——大脑神经细胞信息传递的"快递员"

钙是促使脑力工作持久的重要物质，体内钙质充足，对保持头脑冷静，抑制兴奋，提高判断能力，易于消除疲劳，从而使大脑情绪稳定，注意力集中，高效工作。相反若大脑缺钙，会造成情绪不稳定，容易因生活小事上的刺激，使大脑疲劳。缺钙严重者，会使骨钙溶出增加，引起脑细胞及其末梢神经上的钙沉着，破坏干扰脑功能，引起痴呆。

中国营养学会推荐的钙每日供给量为：婴幼儿 400 ~ 600 毫克，儿童 600 ~ 1000 毫克，青少年 1000 ~ 1200 毫克，大多数成人 800 毫克，孕妇 1000 毫克，哺乳期妇女 1500 毫克。（如下表）

我国提出的钙的日推荐量

年龄段	婴幼儿	儿童	青少年	成人		
				大多数人	妊娠期	哺乳期
钙的推荐量（毫克）	400 ~ 600	600 ~ 1000	1000 ~ 1200	800	1000	1500

日常饮食中，牛奶及豆制品等都是含钙丰富的食物。

2.铁——保证大脑供血、供氧充足

铁是组成血红蛋白的重要成分，维持正常造血功能，负责我们体内的氧输送，大部分氧为我们的大脑所需。因此缺铁会影响大脑功能。如儿童缺铁会表现烦躁、呆滞、智力低下、注意力难以集中、行为无目的，成人缺铁也会变得情绪淡漠。

铁虽然对人体起着至关重要的作用，但若摄入过量的铁会增加生成脑细胞中及脑微脉管中的自由基，这些自由基会毁坏脑细胞的构成，从而导致中风的发生。

中国营养学会建议：10岁以下的儿童每日铁供给量为10毫克，10~12岁青少年为12毫克，13~17岁的男性15毫克、女性20毫克，成年女性为18毫克，成年男性为12毫克（从事繁重体力劳动者28毫克），中老年人12毫克，孕妇及哺乳期妇女为28毫克。（如下表）

中国营养学会推荐人体每日所需铁供给量

年龄段	10岁以下	10~12岁	13~17岁		成年人		男体力劳动者	孕妇及哺乳期妇女	中老年人
			男	女	男	女			
铁的供给量（毫克）	10	12	15	20	12	18	28	28	12

常见食物中，动物肝脏、黑木耳、松蘑、鸡蛋黄、血豆腐、樱桃、菠菜等含铁丰富。

3.锌——大脑思维的"火花"

锌是体内含量仅次于铁的微量元素，可增强人体免疫功能，推迟细胞衰老。

锌有助于维护长期记忆，是成为智力较好或学习成绩优秀的儿童的物质基础。智力较好的儿童的头发中锌的含量比普通儿童高，这已在检验中得到证实，故锌被人们称为"大脑思维的火花"或"智多锌"。

孩子缺锌会导致智力发育迟缓、学习能力下降、表情淡漠、反应迟钝以及嗜睡等问题。锌还是人体细胞成长的关键物质，对脑细胞来说尤其如此。如果缺锌，孩子的发育就会受到阻碍，导致骨骼和大脑皮层发育不完全。

锌虽对大脑有益，但若摄入过量的锌会诱发人体的铜缺乏，导致脂质代谢紊乱及免疫功能下降等问题，还会引起锌中毒，出现恶心呕吐、头痛、腹泻、抽搐、贫血，甚至还会出现口唇发麻、神智昏蒙等症状。

中国营养学会按锌的利用率为 20% 提出并推荐每日供给量如下表所示。

中国营养学会推荐人体每日所需锌供给量

年龄段	0 ~ 0.5 岁	0.5 ~ 1 岁	1 ~ 9 岁	10 岁以上		
				绝大多数人	孕妇	哺乳期妇女
锌的供给（毫克）	3	5	10	15	20	20

常见的食物中，口蘑、香菇、牡蛎、扇贝、生蚝、羊肚菌、墨鱼、鱿鱼等含锌量较为丰富。

4.铜——大脑神经系统的"守护神"

当今社会，正当"补钙""补铁""补锌""补碘"等概念逐渐被人们所接受的时候，"补铜"的概念也正悄悄浮出水面。

除了肝以外，大脑是人体内铜含量最多的器官，铜能减少自由基对神经细胞的侵害、维护多巴胺和去甲肾上腺素两种神经递质的正常功能，因而对维护神经系统有重要作用。缺铜会导致贫

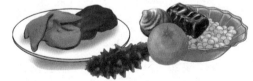

日常多摄入含铜丰富的食物可以为大脑及时补充铜元素。

血、骨质疏松、皮肤和毛发的脱色素、肌张力的减退和精神运动性障碍。

铜虽然对于大脑来说不可或缺，但若摄入过多，也会出现不良反应，表现为头疼、眩晕、疼痛、腹泻、恶心、呕吐等症状。

那么，人究竟每日摄入多少铜才能维持机体的平衡呢？美国的卫生组织提出了一个标准（见下页表），大家可以参考使用。

美国的卫生组织推荐人体每日所需铜供给量

	0 ~ 0.5	0.5 ~ 1	1 ~ 3	4 ~ 6	7 ~ 20	11 岁以上
年龄段（岁）						
铜的摄入标准 （毫克）	0.5 ~ 0.7	0.7 ~ 1.0	1.0 ~ 1.5	1.5 ~ 2.0	2.0 ~ 2.5	2.0 ~ 3.0

人体缺铜，可进食适量含铜量较高的食物，如燕麦片、小麦胚芽、果仁、豆类、鲜肉、动物肝脏、蟹肉、虾等。

5.锰——维持大脑功能正常的"辛勤园丁"

锰是人体的必需微量元素之一，可促进骨骼的生长发育，保持正常的脑功能，维持正常的糖代谢和脂肪代谢，改善机体的造血功能。人体缺锰可引起神经衰弱综合征，影响智力发育，还将导致胰岛素合成和分泌水平的降低，影响糖代谢。

锰虽然在人体大脑中有着不可替代的重要作用，但若摄入过多的锰也会对神经系统产生毒害作用，主要表现为疲倦乏力、头昏头痛、记忆力减退、肌肉疼痛、情绪上不稳定、抑郁或激动。随着病情的发展又逐渐出现下肢有沉重感，走路晃动，语言不清或口吃等症状。

那么，人究竟每日摄入多少锰才能维持机体的平衡？世界卫生组织 1973 年推荐成人每日摄入锰量为 2.0 ~ 3.0 毫克；我国暂定标准为每日 5 ~ 10 毫克；美国为 2 ~ 9 毫克。

人体缺锰，可进食适量含锰量较高的食物，如茶叶、榛子、松子、肉桂、莲子、黑木耳、地衣、核桃等。

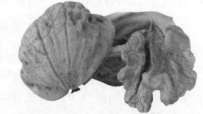

核桃含丰富的锰元素，常吃核桃可以补充锰元素，但不宜过量，以每天两颗为宜。

6.碘——预防智力缺陷的元素

碘和维生素、蛋白质等一样，是人体必不可少的营养素，因为碘与脑发育密切相关，决定智力的基础，因此又称之为"智力元素"。在怀孕期间若缺碘，婴儿无法正常发育；情况严重时，可能会生出低能儿。老年人严重缺乏碘时，会导致黏液水肿。

但要注意：摄入过量的碘会扰乱甲状腺的正常功能，既可以导致甲状腺功能亢进，也可以导致甲状腺功能减退，如孕妇暴露于高碘环境可能导致新生儿甲状腺肿和甲状腺机能减退。

要摄取适量的碘，以维持身体的健康，使用加碘的盐似乎是最好的补碘方式。我国食盐普遍加碘，一般来说，成人每人每天的碘需求量约为 150 微克，按照我国食盐加碘的标准量来推算，成人每人每天摄入加碘食盐 6 ~ 8 克便能满足日常需求。加上日常食物尤其是海带等富含碘的海产品的进食，我国成人的碘摄入量是有保证的。

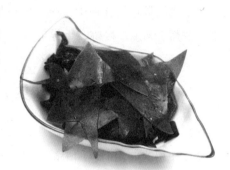

海带是碘的优质来源，经常食用海带可以补充多种矿物质。

由于孕前和孕早期对碘的需要量相对较多，除摄入碘盐外，还建议至少每周摄入一次富含碘的海产食品，如海带、紫菜、鱼、虾等。

7.硒——大脑的"天然解毒剂"

硒是强抗氧化剂，它能及时的清除体内的有害自由基，防止大脑衰老。硒缺乏会使一些"神经递质"的代谢速率改变，同时体内产生的大量自由基也无法得到及时清除，从而影响人体的脑部功能，而增加硒不但会减少儿童难以治愈的癫痫的发生，也可以有效地减轻焦虑、抑郁和疲倦，

硒虽然对大脑有益，但若摄食过量也会发生中毒，导致精神萎靡不振，精子活力下降，易患感冒。严重时可引起惊厥、呼吸衰竭、肝脏损害等。

中国营养学会制定硒的日供应量 1 岁以内为 15 微克，1 ~ 3 岁为 20 微克，4 ~ 6 岁为 40 微克，5 岁至成年人为 50 微克。

人体缺硒，可进食适量含硒量较高的食物，如蘑菇、鸡蛋、大蒜、富硒大米、富硒小麦、海鲜、银杏等。正常人群，一般只需要保持饮食均衡就可以摄取充足的硒。

8.大脑情绪的"润滑油"——镁

镁可使肌肉活动自由并可增强血液循环，使神经得到镇静。如果缺乏抗紧张的镁，神经外鞘就会受损害，结果会造成神经过度过敏、烦躁不安。镁缺乏的症状表现为疲劳不堪、筋疲力尽和肌肉颤抖。酗酒会妨碍人体对镁的吸收。

镁虽然在大脑中有着不可替代的重要作用，但若摄入过多的镁也会对神经系统产生毒害作用，表现为全身肌张力减退、呼吸困难、复视、语言不清等，严重者可

出现呼吸肌麻痹、呼吸心脏骤停。

中国营养学会推荐人体每日所需镁供给量分别为：2～3岁儿童为150毫克，3～6岁为200毫克。成年男性为350毫克，成年女性约为300毫克，孕妇以及哺乳期女性约为450毫克，人体可耐受最高摄入量定为700毫克／天。

在我们常吃的食物中，鱼、全谷制品、燕麦片、小麦胚芽、豆荚、菠菜、甜玉米、香蕉、木瓜、樱桃、奇异果等含镁元素较为丰富。

维生素，大脑缺不了

如果把大脑比成一个化工厂，每时每刻都在进行着各种化学反应，维生素就是起催化作用的催化剂，如果缺少维生素，酶的作用就得不到充分发挥，工厂便不能正常运转。各类维生素是各种生物生长和代谢所必需的，是脑无处不在的营养卫士，它们各尽其责地参与着大脑中许多重要的生理、生化过程。

1.维生素A——增强大脑判断力的利器

维生素 A，又称视黄醇，属于脂溶性维生素，它的消化与吸收需要矿物质和脂肪的参与，可储藏于体内。维生素 A 是胡萝卜素在体内转变为维生素 A 的预成物质，可从植物性及动物性食物中摄取。如菠菜中所含的胡萝卜素在进入人体后可以转变为维生素 A。

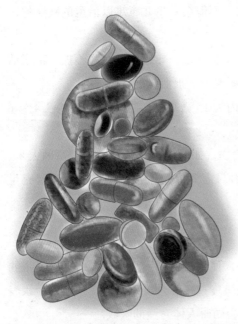

维生素制剂是维生素缺乏症患者补充维生素的主要来源，健康人群只要注意膳食均衡就能保证各类维生素的供应。

维生素 A 不仅可以促进皮肤及粘膜的形成，使眼球的功能旺盛，它同时也是大脑健康发育的帮手，能增强大脑的判断能力。缺乏维生素会导致大脑记忆力减退乃至老年性痴呆症的发生。

维生素 A 虽然是大脑不可缺少的营养素，但若摄入过多的维生素 A 也会出现中毒反应，出现腹泻、头晕、头痛、毛发脱落、肝脏肿大、肌肉僵硬、皮肤粗糙、脱皮等症状。及时停用维生素 A，这些症状会很快消失。

我国制定的不同人群对维生素 A 的每日推荐量如下页表所示。

我国推荐的不同年龄人群维生素 A 日摄入量

	0~0.5 岁	0.5~3 岁	4~6 岁	7~10 岁	11 岁以上		妊娠期	哺乳期
年龄段					男	女		
维生素 A 推荐量（微克视黄醇当量）	420	400	500	700	1000	800	1000	1200

那么不同人群吃多少食物才能满足每天的维生素 A 需求量呢？成年人每天吃约 0.85 个柠檬，或者吃 1/2 根胡萝卜，或者吃 1 片芒果，或者吃 1 根芦笋即可满足对维生素 A 的需要。那么其他人呢？根据上表中的数据，大家可以简单换算看看。

2.维生素B₁——增强记忆

维生素 B₁ 又称硫胺素，是维生素中发现最早的一种，属于水溶性维生素。

维生素 B₁ 负责将葡萄糖转换成能量。这对大脑和神经的新陈代谢特别重要，因为葡萄糖对我们的大脑来说是唯一的能量源泉，它能维持神经系统的正常机能，促进智力活动，防止多发性神经炎。

缺乏维生素 B₁ 会出现恐惧状态、态度冷淡、疲乏困倦、情绪沮丧、不能专心致志、思维混乱，甚至会患痴呆症，即时补充维生素 B₁ 或进食含维生素 B₁ 较高的食物，可以迅速缓解。

需要注意的是，这类维生素很"敏感"，清洗含有此种维生素的食物时，维生素 B₁ 很容易会失去，长时间加热也会破坏维生素 B₁。因此，含维生素 B₁ 的食物在加工时要细心，同时加热时间尽量要缩短。

人体对维生素 B₁ 的需要量通常与摄取的热量有关，一般按每 1000 千卡热量需要 0.5 毫克维生素 B₁ 来计算。如成年男性（体力劳动者）每日需要热量 3000 千卡，那么维生素 B₁ 的需要量则为 1.5 毫克，一般情况下，1 岁以下婴儿的维生素 B₁ 每日供给量为 0.4 毫克，1~3 岁的婴幼儿每日需要量为 0.7~0.8 毫克。孕妇、哺乳期妇女和饭量比较大的孩子，要适当增加维生素 B₁ 的供给量。

3.维生素B₂——大脑高强度脑力活动的物质保证

维生素 B₂ 又称维生素 G、核黄素，微溶于水。

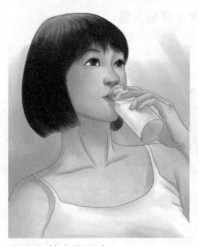

喝牛奶补充维生素 B₂

维生素 B₂ 是机体中许多酶系统的重要辅基的组成成分，参与物质和能量代谢。人体内维生素 B₂ 的量充足，大脑便能适应高强度的脑力活动。生活中人们有时会感觉疼痛，这是由于脑细胞的能量储备减少或脑血管强烈痉挛所致，适量的注射维生素 B₂ 可以减少痛疼的发病率把发做时间缩短。所以偏头疼者可以适量服用维生素 B₂ 可以起到预防头痛的发生。

人体对维生素 B₂ 的摄取量也可按每供给 1000 千卡热量需 0.5 毫克来计算，一般成人每日摄取量是 1.7 毫克。孕妇每日摄取量为 1.6 毫克，哺乳期间妇女头 6 个月每日摄取量为 1.8 毫克，之后的 6 个月每日摄取量为 1.7 毫克。常处于紧张状态的人应酌情增加摄取量。

4.维生素B₆——中枢神经系统活动必不可少的物质

维生素 B₆ 又称吡哆素，是一种水溶性维生素。

维生素 B₆ 负责调整我们的蛋白质新陈代谢，并且一起参与神经介质的制造。当维生素 B₆ 缺乏时，负责调节血清素形成与分解的酶就会中断。若长期缺乏维生素 B₆ 可导致脑功能不可逆性的损伤，表现为注意力不集中，情绪消沉，智力发育迟缓，学习障碍，兴趣丧失，甚至会发生癫痫性抽搐。

其实，在我们日常生活中，含有维生素 B₆ 的食物来源很广泛，只要我们能保证饮食均衡，就能基本满足需要，故一般不常发生维生素 B₆ 缺乏症。但在处于电离辐射中、处于高温环境下、服用特定的药物时，有可能会发生维生素 B₆ 缺乏症，故在此时要注意在饮食中保障摄取维生素 B₆ 的量。特别是孕妇，维生素 B₆ 得到良好地供给很重要，因为它对婴儿大脑的发育有着积极的影响。

5.维生素B₁₂——帮助大脑保持长期记忆力的"智多星"

维生素 B₁₂ 又叫钴胺素，是唯一含金属元素的维生素。

维生素 B₁₂ 对血液形成和身体成长是必不可少的，并且在参与构成我们的神经组织中起着决定性的作用，维生素 B₁₂ 还可以防止大脑神经受到破坏。如果人们的膳食中缺乏维生素 B₁₂ 将导致脑部损伤，表现为思维混乱、意志消沉、精神错乱、丧失记忆力。

我们很少会因饮食而造成维生素 B₁₂ 缺乏，缺乏原因主要是吸收利用时发生了故障，从而阻碍了从肠内摄取维生素 B₁₂。另外，相对于其他维生素来讲，维生素 B₁₂ 比较安全，即使大量服用，一般也不会出现中毒。其推荐每日摄入量为儿童 0.05 微克；幼儿每天 0.3 微克；妊娠期每天增加 0.4 微克；哺乳期每天增加 0.6 微克；成年人 0.2 微克。

6.维生素C——使大脑平静、放松和快乐的 "优化大师"

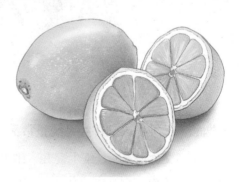

维生素 C 呈酸性，又称抗坏血酸，可抑制皮肤内酪氨酸酶的活性，既可促进铁在体内的吸收，它还可增加脑组织对氧的利用。

重要的是，维生素 C 有助于去甲肾上腺素的合成，帮助人们调理情感抑郁，改良情绪，使大脑保持注意力集中，不容易疲劳，所以压力大或情绪低落时应多补充维生素 C。

维生素 C 能提高人体免疫力，延缓衰老，柠檬中的维生素 C 含量非常高，补充维生素 C 可常食用柠檬。

由于维生素 C 易被破坏，因此，烧煮富维生素 C 的食物时，时间应尽可能缩短，并盖紧锅盖，以减少高温和氧的破坏。菜汁中维生素 C 含量丰富，应尽可能喝掉。

维生素 C 的毒性很小，但服用过多仍可产生一些不良反应。如成人维生素 C 的摄入量超过 2 克，可引起渗透性腹泻，此时维生素加速小肠蠕动，导致出现腹痛、腹泻等症状。建议儿童每日维生素 C 摄入量为 30 ~ 50 毫克，成年人每日摄入量为 60 毫克，孕妇每日摄入量为 80 毫克，哺乳期妇女每日摄入量为 100 毫克。

7.维生素E——延缓大脑衰老、保持大脑思维旺盛

维生素 E 是一种脂溶性维生素，又称生育酚，是最主要的抗氧化剂之一。

维生素 E 所具有的全面、高效的抗氧化作用，能保护细胞膜上的多不饱和脂肪酸免受自由基的攻击，维持细胞膜的完整性及组织正常的新陈代谢，在保证青少年正常生长发育中起着重要作用。对于中老年人来说，由于年岁的增长，身体器官机能开始减退，体内自由基的聚集增多，组织及血液中过氧化脂质增加，而维生素 E 所具有的强抗氧化作用，同样可以帮助减少自由基，延缓大脑衰老，保持大脑健康旺盛的工作活力。研究发现，每次口服复方维生素 E 2 粒，每天 2 次，1 ~ 3 个月后，对由于衰老或早衰而引起的脑神经衰弱具有显著的临床效果，能显著改善睡眠，消除疲劳、眩晕，增强记忆力，并增加脑血流量。

我国 1988 年制定的维生素 E 每日推荐量标准如下页表所示。

我国维生素 E 的日推荐摄入荐量

年龄段	0~0.5 岁	0.5~1 岁	1~3 岁	4~6 岁	7~8 岁	11~12 岁	13~44 岁	45岁以上	妊娠期及哺乳期
维生素E摄入量（毫克）	3	4	4	6	7	8	10	12	12

8.烟酸——维护大脑神经系统正常活动的"园艺师"

烟酸又称尼克酸、维生素 B_3、维生素 PP 和抗癞皮病因子。

在人体内，烟酸主要作为辅酶的组成成分，参与糖类、脂肪和蛋白质的代谢，为大脑的活动提供必需的生命物质。烟酸还有扩张血管的作用，有助于大脑血液的供应。上述功能都有助于维护神经系统的正常活动。

如果烟酸严重缺乏，会影响到神经系统的功能，临床上会出现精神紧张、情绪变化无常、易怒、失眠、记忆力减退（或丧失）和产生幻觉等，严重时会出现痴呆症。

我国推荐烟酸的日供给量以每 1000 千卡热能供给烟酸以毫克数来计算，成年人为 5 毫克，儿童和青少年为 6 毫克。

9.叶酸——孕妇不可或缺的营养素

叶酸是 B 族维生素中的一种，不耐热，易溶于水，其主要功能是促进正常血液细胞的形成。

缺乏叶酸会出现巨幼细胞贫血、白细胞减少症，表现为舌炎、腹泻、食欲缺乏、面色苍白、健忘、失眠等症状，情况严重的还会使心脏扩大，甚至皮肤出现紫癜。叶酸能预防胎儿的神经管缺陷和脑脊柱裂，避免无脑畸形儿、神经管畸形儿和脑脊柱裂畸形儿出生。

中国人由于饮食习惯，特别容易缺乏叶酸，因此，我国畸形儿的出生率较高，故怀孕期间（特别是在怀孕的前 6 周内）体内千万不可缺乏叶酸。叶酸的缺乏是最普遍的维生素缺乏症，已引起世界各国的重视，美国国家科学院推荐的叶酸日供应量如下页表所示。

美国推荐的叶酸日供应量

年龄段	0~0.5 岁	0.5~1 岁	1~3 岁	4~6 岁	7~8 岁	11 岁以上	妊娠期	哺乳期
叶酸推荐量（毫克）	30	45	100	200	300	400	800	600

大脑要想活得好，氧气一刻离不了

虽然大脑重量只占到体重的 2% ~ 2.5%，但却要消耗 20% 的体内氧气。这是因为大脑是支配人体的中枢，为了使约 140 亿个的脑细胞正常活动，需要大量的氧气，当氧气的供应充足时，大脑的机能和活力就旺盛，学习效率也就会提高。

肌肉的耗氧量在活动时和静止时有很大差异，而大脑却始终需要大量的氧气。应大脑的氧气需要，每天有大量的血液在流经大脑，即一日约 2000 升，相当于 10 个大号油桶的量，接近人体总血液量的 400 倍。

如果人体处于空调房间、商场和空气污浊的环境中，或者是长时间、高强度的脑力劳动，都会导致大脑缺氧。轻度的脑缺氧会产生头疼头晕、注意力不集中、心悸心慌等心脑疲劳不适，若氧气供应中断，大脑的活动立即停止，持续缺氧 30 秒钟，大脑细胞开始被破坏，而持续 2~3 分钟时，将发生大脑细胞不可再生的危险。经常听到的植物人是大脑细胞的破坏进行至大脑皮质的人，如果破坏进一步进行，将会造成脑死亡。

因此，大脑要想活得好，氧气一刻也离不了。经常用脑的人，或是长时间集中精力学习的人，其脑部活动比一般人更活跃，能量消耗也更大。作为大脑重要能量源的碳水化合物的代谢加快，氧气的需求量增多，这时更要劳逸结合，可以适当通过增加体育活动来增强心肺功能，从而提升对大脑的供氧能力，使大脑保持活力。

> ·养脑小贴士·
>
> 很多处于复习、应考的学生往往在人群密集的教室一坐就是半天，认为这样可以不浪费时间，提高学习的效率。其实，长时间在封闭的教室里静坐不动，埋头苦读，很容易使大脑处于缺氧状态，导致学习能力下降，反应迟钝，记忆减退，出现头昏脑涨和胸闷气短的症状，甚至在考场等紧张状况中出现短暂的昏厥现象。

大脑健康取决于自由基与抗氧化剂之间的平衡

在我们这个由原子组成的自然界中，有一个特别的法则就是，只要有两个以上的原子组合在一起，它的外围电子就一定要配对，如果不配对，它们就要去寻找另一个电子，使自己变成稳定的电子对。科学家们把这种有着不成对的电子的原子或分子叫做自由基。这就好比我们人类在单身时总觉得躁动不安，只有找到配偶后才能安安稳稳地生活。

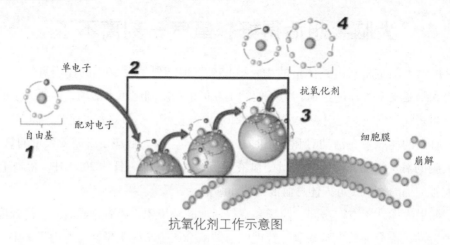

抗氧化剂工作示意图

自由基天性活泼好斗，在体内横冲乱撞，它要捣毁的第一个目标就是大脑。一方面因为大脑是一个功能活跃的器官，它从不停止工作。脑细胞要求连续的氧气和血液供应，这就增加了自由基的产量。另一方面大脑含有 60% 的脂肪，使得它更容易发生脂质过氧化。

一般情况下，生命是离不开自由基活动的。我们身体每时每刻都在发生大量的氧化反应，每一瞬间都在产生和消耗能量，而负责传递能量的搬运工就是自由基。当这些帮助能量转换的自由基被封闭在细胞里不能乱跑乱窜时，它们对生命是无害的。但如果自由基的活动失去控制，就会有损坏人体正常细胞和组织，从而引起心脏病、肿瘤、帕金森病和老年痴呆症等多种疾病。这种危险的物质相当于人体的核废料，必须清除。

自由基在所有的氧化燃烧过程中都可以产生，香烟的烟雾中，厨房的油烟中，汽车的尾气中，污染的空气中，空气和水的有毒化学物质中都可见到自由基的身影。

体内正常的生理活动也可以产生自由基，使自由基失去活性的化学物质称为抗氧化剂。抗氧化剂可以捕获并中和自由基，从而祛除自由基对人体的损害。如当维生素 E 把细胞膜上产生的过氧自由基的电子接收，让自己暂时成为自由基。这时维生素 E 会有维生素 C 来给它提供电子，让维生素 E 恢复其抗氧化能力。

抗氧化剂的量与自由基的量之间的平衡，可以毫不夸张的被视为生与死的平衡。这就是说，恶魔自由基劫持了警察抗氧化剂，它开始猛击你神经细胞的细胞膜、细胞

·养脑小贴士·

由于菠菜和草莓的抗氧化能力在水果和蔬菜中名列前茅，所以，为了增强大脑的活力，延缓大脑的衰老，应该适当多吃菠菜和草莓。其实，并不需要吃太多，每天 500 毫升草莓汁或一大盘菠菜沙拉就足够了。

※　**测一测 你体内自由基是否处于平衡状态**

身体的生理过程就是自由基的产生和清除的过程，这种产生和清除应处于平衡状态，失去平衡就会产生疾病和衰老。

以下的测试分析，可以帮助你知道自己的情况。你可以根据表里的选项认真作答，每答一个否不得分，每答一个"是"，加 1 分。作答完毕后，算出总分，参照我们的分析，您就能大致知道自己身体的抗氧化能力了。

症状分析：

问题	否（0分）	是（1分）
是否经常咳嗽、感冒		
每次感冒是否持续时间较长		
皮肤是否出现青紫淤斑		
是否患有下列疾病：早老性痴呆、癌症、心血管疾病、高血压、糖尿病、视网膜功能退化、不育、麻疹、精神疾病、呼吸道感染		
你的体重指数是否超标		
皮肤是否长痤疮、干燥或皱纹较多		
皮肤破损后是否很难愈合		
是否经常感染，如膀胱炎、鹅口疮、耳痛等		
运动后是否觉得疲乏无力		
父母是否患有两种及以上下列疾病：早老性痴呆、癌症、心血管疾病、高血压、糖尿病、视网膜功能退化、不育、麻疹、精神疾病、呼吸道感染、牙周（牙齿）疾病、类风湿性关节炎		
得分		

生活方式分析：

问题	否（0分）	是（1分）
是否怀疑自己属于亚健康人群		
是否有过度运动的情况，且运动后有一种筋疲力尽的感觉		
是否经常在强烈的阳光下暴晒		
每天走在外面的时间大于2小时吗		
居住地空气是否存在污染，或住所靠近车多的马路		
目前在吸烟吗？如果吸烟，你的烟龄是否大于5年，且目前仍在吸烟		
如果吸烟，每天吸烟量多于10支吗		
是否整天处在烟雾缭绕的环境中		
如果有饮酒习惯，是否每天都饮酒		
得分		

饮食分析：

问题	否（0分）	是（1分）
是否经常有吃油炸食品的习惯		
每天吃的水果少于两种		
是否爱吃熏制或烤制的食品或烤干酪		
每天是否吃少于一份的蔬菜或水果		
是否不经常吃坚果、种子类的食物		
每天补充维生素C是不是达不到500毫克		
每天摄入的维生素E是否不超过100国际单位		
每天补充维生素A或β-胡萝卜素是否不超过10,000国际单位		
得分		

【评定方法】

0～10分：理想分数表明你很健康，饮食和生活方式与高抗氧化保护水平一致。请继续保持健康的生活方式。

1～15分：正常分数你可以将"是"项改善为"否"，从而提高抗氧化能力。

16～20分：低分表示有很大改进余地。建议咨询营养师，拟定一份更健康的食谱，并在生活方式上做一些调整，以增强抗氧化保护能力。

20分以上：极差分数，表明你有迅速衰老的危险，需要请营养师为你做抗氧化能力的血液测试。你必须改变饮食和生活方式，增强抗氧化物质的摄入，以改变或延缓衰老进程。

核、DNA、蛋白质，使细胞功能下降，使细胞变性和萎缩，严重时会使细胞死亡。因此保持机体和大脑有足够的抗氧化剂显得尤为重要。如果让自由基成为主导势力，大脑势必要出现麻烦。所以，只有抗氧化剂占支配地位大脑才能高枕无忧。遗憾的是，随着年龄的增长，人的机体往往产生更多的自由基，而抗氧化剂的生成却越来越少，体力和脑力被缓慢地吞噬，逐渐功能出现下降。大约在 25 岁左右，我们人体的抗氧化剂的生成就开始减少，因此需要及时了解我们的抗氧化能力，以便采取有效的措施帮助我们的大脑对抗肆虐的自由基。

我们日常所吃的许多食品都具有很好的抗氧化能力。水果和蔬菜含有丰富的抗氧化剂。水果和蔬菜所含的抗氧化剂主要包括以下几类：

（1）维生素类：如维生素 C、维生素 E。

（2）胡萝卜素：如 β-胡萝卜素、α-胡萝卜素、番茄红素。

（3）类黄酮类：如花青素。

（4）多酚类物质：如茶多酚。

（5）矿物质：如硒。

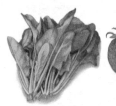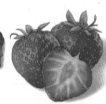

根据 ORAC 值（即用氧自由基吸收容量，ORAC 数值表示特定食物中和自由基的总能力。ORAC 数值越高，表示该物质的综合抗氧化能力越强。）选择抗氧化能力较强的水果和蔬菜，常见的有梅脯、葡萄干、乌饭树果、黑莓、大蒜、甘蓝、越橘、草莓、菠菜。因此，为了大脑的健康，在水果和蔬菜中，要尽可能多吃甘蓝、草莓、菠菜等。

菠菜和草莓包含的抗氧化剂种类丰富多样，不同种类的抗氧化剂之间相互作用产生协同效应，具有强大的抗氧化能力，因而能对大脑神经细胞有很好的保护作用，能延缓大脑的衰老。因此，菠菜和草莓是大脑对抗自由基的好帮手。

绝对素食对大脑的损害

现在有很多人为了减肥而不吃主食，每天依赖蔬菜、水果度日，这种方法可能会让你在短时间内瘦下来，但也可能会导致营养不良，甚至可能损害大脑。

素食者特别是绝对素食者的饮食中，蛋白质、B 族维生素、铁、锌、钙的营养很容易缺乏。尤其 B 族维生素缺乏会对神经系统造成损害。

·养脑小贴士·

与普食者相比，素食者血清中半胱氨酸水平升高，n-3 多不饱和脂肪酸含量下降。前者与患脑血管疾病的风险增加相关，后者有保护大脑的作用。素食者可通过花生、核桃、榛子等坚果补充 n-3 多不饱和脂肪酸。

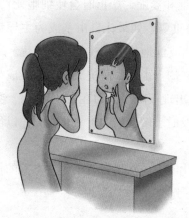

小于为了保持身材盲目节食，而且不吃主食，皮肤变得暗淡无光，气色也变得很差，让老板大发脾气。其实，这样对她的身体也很不好。

小于是一个广告模特。这阵子，她要为一份时尚杂志拍摄一组照片，为了能达到更佳的上镜效果，本来就很瘦的她又开始突击减肥。除了坚持每天1小时的强化运动以外，她把三餐改为两餐，并且只吃菜不吃主食，据说这是时尚达人最流行的减肥方法。结果一段时间以后，体重是下去了，但皮肤变得暗淡无光，气色也很差。

如此憔悴的小于让杂志编辑和摄影师都大发脾气。久而久之，小于变成了一位"抑郁症"患者，主要表现为站立时有前冲步态，神经系统检查无阳性体征。因情绪不好，家人与医生认为小于可能是抑郁焦虑，但精神检查典型焦虑症状不明显。仔细检查发现小于的维生素 B_{12} 水平明显低于正常值，确诊为亚急性神经联合变性。这主要是因为小于坚持长期素食，导致维生素 B_{12} 缺乏进而导致亚急性神经联合变性。

小于可不是特例，现在因为减肥而只吃素食的人不知有多少。实际上这种方法对健康的伤害是相当大的，最后带给我们的不是美丽而是疾病。

其实，胖也好，瘦也好，健康才是最重要的，按照中国人的体质状况，一个成人每天应当至少吃100克精肉，只吃蔬菜不吃肉

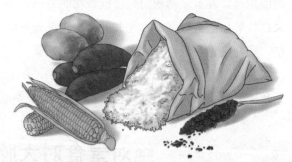

大米、玉米、高粱、地瓜、土豆等含淀粉主食是人体必需的。

食明显存在饮食不均衡的问题，即使不爱吃肉也要用豆制品、牛奶和鸡蛋来替代。此外食物过于精细也不利于身体健康，如果长期只吃高蛋白、高脂肪、低纤维的菜，极容易得高血压、心血管病和肥胖病，即便没有这些疾病，亚健康也会悄悄侵袭向你的健康，这样同样也损害大脑健康。所以，我们一定要把主食与副食科学合理地搭配起来，平时还要多吃大米、玉米、高粱、地瓜、土豆等杂粮主食。

第 3 章

吃什么令大脑快乐

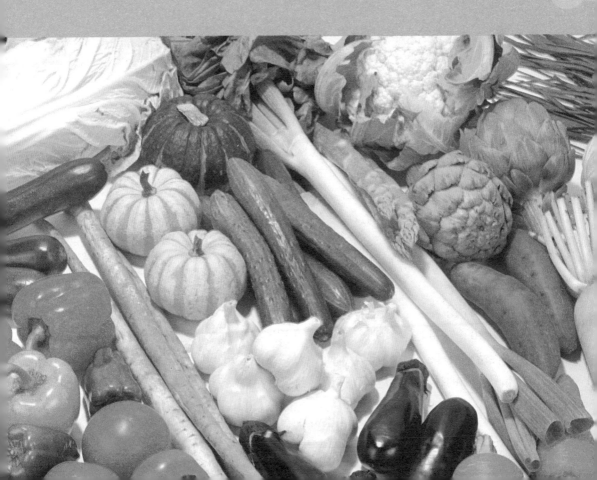

你快乐吗——快乐自评表

你快乐吗？是否处于"亚快乐状态"，是否有患上抑郁症的可能？以下测试将帮助你找到答案。

在过去几周里你是否感到：

（N）1. 老是感到心烦？

（　）是　　　　　　　　　　（　）否

（P）2. 特别热衷于某事或对某事特别感兴趣？

（　）是　　　　　　　　　　（　）否

（N）3. 是否总感觉坐立不安？

（　）是　　　　　　　　　　（　）否

（P）4. 是否会因为别人赞扬你工作干得好而感到骄傲？

（　）是　　　　　　　　　　（　）否

（N）5. 是否十分孤独或远离他人？

（　）是　　　　　　　　　　（　）否

（P）6. 是否有过由于完成了某项工作而感到愉快？

（　）是　　　　　　　　　　（　）否

（P）7. 是否仿佛处在世界的顶峰（有飘飘然的感觉）？

（　）是　　　　　　　　　　（　）否

（N）8. 是否非常忧郁或非常不幸福？

（　）是　　　　　　　　　　（　）否

（P）9. 事情是否在按你的意愿发展？

（　）是　　　　　　　　　　（　）否

（N）10. 是否由于某人的批评而感到不安？

（　）是　　　　　　　　　　（　）否

【评定方法】

以上10个项目是一系列描述"过去几周"感受的是非题。N为负性情感项目，P为正性情感项目，正性情感项目回答"是"，记1分；负性情感回答"否"也记1分。情感平衡的计算方法是以正性情感分减负性情感分，再加一个系数5，因此其得分为1至9。对美国10个大城市的成人测量结果，平均得分约为6.7分。

操纵快感的"多巴胺能神经"

当我们达到了某个目标时，我们会感到喜悦，心情也变得愉快起来，这时候我们愿意继续努力下去，这是为什么呢？

科学家们发现老鼠的大脑中存在一个反应中枢，这个反应中枢在电流的刺激下会使老鼠处于狂喜状态。用电极装置来刺激老鼠脑部的神经中枢的时候，可以观察到受到电击后的老鼠非常兴奋，并不停地挤压头部。这个部位是老鼠大脑中脑神经细胞集中的地方，受到电极的刺激，老鼠获得快感，就不停持续挤压这里，促使脑神经细胞分泌出一种叫多巴胺的神经传递物质。

一旦有多巴胺分泌，动物就会产生快感和兴奋。另外，多巴胺的分泌，还会促进脑神经细胞的发育，有利于大脑中信息网络的生成，因此多巴胺也被称为"欲望荷尔蒙""快乐物质"。如果多巴胺分泌得多的话，脑神经细胞就会变得非常活跃。这种多巴胺只有在达到某种目的、获得某种成功的时候才会分泌，也就是在人感到高兴和愉快的时候才会分泌。

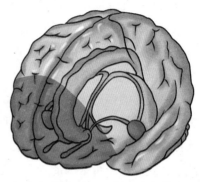

大脑分泌的多巴胺是一种能影响人的心情的物质，分泌量与神经的活跃程度相关。

适量的多巴胺会让人产生旺盛的精力、兴奋感、专注力和赢取奖赏的动力，对事物怀有广泛的好奇心，而且有很强的参与意识。对财富、权力、性以及成功的欲望都来自于它。人类吸烟和吸食毒品、陶醉在热恋中、女士乐此不疲地去购物、男士追求刺激运动等行为都和多巴胺含量增高有关。大脑活动的核磁共振研究显示，人类在观赏自己感兴趣的图片时，大脑中多巴胺浓度会升高。一些科学研究揭示，可复制出较长的多巴胺受体的遗传基因携带者比未携带者对事物怀有更广泛的好奇心。

知道了大脑的这个秘密，那我们不妨努力营造一种促使多巴胺分泌的环境。我们只要多多营造一种喜悦、高兴的氛围，身体就会分泌出更多的多巴胺，大脑就会不断受到一些良性的刺激，最终变成一个爱思考爱动脑的聪明人。

有的人学习起外语来，感到非常头痛，怎么也学不好，但如果自己的恋人是说这种语言的人，那么他（她）便能很顺利地学习和使用这种语言。有的人不喜欢数学，学习成绩不够理想，但有一次他竟然做出了全班同学都没有解出的习题，这时候他感到了前所未有的成就感，心情变得十分高兴，于是他后来的数学越学越

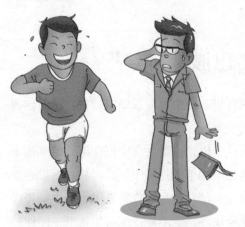

大脑中多巴胺充足人容易快乐，缺乏则人容易悲观。

好。这就是在恋爱状态和成功状态时，大脑会分泌多巴胺，从而促进了大脑功能的改善。

一个小小的成功也会给我们带来喜悦，身体也会分泌出多巴胺，在以后的工作中每当想起这种成功带来的喜悦时，就会激发我们更加努力、积极地向下一个目标迈进！

在人的一生中，我们经常会发现，有些人无论在什么境遇下都能保持快乐的心态，一副乐天派的性格；相反，另一些人则总容易灰心丧气、悲观失望。其实这就与一个人大脑中多巴胺的多少有关。

一个多巴胺缺乏的人易患抑郁症，而如果一个老年人缺乏多巴胺，则易患使人行动逐渐僵化的帕金森病。

一般人的多巴胺可以由外界的刺激产生，而且大脑中的多巴胺含量还与心情有关，心情越愉悦，其含量越高。但是心情很郁闷的人，也可以通过药物治疗等方法来提高大脑中的多巴胺含量。有些人服用可卡因等毒品后，大脑会处于兴奋、迷狂状态，这是由于可卡因能刺激大脑中的多巴胺含量，但这种方法不被提倡，副作用太大。因此，最好的办法就是多食用富含多巴胺的食物，来提高大脑中的多巴胺含量。但大脑本身不储存合成多巴胺、去甲肾上腺素和乙酰胆碱的原料（前体物质），这些原料需要从食物中摄取。

其中乙酰胆碱的前体物质是胆碱，多巴胺、去甲肾上腺素的前体物质是酪氨酸，另外由酪氨酸合成多巴胺需要维生素 B_6、维生素 B_3 和铁。因此，要使大脑活跃，就要进食富含酪氨酸、胆碱、维生素 B_6、维生素 B_3 和铁的食物。

富含卵磷脂的食物：大豆、蛋黄、动物肝脏、肉类、花生、粮谷类、坚果、植物种子、胚芽、蘑菇、山药、木耳。

富含胆碱的食物：大豆、龙眼、甘蓝、蜂蜜、山药、菜花、紫菜、卷心菜、黄花菜。

含有酪氨酸的食物：蚕豆、花生、豆类、火鸡、奶酪、葵花籽、糙米、山药。其中蚕豆是少有的含有左旋多巴的普通食品。

富含铁的食物：

丰富来源：动物血、肝脏、鸡胗、牛肾、大豆、黑木耳、芝麻酱、牛肉、羊肉、蛤蜊和牡蛎。

良好来源：瘦肉、红糖、蛋黄、猪肾、羊肾、干果（杏干、葡萄干）、啤酒酵母菌、海草、赤糖糊及小麦。

一般来源：鱼、谷物、菠菜、扁豆、豌豆、芥菜叶、蚕豆、瓜子（南瓜、西葫芦等种子）。

富含维生素 B_6 和铁的食物：牛肝、核桃仁、香蕉、花生仁、葡萄干。

富含维生素 B_3 的食物：啤酒酵母、火鸡、大比目鱼、南瓜子和花生。

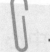

·养脑小贴士·

多巴胺能使神经在正常状态下带来正面的意愿和心态。同时也带来食欲、性欲等生存必不可少的欲望，对生存而言十分重要。但如果过度兴奋，也有引发依赖症这种严重问题。

健脑导航

● 血拼购物请控制自己的多巴胺

多巴胺就像购物的助推剂，让你一步步陷入支出过度的风险。越来越多的大脑研究结果显示，购物能够刺激大脑的主要区域，以改善情绪，让我们心旷神怡——至少暂时如此。浏览装饰一新的假日橱窗或找到一件心仪已久的玩具似乎会开启大脑的奖励中心，刺激大脑化学物质的释放，使你达到购物兴奋状态。

假日购物的许多乐趣都同大脑中的化学物质多巴胺有关。多巴胺对我们的身心健康有着至关重要的作用。同时还跟愉悦和满足感有关，当我们经历新鲜、刺激或具有挑战性的事情时，大脑中就会分泌多巴胺。但对大脑活动的核磁共振研究显示，多巴胺浓度的上升要与其对经历预期的关联性要强，这可以解释为什么人们在逛商店或寻找廉价商品时会感到很有乐趣。

多巴胺能让一个人痴迷于购物，做出错误的决策。比如，一个人看到一双鞋后，他的多巴胺就大量分泌。多巴胺会刺激人的购买欲望。它就像是购物行动的助推剂一样，但一旦购买行为完成后，其浓度就会下降。

了解购物在我们大脑中引发的实际变化有助于做出更好的购物决策，避免在多巴胺带来购买冲动时过度支出。

——只购买清单上的商品，避免购物冲动。

——使用现金或借记卡。财力限制能够使你在产生购物冲动时放弃负担不起的商品。

——在商店关门或把钱包落在家里时浏览橱窗中的商品。你可以享受到购物的乐趣，同时没有支出过度的风险。

——在拜访亲友时不要购物。在陌生场所的购物新鲜感很可能会让你购买不需要的商品。

危机管理中心 "去甲肾上腺素能神经"

当我们清晨起床后，面对阳光明媚、蓝天白云，呼吸着纯净的空气。有的人就觉得生活很美好，继而精神抖擞地投入到工作中去，而与之相反的一些人却无法感受到生活的美好，对新的一天要面临的工作缺乏兴致，畏首畏尾。其实这与我们大脑内分泌的去甲肾上腺素有关，它能调动我们的情绪，让我们以积极的心态去拥抱这个世界，让我们对学习、生活和工作充满激情。

若大脑内的去甲肾上腺素分泌不足时，则不能唤醒其情绪，就会对自我的世界失去感觉，甚至了无生趣。

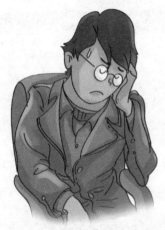

去甲肾上腺素不足会表现为对周围事物失去兴趣，对人冷漠。

李阳向来对周围的事物不感兴趣，像隔了一层透明的玻璃一样没有感觉。有的时候明明清楚亲人对自己很好，可却总觉得妈妈和亲友像陌生人一样，没有那种被关心的感觉。而且随着年纪的增大，对周围的一切事物像行尸走肉似的，没思想，对他人既不喜欢也不讨厌，而且也不希望别人关心自己，这种感觉越来越深，甚至产生了希望家中发生点事，如父母离婚，心烦，甚至产生想杀人的念头。后来，经过医生的治疗，李阳在服用了医生开的提高去甲肾上腺素的药物后，症状有了明显的好转，已能够正常生活和工作。

去甲肾上腺素能神经不光分布在工作脑，它在脑的各部分都有网络，应对身体发生的危机，引起各种各样的反应。其功能用"危机管理中心"来形容再恰当不过。

它会发动自律神经，诱导大脑处于觉醒状态，使我们对外界事物保持一定的注意力。注意力缺陷的多动症儿童的注意力涣散就和去甲肾上腺素（NE）的含量不足有关。给这些儿童服用提高大脑去甲肾上腺素（NE）含量的药物，能明显改善注意缺陷多动症儿童注意力涣散的症状。

·养脑小贴士·

去甲肾上腺素如果过剩，就会引起大脑异常兴奋，从而引发忧郁症、焦虑性神经症、恐吓障碍、强迫症、对人恐惧症等各种精神疾病。

我们也可以从食物中获取去甲肾上腺素，具体参照上一节《操纵快感的"多巴胺能神经"》。

让人满足感骤增的物质——5- 羟色胺

人有了使自己情绪愉悦的多巴胺，使自己情绪积极的去甲肾上腺素，便会以一种饱满的热情，积极愉快地投入到某一件事情中去。但一味地投入而不知道停下来，不知道收工，不知道刹车，便会成瘾，大脑会崩溃。科学家给大鼠注射多巴胺受体激动剂，大鼠便会表现出成瘾行为，不停饮用实验用药。

人之所以情绪积极愉快后，就会忙忙碌碌整日不得闲，却又乐此不疲，原因就在于没有满足，若满足了，就会停止做这些事情。所以有句名言说："快乐不在于你拥有多少，而在于你对拥有的满足多少。"为了使积极愉快的情绪不至于过分亢进，于是大脑又分泌一种 5- 羟色胺，从而减少了去甲肾上腺素的分泌，使人感受到满足与放松。

5- 羟色胺和去甲肾上腺素一样，是让大脑清醒的神经递质，但去甲肾上腺素带来"热情的清醒"，5- 羟色胺则带来"冷静的清醒"，它能让大脑处于平静状态。

进食美食就是大脑情绪调节机制的完美体现。当我们坐在餐桌前看到美食，闻着香喷喷的饭菜香味，脑细胞便开始分泌多巴胺，使人产生愉悦感，多巴胺又使我们产生饥饿感，于是开始开怀享用美食。当享用一段时间美食后，大脑开始释放 5- 羟色胺，使我们不再感到饥饿，产生平静的满足感和饱足感，这时便会停止进食美食。一些暴食症患者，并不是源于我们通常以为的意志力和自控能力的缺乏，暴食的产生是因为体内的 5- 羟色胺水平下降，正如吸毒一样，过量进食在奖赏回路中建立了一个反馈循环：吃得越多，食欲就越强，而满足这种食欲也会变得越来越困难。给暴食症患者服用提高 5- 羟色胺水平的药物后，暴食行为会停止。

也就是说，通过有规律地释放出一定量的 5- 羟色胺，5- 羟色胺能神经会压抑多巴胺能神经、去甲肾上腺素能神经的过度兴奋，保持整个大脑的平衡，带来平常心。

所以，使人能够感到积极愉悦又能得到满足，才是真的平静的快乐，才有真正的幸福感。小说《约翰克里斯多夫》一方面探讨了一个流落他乡的音乐天才成才的故事，另一方面探讨什么是真正幸福快乐的人类的永恒的主题。主人公约翰克里斯多夫在童年贫穷的苦水中泡过，在青年绝望的拼搏中熬过，在中年痛失真爱的悲伤中住过，终于经过大半生的探索，到了晚年，最后在心爱人的墓地上真正感悟到：

"平静的快乐才是真正幸福。"

在积极、愉悦与满足这 3 种快乐情绪成分中，满足感最为重要。人若不满足，就会去寻一些不切实际的东西。欲望太多，超过自己的控制能力范围便会沮丧忧郁。

因此，要使我们的大脑处于平稳状态，获得"稳稳的幸福"，我们可以从食物中摄取 5- 羟色胺，但 5- 羟色胺的前体物质是色氨酸，因此要从 5- 羟色胺的前体物质色氨酸中摄取。

含色氨酸的食物有：全麦面包、土豆、糙米、香蕉、牛奶、酸奶等。

情绪的催化剂——维生素

传统的健康概念认为健康是指人的身体处于无疾病的状态。然而健康不仅仅是身体的无病状态，也应包括心理的健康。在我们国内各行业竞争压力越来越大的环境下，很多例子也证实了心理不健康带来了严重的后果，如：妒忌、敌视、神经障碍。有的人心理一直想不开，还走向自杀。这些都是心理上不健康的表现。有研究表明，适当服用各种维生素能有效地改变心境。这是因为，维生素能够帮助大脑产生和情绪相关的神经递质，帮助大脑产生神经细胞活动需要的 DNA、脂肪、碳水化合物及蛋白质，帮助大脑产生神经细胞活动需要的氧气和能量，因此是使情绪快乐的好帮手。

大脑中的神经递质包括多巴胺、去甲肾上腺素和 5- 羟色胺。决定了我们情绪是快乐还是悲伤，放松还是紧张，满足还是沮丧。它们的产生需要维生素 B_6 和维生素 C 的帮助。若大脑中维生素 B_6 和维生素 C 摄取不足，就不能分泌一定的和情绪相关的神经递质，这就是我们的情绪会变得悲伤、紧张和沮丧的主要原因。

大脑中的碳水化合物、DNA、脂肪、蛋白质是合成代谢的重要物质，通过各种复杂的化学反应而运转。这些物质不但是一切神经细胞活动的基础，也与情绪有直接的联系，它们的产生与维生素有关。如维生素 B_6 除参与糖原、神经递质、神经鞘磷脂、核酸、血红素及类固醇的代谢外，还参与所有氨基酸代谢。维生素 B_{12} 不仅参与大脑细胞中碳水化合物、DNA 的合成、脂肪和蛋白质的代谢以及增加核酸与蛋白质的合成。同时，维生素 B_{12} 中的叶酸对细胞分裂、生长及核酸、氨基酸、蛋白质的合成起着重要作用，是生长发育中不可缺少的营养素。一旦缺少维生素 B_6 和维生素 B_{12}，大脑就会产生异常，情绪就是产生波动，最终导致各种疾病。

维生素 B_6 对女性的作用更明显，特别是月经前口服避孕药的女性，若维生素

B_6 摄入不足，就容易情绪激动、困倦和急躁。另外，维生素 B_{12} 缺乏可能会让你觉得脑子木，甚至有点反应迟钝。

当我们产生这样或那样的心理及情绪的时候，大脑内的数百万个神经细胞会相互传递信息，并把大脑的指令传递到身体的各个部位。这些神经细胞工作的时候需要大量的能量。维生素 B_1 以辅酶形式参与糖的分解代谢，生成嘧啶酸及乳酸，然后继续分解成为二氧化碳和水，同时释放出大量能量。因此如果在糖分解步骤中缺乏维生素 B_1 的话，便无法产生能量，而在体内留下乳酸及嘧啶酸等物质。体内乳酸的含量一旦增多，人便会感觉疲劳，还会出现手脚麻木、皮肤浮肿，甚至影响大脑神经。如果体内维生素 B_1 不够的话，人就会变得很焦虑或记忆力减退，特别容易不安和易怒甚至还会与人发生争执。大脑能量代谢和辅酶 A 密切相关，但辅酶 A 的合成需要维生素 B_6 的帮助。若没有维生素 B_6 的参与，辅酶 A 的合成就会受到阻碍，大脑的能量代谢也就无法进行。维生素中烟酸参与体内脂质代谢、组织呼吸的氧化过程和糖类无氧分解的过程。若大脑缺乏维生素 B_1、维生素 B_6 和烟酸，和情绪相关的神经细胞活动就会缺乏能量，我们的情绪也会因此受到影响，或易激怒。或焦虑，或抑郁。

大脑在进行情绪相关的活动时，同样需要大量的氧气，而氧气是通过血液中的红细胞携带给大脑细胞的。维生素 B_6 帮助蛋白质的代谢和血红蛋白的构成，更重要是促进血红细胞的生成。若大脑缺乏维生素 B_6 和情绪相关的神经细胞活动便会缺乏必要的氧气，我们的情绪便会受到影响。另外，维生素 B_6 参与神经鞘磷脂的代谢，而维生素 B_{12} 维护神经髓鞘的代谢与功能，因而维生素 B_6 和维生素 B_{12} 对和情绪相关的神经细胞有营养保护的作用，对我们情绪好坏有密切关系。

因为维生素这种天然物质与我们的情绪有密切的关系。因此补充维生素有助于防治抑郁症，使我们保持好情绪。研究发现，如果抑郁症患者多吃含维生素 B_{12} 的食物，患者治疗效果就比较显著。老年抑郁症患者如果食用较多的维生素 B_1、维生素 B_6 和维生素 B_{12} 的食物，治疗效果明显好于其他抑郁症患者。

有助于改善情绪的食物

科学研究证明，心情愉快与大脑分泌某些激素的多少有关，而有些食物会影响这些激素的分泌。控制好了这些激素的分泌，就可以达到使人快乐的目的。经研究，人们发现以下食物有这种作用：

1. "快乐食物"——香蕉

香蕉中含有的特殊氨基酸能使人的心情舒畅，结合香蕉中所含的生物碱，可以起到振奋精神和提高信心的作用。而且香蕉中含丰富的色胺酸和维生素 B_6，这些都可帮助机体减轻忧郁。另外，香蕉含钾量很高，吃香蕉可以补充钾元素，维持体内钾钠平衡和酸碱平衡，保持神经、肌肉的正常功能。

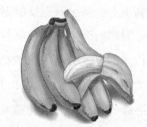

香蕉是首屈一指的"快乐食物"。

2.柑橘、葡萄柚、猕猴桃等富含维生素C的水果

柑橘、葡萄柚、猕猴桃中含有丰富的维生素 C，是制造多巴胺、肾上腺素的过程中的重要成分之一。另外，大量的维生素 C 不仅可以缓解疲劳帮助抗压，提高人体免疫力。最重要的是，维生素 C 可促进胶原形成，与维持体内细胞膜的完整有关，也具有安神宁心、消除紧张的作用。

3. "自然界的阿司匹林"——樱桃

樱桃中有一种叫做花青素的物质，能够使人快乐，对人体健康也大有有益处。研究发现，吃樱桃与吃阿斯匹林效果类似。长期面对电脑工作的人会常有头痛、肌肉酸痛等毛病，适量吃樱桃可以得到改善。

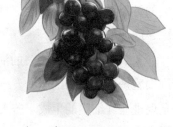

人在心情不好的时候吃些樱桃情绪能有明显改善。

4.辣椒

辣椒中维生素 C 含量居各蔬菜之首，并且其中的胡萝卜素和维生素含量也很丰富。辣椒素能激发人口腔内的"疼痛感受器"，继而向大脑发出一种信号，使大脑分泌出一种让人感觉良好的化学物质。这种物质不仅能缓和辣味带给人的刺激，而且能有效改善人的情绪，使人心情愉悦。另外，辣椒中的姜黄色素还能帮助大脑进行"大扫除"，从而有效防止老年痴呆的发生。要特别强调的是，辣椒以生吃效果更好。

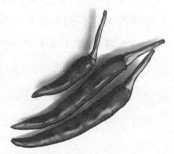

生吃辣椒有助于思维活跃。

5.菠菜

菠菜除含有大量铁质外，更有人体所需的叶酸。叶酸能保证人的精神健康。如果 5 个月无法正常摄入叶酸，人会出现健忘、焦虑等症状。菠菜在绿叶蔬菜中叶酸含量最高。

6.黄花菜

黄花菜又叫忘忧草，它含有糖、蛋白质、维生素 C、钙、脂肪、胡萝卜素、氨基酸等人体所必须的养份，具有安神解郁的功效，不过，黄花菜不宜生吃，以免中毒，以干品和煮熟吃为好。

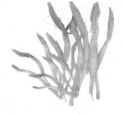

黄花菜被称为忘忧草，能安神解郁。

7.大蒜

大蒜能促进维生素 B_1 的吸收，促进糖类的新陈代谢以产生能量，并消除人体疲劳、增强体力。另外，大蒜素具有很强的杀菌作用，能消灭侵入体内的病菌。

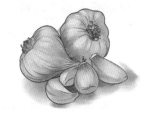

吃大蒜有助于益智健脑。

8.紫菜

每 100 克紫菜中含镁 460 毫克，可以说紫菜是"镁元素的宝库"。镁具有放松神经等作用，有助于改善情绪，也适用于改善女性经前期的紧张、抑郁等情绪，紫菜中的维生素 B_{12} 有活跃脑神经，预防衰老和记忆力衰退，改善忧郁症的功效。

9.糙米、全麦面包等谷物

糙米、全麦面包等谷类含有丰富的维生素与碳水化合物，可以缓慢释放能量，使人放松、不紧张，具有镇定神经的作用。

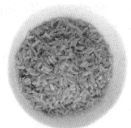

吃糙米等谷类可以为大脑提供碳水化合物，是有益身体健康的食物。

10. 胡桃、大豆、亚麻籽油

胡桃、大豆、亚麻籽油等食物含有 EPA、DHA 两种良好的不饱和脂肪酸，非常有利于营养大脑神经，改善情绪。另外，他们中富含的 Omega-3 脂肪酸，与常用的抗忧郁药如有类似作用，能阻断神经传导路径，增加血清素的分泌量，能明显缓解忧郁症状，包括沮丧、焦虑、性欲缺乏、睡眠障碍以及自杀倾向等问题。

11.深海鱼

研究发现，全世界住在海边的人相对比较快乐。这不只是因为大海能使人神清气爽，还是因为住在海边的人常吃鱼。哈佛大学的研究指出，深海鱼中的 Omega-3 脂肪酸与常用的抗忧郁药有类似作用。

12.牛奶和酸奶

牛奶和酸奶中含有较丰富的色胺酸和钙，具有抗忧郁的作用。人喝过牛奶后会有一种镇定感，故晚间临睡前喝一杯牛奶后会起到安神促眠的作用。这是因为牛奶中含有丰富的钙，可见钙对于安神和抗抑郁有很大作用。而牛奶和酸奶中也富含钙质，我们可适当喝些牛奶和酸奶。

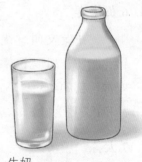

牛奶

13.咖啡、茶、可可

咖啡及其他热饮如茶、可可，都能振奋精神，其实起作用成分都是咖啡因，它能刺激大脑皮质，消除睡意，增加感觉与思考力以及可作调节心脏机能的强心剂。但若过量摄入则会觉得压力增大和神经过敏。

有些人一天要喝四五杯咖啡，这会让身体产生对咖啡因的依赖，一旦量减少，就会出现类似戒断的症状，并导致意志消沉及易怒。因此，专家建议早上摄取少量咖啡因是有益的，再多便没有必要了。

14.黑巧克力

黑巧克力的主原料是可可豆，可可豆中含有多种可提升情绪的成分。这些化学物质大多浓缩在黑巧克力中，这是黑巧克力比白巧克力和牛奶巧克力更受营养专家推荐的原因。

黑巧克力可以增加血液中的抗氧化成分类黄酮，有助于促进大脑一些重要区域的血流速度，可以迅速改善情绪，让人的热情增加，使大脑变得敏锐，精力更充沛，更有活力。除此之外，巧克力的甜味及油脂，也能活化大脑的快乐中枢。

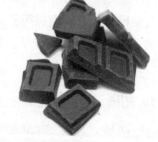

适量食用巧克力，尤其是黑巧克力，对改善情绪有一定帮助。

但是黑巧克力中还是有很多的热量和脂肪，食用时要注意适量，建议每日黑巧克力食用量不多于 60 克。

有损于改善情绪的食物

食物拥有决定你心情的神奇力量。吃对食物，可以让你精神倍增；而吃错食物，会让你更加烦躁。以下这些食物有损于改善心情，我们应尽量远离。

1.大量咖啡

咖啡含有大量咖啡因，尤以黑咖啡为甚。大量咖啡因可刺激激素分泌，引致心跳加速、头痛及失眠。因具有利尿成分，大量饮用咖啡还可致身体脱水，令精神紧张、注意力难以集中，脾气更容易暴躁。

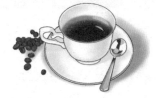

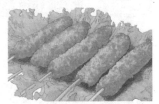

2.煎炸食品

经煎炸的食物，多含较高油脂，会加重血管及心脏的负担，令血压上升，使情绪变得容易激动。

咖啡含有大量咖啡因，少量饮用有提神作用，大量饮用对身体无益。

煎炸食品还含有大量对身体有害的脂肪，且食物中的很多营养物质已经被破坏，所以煎炸食品不利于健康。

3.高脂肪食物

全脂奶、冰激凌、炸鸡、薯条、汉堡、芝士蛋糕、带皮的鸡鸭肉类。脂肪抑制脑部合成神经传导物质，并造成血细胞凝集，导致身体血液循环不良，尤其是脑部。

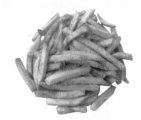

4.高单糖饮食

如糖果、汽水等，因过快地提升血糖，刺激体内释放胰岛素调节血糖，导致血糖和血清素水平波动，产生不稳情绪。

薯条等高脂肪食物对心血管健康不利，对大脑健康更不利，应适当减少此类食物的摄入。

5.过咸食物

如咸蛋、腌菜等过咸食物，含大量钠质，令体内磷质流失的同时，亦造成血压上升，为身心增加压力。含盐量高的洋芋片、罐头食品、方便面、香肠、火腿、热狗、卤味、腌渍品、西红柿酱、酱油等，这些食物吃多了，也会使情绪过度紧张。

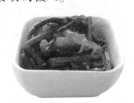

咸味食品能提高人的食欲，但其中含有过量的钠元素，对身体健康不利，特别是高血压患者更要注意少吃过咸食物。

令大脑快乐的食谱

简单的食物，却能带来一整天的美好心情。如南瓜能带给你好心情；香蕉可以振奋精神；菠菜含有大量叶酸，缺乏叶酸会导致抑郁症的出现；牛奶可以使紧张症状得到缓解……

保健应用 营养五谷豆奶

原料： 五谷粉15克，鲜牛奶175毫升，豆浆150毫升。

做法： 豆浆牛奶混合加热，再加入五谷粉搅拌均匀，温度合适时即可食用。

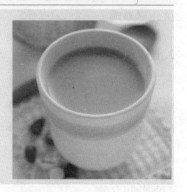

功效： 谷类和豆类含有丰富的抗氧化物质可以抑制自由基阻挡脑细胞的活动。同时更具有抗肿瘤和促进胃肠蠕动的功效，特别是丰富的维生素B群，可预防精神不济，让心情愉快。

保健应用 虾仁葡萄柚

原料： 葡萄柚250克，白虾仁100克，小番茄50克，盐、味精、白糖、葱、姜片、生粉、色拉油、料酒各适量。

做法：

（1）先将3克盐、适量生粉、3克味精、5克料酒放入虾仁，码味10分钟。

（2）炒锅上中火，下色拉油，四成热时，下码好的虾仁中火滑油1分钟出锅备用。

（3）锅下20克色拉油，五成热时下葱、姜炒香，下30克料酒，入虾仁、3克盐、2克味精、白糖大火翻炒均匀，生粉勾芡，最后放入葡萄柚、番茄翻炒均匀出锅装盘即可。

功效： 虾含有丰富的钾、碘、镁、磷等微量元素和维生素A氨茶碱等成分，且其肉质松软，易消化；葡萄柚中丰富的维生素C不仅可以增强身体的抵抗力，而且也是为我们的身体制造多巴胺、肾上腺素这些愉悦因子的重要成分。二者搭配，不仅可以增强身体免疫力，还可以振奋精神。

保健应用 菠菜鸡蛋全麦煎饼

原料： 菠菜100克，鸡蛋1个、全麦面粉半杯（125毫升）、无油骨汤（用猪棒骨熬的汤撇去浮油）适量。

制作：

（1）将菠菜去根清洗干净，放入沸水中焯一下，捞出沥干；将焯过的菠菜放入搅拌机中，搅拌成菠菜泥。

（2）将菠菜泥倒入一个容器内，加入面粉、鸡蛋用筷子调成面糊。

（3）再加入骨汤调成稀面糊，骨汤要逐步加入，面糊要调得稀一些，这样煎饼较软。

（4）平底锅烧热，不放油，转中火，盛一勺面糊倒入锅中，一面煎熟以后翻面，直到两面煎成略带金黄色即可。

功效： 鸡蛋中含有较多的 B 族维生素和其他微量元素，可以分解和氧化人体内的致癌物质，具有防癌作用；菠菜含有丰富的叶酸，可预防失眠、健忘、焦虑等症；全麦粉中麸皮含有更丰富的营养成分。

保健应用 百合炒南瓜

原料： 南瓜、百合各120克，盐、油、葱花各适量。

做法：

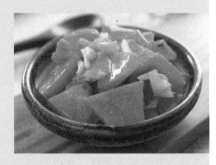

（1）南瓜对半切开，削去外皮，挖出内瓤，切成薄厚适宜的片；百合剥成瓣，去掉外边褐色部分，洗净。

（2）大火烧开锅中的水，放入百合瓣汆烫两分钟，捞出，沥干水分。

（3）炒锅内放入油，烧至七成热时放入葱花炒香后放南瓜片，翻炒均匀；加入适量水稍稍没过南瓜，大火煮开后小火焖七八分钟至南瓜熟软。

（4）锅中还有少量汤汁，放入百合焖2分钟，加入盐，大火翻炒两分钟收干汤汁即可。

功效： 百合具有清润的功效，南瓜富含维生素 B₆ 和铁，这两种营养素都能帮助身体所储存的血糖转变成葡萄糖，而葡萄糖正是脑部唯一的燃料。二者炒在一起，清爽的口感也令人喜欢，吃了使人心情愉快。

保健应用 蒜茸西兰花

原料： 西兰花200克，盐、油、大蒜适量。

做法：

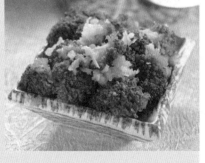

（1）将西兰花清洗干净，之后用手掰开。

（2）锅中坐水，上火烧开，之后加入一点盐，放入西兰花汆烫2秒钟，稍微变颜色了立刻捞出。

（3）锅中坐油，6成热，放入蒜蓉爆炒出香味，放入西兰花翻炒，快熟时倒入水淀粉和盐，搅拌均匀，芡汁粘稠即可。

功效： 西兰花营养丰富，主要包括蛋白质、碳水化合物、矿物质、维生素和胡萝卜素等。其中的维生素 K 有助于增强大脑活力。

保健应用 西红柿土豆炖牛肉

原料： 牛肉 500 克，西红柿 500 克，土豆 500 克，洋葱 100 克，盐 5 克，姜 5 克，植物油 25 克。

做法：

（1）牛肉洗净后切成 3 厘米的块，随冷水入锅烧经沸，去除浮沫，捞出再用清水洗净血污待用。

（2）土豆削皮后切 3 厘米大小的块。

（3）洋葱分成 3 厘米左右的片。

（4）西红柿经开水烫后，去皮，切成小块。

（5）锅内入油烧热至六七成热时，放生姜片爆香炒一会儿。

（6）入牛肉和土豆翻炒数十次后，加西红柿和清汤。

（7）烧沸后再改用中火炖至牛肉松软，土豆散裂，加入洋葱片和精盐。

（8）再改大火蒸烧沸 1~2 分钟即可。

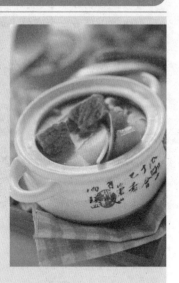

功效： 西红柿中的茄红素能修复睡眠不足损伤的细胞，让昏沉脑袋恢复正常，煮熟的西红柿效果更好。在丰富营养的同时，还具有健脑抗衰老的作用。

保健应用 胡萝卜炒菠菜

原料： 胡萝卜 200 克，菠菜 150 克，鸡精、水淀粉、蒜末、葱末适量。

做法：

（1）把胡萝卜切成粗丝。菠菜洗净，切成段。

（2）将菠菜放入沸水中灼烫约半分钟。捞出后用冷水过凉，沥干待用。

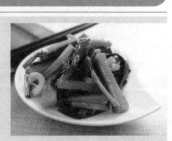

（3）热锅放油，下入葱蒜末，爆香。下入胡萝卜，炒至胡萝卜便软。放入菠菜，炒匀。下入适当的盐，少许鸡精，炒匀。

（4）最后倒入水淀粉，炒匀勾薄芡即可。

功效： 菠菜中含有丰富的维生素 A、维生素 C、维生素 B_1 和维生素 B_2，是脑细胞代谢的最佳供给者之一。此外，它还含有大量叶绿素，也具有健脑益智作用。

第4章

吃什么使大脑记忆力好

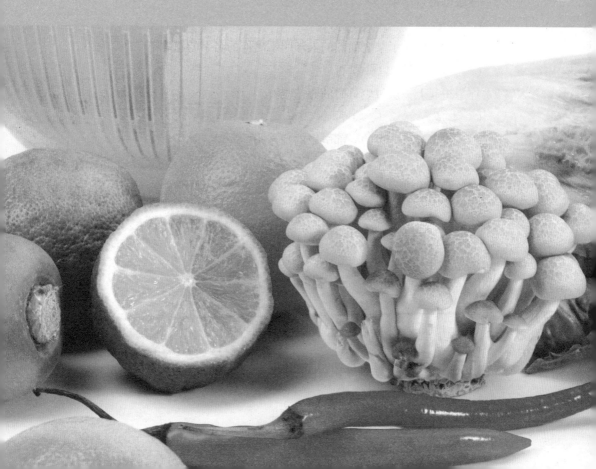

测测你的记忆力

下面的这个测试是被很多专业人士应用的一种简单的测试记忆力的方法，如果有兴趣你可以自我测试一下。

（1）你是否记得前天中饭吃了哪些菜？

（　　）是　　　　　（　　）否

（2）你已经忘了前一个星期天干了些什么吗？

（　　）是　　　　　（　　）否

（3）你是否回忆得起上学期至少两门课的最后成绩？

（　　）是　　　　　（　　）否

（4）你至少说得出 5 个小学同学的名字吗？

（　　）是　　　　　（　　）否

（5）你还记得自己第一天上学的情景吗？

（　　）是　　　　　（　　）否

（6）你常常遇到见了某个面熟的人却叫不出他的名字的尴尬情景吗？

（　　）是　　　　　（　　）否

（7）你想得起上一次过生日时的心情吗？

（　　）是　　　　　（　　）否

（8）你说得出最近看过的一部电影的片名吗？

（　　）是　　　　　（　　）否

（9）在体育课里学习广播体操、武术、太极拳之类动作你是否很快学会？

（　　）是　　　　　（　　）否

（10）你还记得小学的全套广播体操动作吗？

（　　）是　　　　　（　　）否

（11）打电话时，你通常是否必须查号码本？

（　　）是　　　　　（　　）否

（12）你是否能想起最近一封寄给你的信是谁写来的？

（　　）是　　　　　（　　）否

（13）你是否说得出现在所在班级里至少一半同学的名字？

（　　）是　　　　　（　　）否

（14）记外语是否使你感到很困难？

　　（　）是　　　　　（　）否

（15）你常常忘记过生日吗？

　　（　）是　　　　　（　）否

（16）父母嘱咐你做的事情，你是否时常忘记？

　　（　）是　　　　　（　）否

（17）你一般不会有出门忘了带钥匙的事吗？

　　（　）是　　　　　（　）否

（18）你与别人初次见面便能记住对方的面孔吗？

　　（　）是　　　　　（　）否

（19）你是否有过在测验卷上：忘记写名字的经历？

　　（　）是　　　　　（　）否

（20）你做家庭作业时是否曾发生漏做几题的情况？

　　（　）是　　　　　（　）否

（21）对自己喜欢的短诗或短句，你是否只看上一两遍便记住了吗？

　　（　）是　　　　　（　）否

（22）对必须背出的课文，你多比其他同学读上更多的遍数才能记住吗？

　　（　）是　　　　　（　）否

（23）对一些用字母表示的数学公式，你是否觉得记起来并不难？

　　（　）是　　　　　（　）否

（24）看完一部小说后，你是否能完整地把主要情节讲给旁人听？

　　（　）是　　　　　（　）否

（25）你跟别人去他家一次后，下次你一个人再去肯定能顺利找到他家吗？

　　（　）是　　　　　（　）否

（26）你是否说得出圆周率小数点后六位数字？

　　（　）是　　　　　（　）否

（27）别人告诉你他住的路名、门牌和房间号，不写下来的你会遗忘吗？

　　（　）是　　　　　（　）否

（28）你现在闭上眼睛能想得起红烧肉的味道吗？

　　（　）是　　　　　（　）否

（29）考试时，你常常会想不起你本来知道的东西吗？

　　（　）是　　　　　（　）否

（30）你是否还记得本测验第 1 题的题目？

（　）是　　　　（　）否

【评定方法】

第（2）、（6）、（11）、（14）、（15）、（16）、（19）、（20）、（22）、（27）、（29）题答"是"记 0 分，答"否"记 1 分。其余各题答"是"记 1 分，"否"记 0 分，然后统计总分。

总分 0 ~ 9 分，记忆力较差。

总分 10 ~ 20 分，记忆力一般。

总分 21 ~ 30 分，记忆力优良。

大脑是如何记忆的

记忆是在大脑中积累、保存和提取个体经验的过程。人的大脑中，有一条延伸于脑的每一个侧室下角底的突起，形状像一只海马，是大脑中脑神经细胞集中分布的部位，起着一种暂时储存记忆的功能。记忆就是脑神经细胞之间的相互呼叫作用，其中有些相互呼叫作用所维持的时间是短暂的，有些是持久的，而还有一些介于两者之间。

当一个脑神经细胞受到刺激发生兴奋时，它的突触就会发生增生或感应阈下降，经常受到刺激而反复兴奋的脑神经细胞，它的突触会比其他较少受到刺激和兴奋的脑细胞具有更强的信号发放和信号接受能力。当两个相互间有突触邻接的神经细胞同时受到刺激而同时发生兴奋时，两个神经细胞的突触就会同时发生增生，以致它们之间邻接的突触的相互作用得到增强，当这种同步刺激反复多次后，两个细胞的邻接突触的相互作用达到一定的强度（达到或超过一定的阈值），则它们之间就会发生兴奋的传播现象，就是当其中任何一个细胞受到刺激发生兴奋时，都会引起另一个细胞发生兴奋，从而形成细胞之间的相互呼应联系，这就是记忆联系。

你有没有过这样的经历，刚才刚刚说过的话却一点也记不起来，或者平时总使用的词语到了嘴边却说不出来，可是那些孩提时代的事情却清清楚楚地刻在脑子里？

简单说来，"记忆"分为两种：短期记忆与长期记忆。人脑内存在多种不同活性的神经细胞，分别负责短期记忆与长期记忆。

（1）活泼细胞负责短期记忆，数量较少，决定人的短期反应能力。这种细胞在受到神经信号刺激时，会短暂地出现感应阈下降的现象，但其突触一般不会发生增生，而且感应阈下降只能维持数秒至数分钟，然后就会回复到正常水平。

比如，能够记住10秒、20秒前发生的事情，这就是短期记忆，它是一种有选择性的记忆。

如果将一整天发生的事情事无巨细都记住，再好使的脑子可能都不行，我们只能将那些重要的、印象深刻的、有意思的事情以一种短期记忆的方式暂且储存起来，然后从中挑选出一些作为长期记忆储存在大脑里。

与短期记忆息息相关的是我们大脑中的海马这种组织。如果将大脑比喻成一台电脑的话，储存在海马组织中的记忆就像那些一旦切断电源就立刻消失的信息一样，也就是说，这种记忆有随时消失的可能性。

死记硬背式的记忆就属于一种海马记忆，很难深刻地保存在大脑的记忆当中。即使当事者拼命想记住它，但它只能停留在短期记忆的程度，到了考场上头脑中还会是一片空白。要将短期记忆转化成长期记忆，需要付出一定的努力。

（2）惰性细胞负责长期记忆，数量较多，决定人的知识积累能力。这种细胞在受到大量反复的神经信号刺激时，才会发生突触增生，这种突触增生极缓慢，需要很多次反复刺激才能形成显著的改变，但增生状态能维持数月至数十年，不易退化。

比如，你以前会骑自行车，那么即使几十年一直没骑过，也不会忘记，只要实地练习几分钟，就会立刻唤起这种记忆。

以上两种细胞的区分是相对的，脑细胞的活性分布并没有明确的界线，相对而言是连续分布的，例如活泼细胞的活性也不是都一样的，有些活泼细胞的突触变化周期只有几秒钟，而有些则长达几分钟。

一般情况，人们是可以记起三分钟前给自己打电话的人的姓名，应该能够毫不费力地说出那个人的名字。这是因为我们大脑的短期记忆功能。短期记忆，就是在无意识当中储存不久前发生的事情。要是过上三四天，也许就会想不起打电话人的姓名。因此随着时间的流逝，这种短期记忆也会随之消失。但是，那些特别重要的电话或者老朋友突然打来的电话，即使时间过去了三四天之后，仍然会记得清清楚楚，这个过程

· 养脑小贴士 ·

人之所以上了年纪之后变得容易忘事，是因为缺少自身亲自参与，因而使得记忆减少的缘故。现在有些年轻人经常容易忘事，可能是因为他们整天沉浸在漫画、电视里，处于被动接受信息的状态之中，自己亲身参与的记忆大大减少，所以表现出记忆力不佳。因此，能否有效地利用短期记忆与长期记忆，是提高我们记忆力的诀窍。

是短期记忆已经变成了长期记忆的过程。

每个大脑神经细胞由胞体、树突和轴突构成，在记忆时，树突负责将外部信息刺激传入细胞体，轴突则通过化学反应将胞体收到的信息传递到周围的神经细胞，信息的传递速度和质量与神经细胞胞体的活性和轴突释放的神经递质密切相关，胞体活性越强，神经递质水平产生适量，则信息传递、存储速度越快，质量越高，记忆学习效果也就会越好。反之，记忆、学习效果就会越差。如果长期超负荷用脑，会使大脑神经细胞能量和营养供应不足，从而影响记忆效果，脑能量供应主要来源于血液中的葡萄糖有氧代谢，血液中的氧分子缺乏，有氧代谢供能不足，会使大脑神经元细胞内谷氨酸、乳酸等物质含量增高，引起神经元活性降低，使信息传输功能受损，神经元存活时间也会变短。神经元细胞能量供应不足，会严重影响细胞的正常发育，降低神经递质产生水平。

蛋白质是体内细胞各种膜结构的组成部分，有执行信息传递的功能，在人的识别、神经冲动、记忆等方面起着重要作用。蛋白质中的氨基酸只能被脑使用 3 小时便需要更新。

核酸是由氨基酸和葡萄糖组成的，它掌管着遗传，蛋白质是是构成脑细胞的重要成分，约占大脑构成比的 35%，脑组织在代谢中需要大量蛋白质来更新自己。食物中的蛋白质尤其是优质蛋白含量充足，就可以使大脑皮质处于最好的生理状态，进而发挥更好的智力水平。

蛋白质中的某些氨基酸如甘氨酸、赖氨酸、谷氨酸、色氨酸也有提高脑功能的

延 伸 链 接

记忆力差与遗传基因有关

英国科学家研究发现，一个特殊的基因变体在决定一个人的记忆上面，扮演着关键性的角色。一般来说，具有这种基因变体的人在"回忆昨天发生的事情"这种记忆力测验上表现比较差。

这是因为大脑内海马出现异常活动，以及脑细胞未能和储存记忆的邻近细胞产生必要的联结而引起的。这个问题似乎和一种维持脑细胞健康的化学物质——脑衍生神经因子（BDNF）有关，上述特殊的基因控制这种化学物质的产生。

但是科学家发现，这种基因的变体不但产生比较少的 BDNF，而且产生的 BDNF 还无法正常在脑细胞之间移动。人体内两个 BDNF 基因，分别是从父亲和母亲处各遗传一个，遗传来的基因有两种变体。而大约有 1/3 的人遗传到至少一种变体，这种变体和标准的只有非常细微的差别。这种变体降低了 BDNF 的生产，破坏了记忆力。科学家认为，这种基因变体可能在引发阿尔茨海默症和其他神经系统疾病上扮演重要角色。

但同时科学家也以为，这种基因变体也可能具有其他正面的效益，只是尚来被发掘。

作用。

谷氨酸能使脑的机能活跃，它是唯一可以在脑内氧化的氨基酸，如若脑内葡萄糖供给的能量不足时，可以氧化谷氨酸供给热能，谷氨酸还能清除代谢中氨对神经系统的毒害作用，对大脑起到保护性解毒的作用。

色氨酸是人体必需氨基酸之一，对人的脑组织正常功能的维持起着重要作用。大脑细胞的活动，信息的传递，主要表现为神经冲动。当人进行思维活动时，就需要通过高级神经细胞冲动的连续传递来完成，这种传递又是依靠神经的传递素来完成的，而传递素的原质构成成分就是色氨酸。医学研究表明，色氨酸摄入不足，会明显影响大脑活动功能，表现为神经淡漠、抑郁、应急反应力降低、注意力和记忆力减退。要保证足量的色氨酸摄入，通过食物的调配进食，就完全可以做到了。

蛋白质对大脑智力活动意义重大，因此食物中应有足够的蛋白质供应。

蛋白质是记忆力好的基础

记忆是人的大脑对经历过的事物的反映，它分为三个环节，即识记，保持，回忆或再认识，它对大脑维持有效运转及较高的工作效率有至关重要的作用。我们要在社会上立足记忆力是一个不个或缺的能力，不管你是学生，还是老师，或是高薪白领、也不管你是做生意的、还是公务员，亦或是高层领导，记忆力的好坏起重要作用，《纽约时报》的一次调查显示：所谓失败者，绝大多数记忆力都较差，所谓成功者，96% 记忆力都非常好，其实这与一个人大脑中蛋白质含量的多少有关。

大脑记忆的形成与脑内多巴胺、去甲肾上腺素、5-羟色胺等多神经递质有密切关系。多巴胺和去甲肾上腺素都对学习和记忆有促进作用，可促使脑的兴奋水平增强，躯体运动能力增强。实验证明，向大脑内注射多巴胺和去甲肾上腺素代用品之后，可改善学习试验 24 小时后的记忆反应。5-羟色胺和 γ-氨基丁酸对学习记性过程有调节作用，由于紧张、抑郁引起的记忆力减退，通常与脑内 5-羟色胺和 γ-氨基丁酸的含量不足有关。脑内多巴胺、去甲肾上腺素、5-羟色胺及 γ-氨基丁酸这些神经递质本身就是蛋白质。另外在记忆巩固过程中，大脑海马区需要合成一些新的 RNA-蛋白质，通过 RNA-蛋白质微细结构变化将

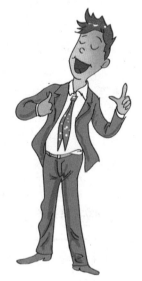

有调查显示，成功者中约 96% 的人记忆力都非常好。

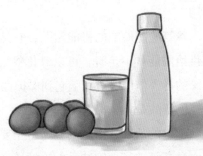

·养脑小贴士·

在校学生的学习负担均较重，上午的课多是主课，大量知识需要大脑记忆、理解。如果不吃早餐或早餐马马虎虎，往往等不到吃中午饭，就会饥肠辘辘，从而导致大脑兴奋性降低，反应迟钝，注意力不集中，学习效果自然下降。因此，再忙也要吃好早餐，早餐补充蛋白质可提高记忆力。

蛋类、牛奶中的蛋白质是所有蛋白质食物中品质最好的，其原因是最容易被人体消化，氨基酸齐全，也不易引起痛风发作。

我们的记忆长期储存下来，一旦某种记忆形成，海马区迅速将这些分布的信息组合成一种记忆，因而分布于各个感觉加工区的表征起着索引作用。这样才不会忘记我们记过的东西。因此蛋白质是形成记忆的基础物质。

要想大脑的功能正常并且拥有良好的记忆力，我们就要从平时的饮食中获取充足的蛋白质。食物蛋白质经消化分解为各种氨基酸，用来合成和记忆相关的神经递质。色氨酸是五羟色胺的制造原料，酪氨酸和苯丙氨酸是多巴胺与去甲肾上腺素的制造原料，谷氨酸是 γ-氨基丁酸的制造原料，试验证明，在大脑运作中，所消耗的多种氨基酸当中，以谷氨酸为最多。尤其是大脑记忆过程中，谷氨酸消耗十分迅速。这是因为，谷氨酸这种氨基酸本身就是参与学习记忆的关键神经递质。学习记忆的启动是由细胞内谷氨酸发起的。谷氨酸激活主管学习记忆的神经细胞膜上的谷氨酸受体，引起了一系列的与记忆相关的信号传导，包括电信号的增强、钙离子的内流等，最后巩固记忆或形成记忆长期贮存。

由于不同神经递质合成的各种氨基酸的需要量不一样，每种食物中氨基酸的含量也不一样，因此我们要做到平衡膳食，以便为大脑提供氨基酸结构比例平衡的优质蛋白质。

大脑记忆力好，吃好 DHA、磷脂酰胆碱很关键

我们要想记忆力好，长链不饱和脂肪酸二十二碳六烯酸（DHA）和磷脂酰胆碱，无疑是我们大脑最关键的营养物质。

DHA 是脑组织和视网膜的主要成份之一，具有促进神经细胞发育，改善人的记忆功能的作用，被称为"脑黄金"。

作为一种对人体非常重要的多不饱和脂肪酸，DHA 大量存在于人脑细胞中，是大脑细胞的主要组成成份（DHA 很容易通过大脑屏障进入脑细胞，存在于脑细胞及细胞突起中，人脑细胞脂质中 10% 是 DHA），是构成脑磷脂、脑细胞膜的基础物质，对脑细胞的神经传导、突触的生长和发育起着极为重要的作用，是人类大脑发育和智商开发的必需物质。

由于 DHA 具有流动性，它能使脑细胞膜保持活性状态，以便有效地执行大脑功能，有利于记忆信息的传递，提高记忆的效率。

DHA 还对神经细胞轴突的延伸和树突的发育有重要作用。就像给小树要想长得朝气蓬勃、枝繁叶茂就要供给充足的水分一样，脑内 DHA 供给充足，脑细胞就活跃，脑细胞的轴突、树突的定向传递速度就快，人的记忆、思维能力就好。

高压力下工作的白领、预防记忆衰退的中老年人、学业任务繁重的学生都应保证供给大脑充足的 DHA。每周吃 3 次优质的深海冷水鱼是一种不错的选择。

除了 DHA，磷脂酰胆碱也是一种能增强记忆力的物质，磷脂酰胆碱就是我们常说的卵磷脂，因为磷脂酰胆碱最早是在鸡蛋中发现的，是一种磷脂物质，所以又称卵磷脂，是磷脂中最重要的一种。卵磷脂进入人体后经过消化吸收，释放出胆碱，

健康导航

●DHA 的健脑益智作用

DHA 占人脑脂肪的10%，对脑神经传导和突触的生长发育极为有利。实验表明，DHA 摄入充分，大脑中的DHA 值升高，就能活化大脑神经细胞，改善大脑功能，提高判断能力。毫无疑问，DHA 具有十分显著的健脑益智作用，是青少年增进智力、加强记忆、提高学习能力的必要营养品。而科学家研究表明，DHA 只存在于鱼类及少数贝类中，其他食物如谷物、大豆、薯类、奶油、植物油、猪油及蔬菜水果中几乎都不含DHA。因此从营养和健脑的角度来说，人们要想获得足够的DHA，最简便有效的途径就是吃鱼。

从总体上看，海水鱼中的DHA 含量多于淡水鱼，深海鱼中的DHA 通常要比沿岸和近海的鱼多。营养学家根据现有的研究分析结果推出了选购DHA 含量丰富的鱼类参考次序：

（1）淡水鱼。鲥鱼、鲫鱼、黑鱼、鳜鱼、青眼鳟、鳊鱼、青鱼、鲢鱼等。这是按DHA 在鱼体不饱和脂肪酸中的相对含量依次排列的。

（2）海水鱼。根据DHA 含量在鱼肉中的百分比的大小排列如下：金枪鱼、鲭鱼、秋刀鱼、沙丁鱼、海鳗、虹鳟、鲑鱼、竹荚鱼、鲱鱼、带鱼、旗鱼、鲣鱼。

此外，营养学家认为，烹调方法与DHA 的吸收确有关系。据日本专家对沙丁鱼进行的实验测定，无论煎、煮、烤、干制还是生吃，沙丁鱼中的DHA 含量都不会发生变化，都可以被人体吸收，只是油炸的沙丁鱼DHA 的比例降低了。因此，为了更有效地利用鱼体内的DHA，烹调时油炸应尽量少用，以减少DHA 的损失。

而胆碱在胆碱酯酶的作用下合成记忆必需的神经递质乙酰胆碱，乙酰胆碱又被称为"记忆素"，一方面，它可以补充老化的脑细胞的营养，以减缓其衰老速度。另一方面，它能开发沉睡的、未被利用的脑细胞，加大神经与神经之间信息的携带量。还能使感觉神经，交感神经节数目增加，体积增大，纤维延长，从根本上帮助提高记忆力和延缓大脑的衰老。人随着年龄增长，记忆力会减退，其原因与乙酰胆碱含量不足有一定关系。乙酰胆碱是神经系统信息传递时必需的化合物，人脑能直接从血液中摄取磷脂及胆碱，并很快转化为乙酰胆碱。长期补充卵磷脂可以减缓记忆力衰退的进程，预防或推迟老年痴呆的发生。

在自然界中，乙酰胆碱多以胆碱的状态存在于大豆、鱼、肉、蛋等食物中，这些胆碱必须在人体内经生化反应，才能合成具有生理活性的乙酰胆碱。

预防记忆衰退的中老年人、工作压力大的白领、学业任务繁重的学生，应该注意胆碱的补充，就能让你的大脑保持良好的记忆力。

葡萄糖可以提高大脑记忆力

脑细胞的代谢很活跃，血液中的葡萄糖就是大脑的能量来源，是记忆活动的基础。

为了进一步证实葡萄糖和记忆的关系，科研人员做了一个测试。先让参加者听完一个故事，再分为两组，其中一组不提供葡萄糖溶液，另一一组提供葡萄糖溶液，进行测试，看哪一组能完整地复述这个故事。结果发现喝下葡萄糖溶液的那组，记忆力比较好，语言表达能力比较强。然后又把参加者分为两组，其中一组不提供葡萄糖溶液饮用，再进行同样的测试。结果还是一样，没有提供葡萄糖溶液的那组，记忆较差，不能完整地记述刚才听过的那个故事。

血糖值的高低也影响记忆力。正常人空腹时的的血糖值为 70~110 毫克/分升，进行记忆力测试时，因为脑部会利用大量的葡萄糖，所以，血糖值会下降。

早餐的质量对血糖水平有着显著影响，但也许有些学生说，自己经常不吃早餐，血糖值也没有很大的变化。这是因为人体若无法从食物吸收葡萄糖，肝脏里的肝糖原会被分解为

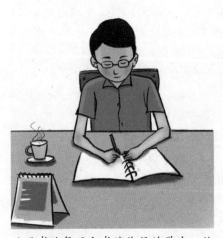

处于考试复习和考试阶段的学生。他的大脑需要大量的能量。而能量来源于脑血管里的血糖。或者说血液里的葡萄糖等营养物质。

葡萄糖，提供人体所需。但是，如果长期早餐没吃好、营养质量差，就不仅关系到自己的生长发育和健康，还会影响自己的学习行为、学业和发展。因为学习要用脑，而脑细胞代谢和活动的唯一能量来源是葡萄糖。只有保持正常血糖水平，才能有效保证大脑的葡萄糖供给。一旦血糖水平低下，大脑能量供应不足，人就会打瞌睡、注意力不集中，甚至头晕等。

虽然，葡萄糖是维持大脑记忆不可缺少的必需营养素，但大脑最需要稳定的葡萄糖供应，不喜欢起伏不定的血糖。血糖控制不好不但不能不促进记忆，反而会使记忆力越来越差。如服用单糖和双糖后，葡萄糖完全进入血液中并导致血糖快速上升，而多糖却需逐渐分解，所以只能逐渐进入人的血液中。血糖升得越高，下降速度就越快。这种反应过程对新陈代谢来说不如说是一种负担：如果血糖升得很高，就要释放出许多胰岛素，胰岛素快速将糖运送到细胞内，于是又快速出现糖的重新下降，同时快速造成饥饿感。另一方面，血糖水平低，也会引起情绪不振，人会变得疲乏不堪、记忆力下降。因此，要使血糖水平维持在相当稳定状态，可从面、全麦制品、水果和蔬菜中获得糖分，它们能将糖适量、持续而又稳定地供给大脑。

·养脑小贴士·

有很多家长给孩子服用增强记忆力的保健品，因为很多增加记忆的保健品中都添加了葡萄糖酸锌，应该说对增强记忆力是有一定作用的，但是，到目前为止并没有权威的说法说葡萄糖酸锌口服液一定可以增强记忆力。因此，在给孩子服用前最好向医生咨询。

● 单糖和双糖

单糖就是不能再水解的糖类，是构成各种二糖和多糖的分子的基本单位。双糖由二分子的单糖通过糖苷键形成。我们的家用中的蔗糖，是由两种单糖组成的：葡萄糖和果糖。

矿物质和维生素帮助大脑提高记忆力

要保持记忆力的良好，除了要摄入好的脂肪、糖和蛋白质外，还需要摄入好的矿物质和维生素。

矿物质对学习记忆过程也有重要作用，如钙与大脑兴奋性、神经递质的释放、信息传递有很大的关系；机体缺乏铁的话，可让人反应能力差、注意力不集中、学习能力下降等；锌与大脑中蛋白质合成有关，会影响着人的记忆过程；因此，在紧张地学习和工作时要多吃含好的矿物质的食物，这样可使人保持充沛的精力和良好的记忆力。

维生素是人学习记忆过程的重要帮手，维生素 C 可增加大脑的敏锐性，能维持神经管结构的正常和血液流动的正常。维生素 C 能明显促进大脑的海马神经细胞胞体和突起的生长和存活，给予维生素 C 可以使细胞内的蛋白质含量明显增加，由于脑蛋白合成与学习记忆有关，脑蛋白合成增加可增强大脑的学习记忆功能，因而维生素 C 可能有助于人的大脑学习记忆功能的提高；当人体缺乏维生素 B_6 时，大脑的兴奋性会受影响。

维生素 B_{12} 在乙酰胆碱的合成过程中可能发挥着重要的辅助作用，而乙酰胆碱是记忆痕迹形成所必需的神经递质和长期记忆的物质基础。此外，维生素 C 和维生素 B_6 还有助于和记忆相关的多巴胺和去甲肾上腺素的合成。各种 B 族维生素能参与脂肪、糖类和蛋白质的代谢过程，为人的大脑的学习记忆提供能量和物质基础。因此，在紧张的学习和工作期间要补充好维生素。

17 种提高记忆力的食物

无论老人、孩子还是中青年人，每个人都想拥有超凡的记忆力，但普遍认为，记忆力与先天因素关系较大。其实一些食物也有助于发展人的智力，使人的思维更加敏捷，精力也更加集中，甚至能激发人的创造力和想象力。如菠菜、香蕉、瘦肉、牛奶、鱼、动物内脏（心、脑、肝、肾）及豆类、谷类等。这些食物不仅能增加能量，还有助于提高记忆力。

1.菠菜

菠菜虽廉价而不起眼，但它属健脑蔬菜。菠菜中含有丰富的维生素 A、维生素 C、维生素 B_1 和维生素 B_2，是脑细胞代谢的"最佳供给者"之一。此外，它还含有大量的叶绿素，也是具有健脑益智作用的。

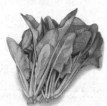

菠菜

2.谷物

大脑需要不断补充葡萄糖，而谷物中碳水化合物和纤维素有助于控制葡萄糖缓慢在体内匀速释放，全麦谷物还富含 B 族维生素，能补充神经系统的健康营养。

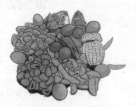

谷物

3.小米

小米含有较多的蛋白质、脂肪、钙、铁、维生素 B 等营养，被人们称为健脑主食。小米可单独熬粥，也可与大米一起熬粥。做粥时，清水煮沸后再放入锅中，以强火沸煮；漂起米油时，改为文火慢熬，待到米油增多加厚成脂、米粒开花，粥就熬好了（要想省事，还是可以打磨过后再熬）。

4.鲑鱼

鲑鱼是一种富含脂肪酸的鱼类，常吃鲑鱼可以补充大脑发育成长和改善大脑功能所需的 Omega-3 脂肪酸 DHA 和 EPA。近期有研究表明，日常饮食中补充丰富的脂肪酸有利于头脑清晰。

5.香蕉

脑细胞的热量来源与其他细胞不同，大脑的能量来源只能依赖于葡萄糖，无法从其他营养形式获得能量，而碳水化合物则是糖类最主要的来源。香蕉中不只含有丰富的碳水化合物，还有大量果胶、B 族维生素。果胶能让葡萄糖释放的速度减慢，避免引起血糖的起伏过大；B 族维生素能促进糖类被充分转化成能量，协助蛋白质代谢，维持脑细胞正常功能。如果你想维持大脑的巅峰状态，就请随时补充一根香蕉吧。

> **·养脑小贴士·**
>
> 大脑是一个非常饥饿的器官，也是第一个从食物中吸收营养的人体器官。如果我们的身体补充的都是垃圾食品，大脑吸收的肯定都是垃圾。以上食物可以帮助我们有效的保护大脑，它们富含身体所需要的各种营养，使人们补脑的首选营养食物。

6.虾皮

虾皮中含钙量极为丰富，每 100 克虾皮含钙约 2000 毫克。摄取充足的钙不仅可保证大脑处于最佳工作状态，还可防止其他因缺钙引起的疾病。儿童适量吃些虾皮，对加强记忆力和防止软骨病都有好处。

7.菠萝

菠萝含有很多维生素 C 和微量元素锰，而且热量少，常吃有生津、提神的作用，有人称它是能够提高人记忆力的水果。菠萝常被一些音乐家、歌星和演员所青睐，因为他们要背诵大量的乐谱、歌词和台词。

8.牛奶和酸奶

乳制品富含蛋白质和 B 族维生素是脑组织必不可少的营养物质。牛奶和酸奶也为大脑提供了优质的蛋白质和碳水化合物。近期研究表明，儿童和青少年要比成年人多摄入 10 倍以上的维生素 D 才能维持神经肌肉系统和人体细胞的整个生命周期。

9.葱、蒜

葱、蒜中含有"蒜胺"，蒜胺对大脑的益处比 B 族维生素，强许多倍。平时让儿童多吃些葱蒜，可使脑细胞的生长发育更加活跃。

10.贝类

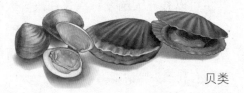

贝类几乎不含碳水化合物及脂肪，几乎是纯蛋白质的食物，可以快速为大脑提供大量的酪氨酸。因此可以大大激发大脑能量、提高情绪以及提高大脑功能。以贝类作开胃

贝类

菜，能最快地提高脑力，但需要注意的是贝类比鱼类更容易积聚海洋里的毒素和污染物质。

11.豆类

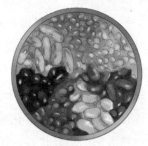

豆子的特别源于其中的蛋白质、复合碳水化合物、纤维素、维生素和矿物质，豆类是一种很好的健脑食品。如果孩子的午餐中有豆类，那他们下午的思维水平将达到高峰。其中肾豆相比其他豆类含有更丰富的 Omega-3 脂肪酸，大脑发育功能的一个重要元素就是 Omega-3 脂肪酸。

豆类

12.花生酱

落花生和花生酱中含有丰富的维生素 E，而维生素 E 含有能保护神经膜的抗氧化剂及能补充大脑神经能量所需的葡萄糖和硫胺素。

13.燕麦粥

燕麦是能为大脑提供优良的能源食物，孩子们每天早晨的第一餐应该有燕麦食物。燕麦富含纤维素，能保持孩子早晨在学校上课时大脑所需的能量。燕麦也是维生素 E 的重要来源，并且富含我们身体和大脑所需的 B 族维生素、钾和锌。

14.核桃

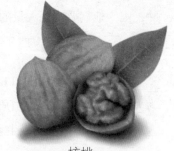

核桃仁含 40% ~ 50% 的不饱和脂肪酸，构成人脑细胞的物质中约有 60% 是不饱和脂肪酸。可以说，不饱和脂肪酸是大脑不可缺少的建筑材料，儿童常吃核桃仁对大脑健康发育很有好处。

核桃

15.浆果

　　草莓、樱桃、蓝莓、黑莓……通常情况下，浆果的颜色越艳丽，所含的营养越高。浆果中有高含量的抗氧化剂，尤其是维生素 C，这甚至有助于预防肿瘤疾病。研究证明草莓及蓝莓提取物有助于改善记忆。常吃浆果能使你得到很多营养，浆果的种子中还有一种对大脑发育很好的 Omega-3 脂肪。

16.瘦牛肉

　　铁对于人体来说是一种重要的矿物质，能帮助孩子集中精力学习和保持精力充沛。瘦牛肉对我们来说是最容易被吸收的铁质来源。而牛肉中的锌，还也有助于儿童的记忆。

17.鸡蛋

　　众所周知，鸡蛋是蛋白质的重要来源，蛋黄中富含的胆碱有利于提高记忆力。如儿童每天早餐吃 1 ~ 2 个鸡蛋，不仅可以强身健脑，还能使孩子在学习中保持精力旺盛。

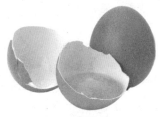

鸡蛋

增强记忆力的食谱

　　一份利于大脑健康的食谱可以起到增强记忆力、改善情绪、提高大脑反应速度的效果。下面就为大家提供了一份"大脑食谱"，大脑最爱吃什么，看看就知道。

保健应用 枸杞叶炒猪心

原料： 枸杞叶 250 克，猪心 1 个，精盐、白糖、酱油、菜油、芡粉少许。

做法：

（1）将猪心洗净，切成片；枸杞叶洗净备用。

（2）取油适量，烧至八成熟时，倒入猪心，略加煸炒后，再倒入枸杞叶，酌加精盐、白糖、酱油，待枸杞叶软后，勾芡，起锅盛盘。佐餐食。

功效： 益精明目。补虚、安神、益智。枸杞叶具有补虚益智效用。它能补益诸不足、益智明目、除烦安神。猪心以心补心，能补养心血、安神定惊。两味同用。对防治神经衰弱和智力减退有较好的效果。适用于中老年人阴津不足、心火偏旺而见失眠多梦、头晕目眩、心悸健忘者食用。也是脑力劳动者和在校学生的保健药膳。

保健应用 双耳炖猪脑

原料： 白木耳、黑木耳各10克，猪脑1具，调料适量。

做法： 将黑木耳、白木耳发开洗净，猪脑洗净同置锅中，加清汤适量，文火炖至烂熟后，加入食盐、味精、料酒、椒粉等调味，再煮一二沸服食。

功效： 补虚健脑。

保健应用 蜜汁三文鱼

原料： 三文鱼200克，青苹果20克，蜂蜜400克，玉桂棒10克，八角5克，茴香籽3克，香叶3克，花椒2克，盐3克，胡椒3克，橄榄油15克。

做法：

（1）将调味后的三文鱼用橄榄油煎至八成熟。

（2）青苹果切片装饰。

（3）把蜂蜜、玉桂棒、八角、茴香籽、香叶、花椒放入锅中用小火熬出香味，浇在三文鱼身上即可。

特点： 出奇搭配，味道新颖。

功效： 开胃利口。含丰富的蛋白质，可健脑益智。

保健应用 凉拌马齿苋

原料： 鲜嫩马齿苋500克，精盐、酱油、蒜、香油等各适量。

做法：

（1）将马齿苋去根、去老茎，洗净后下沸水锅中焯透，捞出后用清水多次洗净黏液，然后切段，放入盘中。

（2）将蒜瓣捣成泥，浇在马齿苋菜上，撒上适量精盐，再倒入酱油，淋上香油，吃时拌匀即成。

特点： 清凉、清脆、清淡爽口，蒜味浓。

功效： 马齿苋所含营养丰富，蛋白质、脂肪、钙、磷、铁及胡萝卜素、维

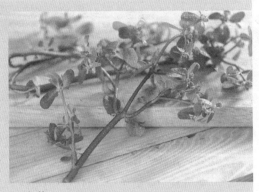

马齿苋

生素含量很高。在夏日焯过后拌食，味清淡爽口。消热解毒，祛暑益凉。马齿苋还有大脑所需要的营养元素DHA，常食可以提高记忆力。

保健应用 辣白菜炖金枪鱼

原料： 金枪鱼罐头 300 克，辣白菜 400 克，土豆 1 个，豆腐 150 克，大葱 1 根，红辣椒 1 个，青辣椒 1 个，洋葱 1~2 个，蒜泥 1 大匙，辣椒酱 1 大匙，姜酒 1 大匙，水 4 杯，精盐少许。

做法：

（1）辣白菜要抖去佐料，切成 4 厘米长的段。

（2）土豆切成半月形片（稍厚）。

（3）豆腐切成 0.5 厘米的厚片。

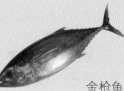

金枪鱼

（4）红辣椒、青辣椒、大葱斜切成片，洋葱切成丝。

（5）用金枪鱼罐头油滑锅，下洋葱、辣白菜、蒜、土豆、辣椒酱煸炒后加水烧煮。

（6）辣白菜熟后放入金枪鱼、红辣椒、青辣椒、大葱、豆腐、姜酒略煮，加盐调好口味。

特点： 味道鲜美。

功效： 营养丰富。健脑明目。

保健应用 猪脑枸髓汤

原料： 猪脑 1 具，猪脊髓 15 克，枸杞子 10 克，调料适量。

做法： 将猪脑、猪髓洗净，放碗中，纳入枸杞子、食盐、味精、料酒、酱油等，上笼蒸熟服食。

功效： 补肾健脑。

保健应用 奶油卷心菜

原料： 卷心菜 1 棵，西红柿 2 个，牛奶、盐、味精、花生油、水淀粉各适量。

做法：

（1）将卷心菜摘洗干净，取嫩菜心切成块，西红柿切片，用开水分别氽一下捞出，沥干水分备用。

（2）炒锅注油烧热，投入菜心翻炒至熟，盛在盘中，用西红柿围边。

（3）锅内加牛奶、盐、味精及适量水烧开，用水淀粉勾芡，浇在卷心菜上即可。

特点： 奶味溢香，西式风味。

功效： 开胃，增强食欲，且营养丰富。

卷心菜

保健应用 香辣三文鱼

原料：三文鱼（切厚片），葱姜蒜末、辣酱、料酒、酱油、盐、味精各适量。

做法：

（1）油烧至8成热，放入葱姜蒜末，辣酱1勺，炒至出香味。

（2）倒入三文鱼，炒至变色，加其他调料。

（3）起锅。

特点：色泽金黄，香脆可口。

功效：补脑益智。

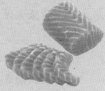

三文鱼

保健应用 胡桃鸡丁

原料：鸡丁200克，胡桃仁70克，桂圆肉40克，料酒、淀粉、酱油、葱、姜、胡椒粉、味精各适量。

做法：

（1）先将鸡肉洗净，切丁，用料酒、淀粉、酱油拌匀。

（2）锅中热油用姜葱爆香后，下鸡丁煸炒变色，而后下胡桃仁及桂圆肉、葱、姜、胡椒等，炒至熟进食盐、味精调服。

特点：味道鲜美，营养丰富。

功效：可补肾健脾，养心安神，健脑益智。

保健应用 椒盐沙丁鱼

原料：沙丁鱼、青红尖椒末、盐、味精、糖、料酒、椒盐、淀粉、花生油各适量。

做法：

（1）沙丁鱼处理干净，腌制入味。

（2）沙丁鱼拍粉。

（3）用六七成热油将沙丁鱼炸至全黄色。

（4）炒香配料，再加沙丁鱼炒匀即可。

特点：外焦里嫩，口味鲜香。

功效：沙丁鱼营养价值很高，味美，常食有助于大脑发育，增强记忆力。

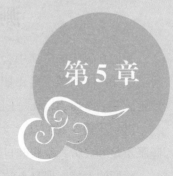

第 5 章

吃什么减轻大脑压力

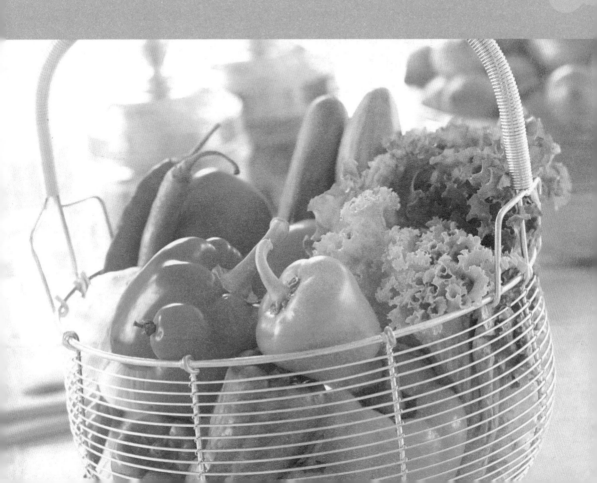

测测你的压力有多大

我们在每天的生活中会面对各种各样的压力。换句话说，只要活着，就不可能没有压力。上班族、自由职业者、家庭主妇、学生、老人，大家都在生活中不同程度地感受到了压力，无一例外。

讲到压力，我们马上会想到工作压力和人际关系中的不愉快等，其实痛和痒、睡眠不足和疲劳、空腹和口渴、热和冷等等，都是压力。

我们的大脑，把身心的不快都认定为"压力"。也就是说，每天工作繁忙的人和有烦恼的人不用说，就算是看来和压力无缘的悠闲的人，过着人人羡慕的美满幸福生活的人，只要活着，都会感觉到某种压力。

那么，我们应该怎样应对无法消除的压力呢？当你感受到压力的时候，应该有一个清晰、准确的评估判断，以便寻求正确的解决之道。

下面有一个简单的测试，可以检测你的压力有多大。在进行测试时，请不要犹豫，看懂题意后马上做答，然后计分。

请对下面的问题做出回答。

压力自我测试表（单位：分）

问题	非常不同意	不同意	中立	同意	非常同意
我很容易感到挫折和愤怒	1	2	3	4	5
我很有幽默感并经常笑容满面	5	4	3	2	1
我无力面对困难并解决问题	1	2	3	4	5
我和朋友、家人经常关系紧张	1	2	3	4	5
我的健康状况很好	5	4	3	2	1
我有朋友或家人的支持	5	4	3	2	1
我有爱好与喜爱的活动	5	4	3	2	1
我睡眠充足并很容易得到休息	5	4	3	2	1
我有丰富的精神生活	5	4	3	2	1
我对人生方向感到不知所措	1	2	3	4	5
我对过去的事情及行为感到后悔和有罪恶感	1	2	3	4	5
我善于设定事情的轻重缓急并很会管理时间	5	4	3	2	2

续表

问题	非常不同意	不同意	中立	同意	非常同意
我善于向他人表达我的需求	5	4	3	2	1
我对自己的财务状况感到焦虑	1	2	3	4	5
最近我经历了一种或多种事件，如亲友去世、离婚、分居、失业、法律问题、严重疾病、考试失败、面临毕业、朋友关系变化等	1	2	3	4	5
得分					

　　回答完问题后，最后将几部分得分相加，得到的分值即为你的最终得分，如果最终得分超过 22 分，说明你的压力非常大，建议向专业的医生寻求帮助。

压力让你专注，也会让你上瘾

　　现在一些养生理论一直在强调生活要放轻松，太多压力对身体不好……可讽刺的是，我们强调越多，压力反而更大。其实有压力、感到紧张并不一定就是坏事，毕竟，人体的"战斗或逃跑反应"本身是防护性质的，而非有害。

　　因为人在经受大的压力考验时，大脑会分泌去甲肾上腺素，使大脑注意力集中，让身体做好处理危险的准备；与此同时大脑还会释放出一种叫做"多巴胺"的物质（神经传递素），使注意力变得敏感和集中，从而来抵御外部压力。

　　一些注意力缺陷多动障碍患者会给人以压力成瘾者的印象，这与神经递质的失调有关。他们必须受到压力才能集中注意力，也是他们做事拖拉的因素之一。人们做事拖拉，一直到迫在眉睫之际，压力打开去甲肾上腺素和多巴胺的闸门，人们才会坐下来认真做事。这对于注意力缺陷多动障碍患者来说有时候似乎是自我折磨。当一切都很好时，他们需要挑起事端，在潜意识里找到一种创造危机的方法。

　　如有些女孩，在经历了一系列乱糟糟的情感关系后，她终于找到一位她真正爱慕的小伙子，而且对方对她也体贴入微。然而每当一切顺利的时候，她就会寻衅吵架，从而又给自己带来新的压力。

　　那么，我们在遇到类似情况时应该怎么办呢？唯一的办法，就是要善于运用大脑。在开始制造麻烦之前，就应多回想压力成瘾模式，以帮助自己认识自己的倾向，并做到自我控制，采取对策去处理。

压力促进能力补给，也能拖垮大脑

压力是生活的一部分，很多现代人都生活在一定的压力之下，失业、升职、调薪、办公室关系等。适当的压力可以刺激机体去甲肾上腺素和肾上腺素的分泌，导致人的心跳加快、血压上升、呼吸短促，脂肪、蛋白质等储备能源迅速分解，引起大脑一连串的"应激反应"，此时整个大脑就像被"叫醒"了一样，平时休养生息的细胞全都动员起来，把"我做不到"的想法转换成"我能够"的机会，进而行动起来，做出"战斗或逃跑"的姿态，并保持"一触即发"的状态，直到压力解除。

虽然短时间的压力能促进能力供给，但持续高压会使大脑不堪重负，导致皮质醇水平升高，最后导致烦躁、焦虑、紧张，还会加速大脑老化和降低记忆力。

（1）持续高压会引发大脑化学变化，导致烦躁。

正常大脑细胞都存在一定量的磷酸酶物质，在负责记忆和参与思考的大脑皮质的形成中起着重要作用，但这种酶一旦受到压力诱发，就会攻击大脑海马区负责调解神经突触的分子，使其神经细胞间信息交流变少，进而导致烦躁情绪，从而失去社交能力，使记忆力和理解力也有所下降。

（2）导致大脑萎缩，降低脑容量。

大脑前额叶皮质负责调节情绪和自我控制，长期压力会导致大脑内侧前额叶皮层容量减小，进而伤害记忆和学习能力，甚至还会增加罹患高血压等慢性病以及精神紊乱的风险。

（3）一次压力就能杀死许多脑细胞，使大脑反应更慢。

学习新信息的时候，负责情感和记忆的大脑海马区域会不断产生新的神经细胞。而持续压力不但会阻止该大脑区域产生新的神经细胞，还会影响其连接速度。更重要的是，仅仅一次压力事件就可能破坏大脑海马区新产生的神经元。

（4）压力会触发大脑威胁反应，干扰记忆。

压力激素皮质醇既妨碍大脑海马区正常活动，又增加负责情绪反应的大脑杏仁核区的活动。杏仁核区主要负责处理恐惧和感知威胁。该区域活动的增加，意味着我们处于应对潜在威胁的状态。它既限制接受新信息的能力，又导致情绪反应增强。如果学生被小测验惊慌了，那么他对惊慌的记忆远比测试内容多。如有的学生平时学习轻松自如，成绩也挺好，但一到考试特别是遇上那些关键性考试，心里就会情不自禁地产生紧张情绪，表现得非常焦急，心跳加快，手心出汗，思想混乱，注意力难以集中，有时还会出现大脑一片空白的情景。

由此可知，压力虽然能促进能力补给，但也能拖垮大脑，因此，我们应该适时的给自己缓解压力，千万不要放任压力情绪的发展，以免给我们的健康带来不可忽视的危害，缓解压力可以散散步、给朋友打打电话，这样大脑状况会更好。

侵害效应：过重的压力

研究发现，长时间压力负担过重会对人体，特别是大脑健康有害。

首先，当人遇到压力时，大脑会接收到压力的信号并促进分泌肾上腺素。在肾上腺素的作用下，人的血糖和血脂升高，心跳加快，瞳孔扩散，同时丘脑下部的分泌物质增多。皮质醇能制造出用于对抗疲劳的能量，强化免疫力。但这些现象都只是瞬时反应。

当人长时间持续承受压力时，有一种用于对抗压力的物质会被过度分泌，而糖皮质激素过度分泌会破坏脑细胞，使负责记忆和判断的大脑海马区加速老化。由此人的记忆力也会随之降低，严重时可能还会丧失记忆。如一些人平时很用功，但当面对众人发表演讲，或是参加重要的考试时却无法自如发挥，甚至忘掉准备好的内容，这种经历想必谁都有过。这都是因压力导致糖皮质激素过度分泌造成的。

工作强度大，经常加班加点，大脑就容易产生疲劳，就会对工作产生抵触，这时应该停止工作，此时，若强制大脑继续工作，则会加重心理疲劳，造成脑细胞的损伤，或使脑功能恢复发生障碍。

那么如何科学用脑呢？

（1）不要在饥饿时和饭后工作

人处于饥饿状态下工作，脑细胞正常活动所需

· 养脑小贴士 ·

在工作生活中，一定要注意自我调节压力，因为不管是生理的、精神的、情感的、还是环境的压力并不一定都是无益的。但如果过多，就会使我们不堪重负。

● 皮质醇

皮质醇具有促进肝内蛋白质分解向糖原转化代谢和抑制免疫功能的作用。它不仅能促进血液中的葡萄糖转化成糖原，还能促进脂肪分解并生成脂肪酸，输送到血液里充当能量使用。

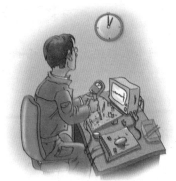

不要在饥饿和刚刚饭后就工作。

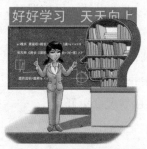

随时保持良好的工作情绪。

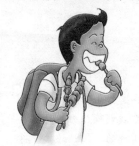

保持大脑的能量供应。

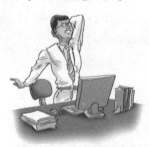

工作一段时间后要适当休息、运动，合理使用大脑。

的能量不能得到满足，大脑的神经细胞就逐渐走向抑制，再加上空腹造成的饥饿刺激不断地作用于大脑，使注意力分散，工作效率会受到影响。一般说来，饭后半个小时左右再工作为好。

（2）要保持良好的工作情绪

工作时精神过度紧张、忧郁、焦躁，会引起脑细胞能量的过度消耗，并且使注意力无法集中、工作活动被抑制。所以，在工作时，要调节好自己的情绪，以最佳的状态投入到用脑工作的活动中去。

（3）保证大脑的营养需求

大脑的神经细胞在进行工作时，要消耗大量的能量，除需要大量的氧气外，还需要大量的葡萄糖、蛋白质等营养成分。可多吃一些坚果，如松子、核桃等，多吃鱼、动物肝脏、深色的蔬菜等。

（4）多活动

我们的脑袋只占体重的2%，但是却要消耗摄入氧气的20%。这就是长时间坐办公室用脑过度的人，会觉得特别容易疲倦的原因。要改善这种长期坐姿带来的慢性疲倦，除了增加身体的摄氧能力，做到每周至少30分钟的运动之外，还可以每15～20分钟小小伸展15～30秒，或者让眼睛离开电脑，全身放松，看着远处做几个深呼吸也很好。

过大的压力最终起到的"作用"是杀死脑细胞。所以我们在日常生活中，应尽量避免承受过大压力，保持心情愉快。

吃对食物缓解大脑压力

每个人都想无压力轻松的工作和生活，可一旦生活给你挫折的时候，如何减压就显得很重要了。想要化解压力，除了心理调节，还有饮食调节。吃好下列食物可以在一定程度上帮助你缓解压力，调整心态。

低升糖指数的食物缓解压力

面临一堆令人沮丧的问题时，大脑很难聚精会神地工作，这时就会出现抑郁。这种现象能使人身陷其中而不能自拔，大脑活动受到压抑的时间过长，就可能出现各种症状。5-羟色胺能有效地抗击抑郁情绪，使心情变得平静放松，碳水化合物能帮助色氨酸尽可能多的通过血脑屏障，从而促进5-羟色胺的分泌。因此，适当补充碳水化合物能使人心境平和、感觉舒畅。当压力特别大时，或者是预期将在一段长时间（约12～14小时）内处于高压下时，最有效最健康的食物就是富含碳水化合物的食物。

但为了缓解压力，我们在每日摄取足量碳水化合物的同时，还应注意选择升糖指数较低的食物。因为升糖指数较低的食物中的碳水化合物分解成为葡萄糖分子较慢，可为大脑提供较为稳定的能量供应，升糖指数较低的食物还容易使人产生饱腹感。如脱脂牛奶、苹果、提子、胡萝卜、花生、大豆、扁豆、菜豆等都属于低升糖指数的富含碳水化合物的食物。

但我们不要简单认为低升糖指数的食物对血糖的影响小，就可以随便吃而不控制量。所以控制血糖的第一守则，就是应因自己需要，而摄取适量的碳水化合物。另外，不同食物，虽然同一份量，但对血糖的影响是不同的，例如十粒提子含的碳水化合物，等于一个苹果，或一碗西瓜，但身体对提子及苹果的糖分吸收较慢，对西瓜中的糖分吸收则较快，所以虽然同等份量，但吃低升糖指数的提子或一个苹果，好过吃高升糖指数的西瓜。

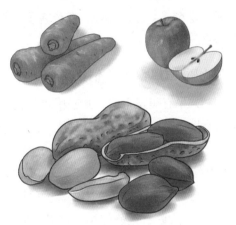

胡萝卜、花生、苹果都属于低升糖指数的食物，都可以用来适当缓解压力

维生素C和B族维生素是最好的减压剂

随着生活、工作的节奏越来越快，人们面临着更多的压力，经常性的精神紧张会导致身体副交感神经处于兴奋状态，使大脑和神经系统无法镇静下来，反射性地出现肾上腺髓质和皮质激素分泌增多。肾上腺髓质所分泌的肾上腺素和去甲肾上腺

● **肾上腺髓质**

肾上腺髓质是与交感神经系统相关的神经内分泌组织。肾上腺髓质分泌肾上腺素，它最重要的作用，是当中枢神经系统发出紧急情况的信号时，通过交感神经为机体创造逃走或准备斗争的体内条件。

素是由酪氨酸转化而来，在此过程需要维生素 C 的参与。虽然大脑分泌的 5- 羟色胺能放松心理上的紧张状态，使不良情绪得到缓解，5- 羟色胺被转化出来的过程同样需要维生素 C 的参与。由此可知，当大脑承受强大压力时，身体会消耗大量的维生素 C，所以，要减少压力对身体的损害，日常生活中要尽可能地多摄取富含维生素 C 的食物。如花菜、芝麻、菠菜、猕猴桃等，工作压力大的人，服用维生素 C 片剂，会获得意想不到的效果。

除了维生素 C 以外，B 族维生素也是一种很好的减压剂，从事紧张复杂脑力劳动的人，精神压力大且大脑消耗能量极大，这就需要将体内摄入的碳水化合物转换成热量，在这个能量转化过程中需要 B 族维生素的参与。在压力大时，每人每天的 B 族维生素需要量，是平常的 2 ~ 5 倍，因此，要想排解生活、工作中的各种压力。要多吃糙米、全麦面包、深色蔬菜、胚芽米、菠菜、番茄、低脂牛奶、豆浆、蛋类等富含 B 族维生素的食物。

矿物质，有助于稳定情绪

如果有焦躁不安、睡眠困难的苦恼时，要补充钙、镁、硒等矿物质。这些矿物质有助于平稳情绪，提升身体对抗压力的能力。

钙具有抚慰情绪、镇定和松弛神经的效果，是一种天然的神经稳定剂。对于遇到压力就容易焦躁不安的人，可以多吃牛奶、酸奶、蛋黄、虾皮等含钙高的食物。

与钙有类似功能的镁如果不足，会引起神经过敏。镁被被誉为"抗压力营养素"，对大脑有镇静作用，可以抑制由精神压力带来的血压升高，减少压力激素的过度分泌，使你保持相对放松的状态。缺镁还能会出现偏头痛，容易疲乏等症状。一说到镁，人们通常会想到香蕉。其实，它只不过是水果中的含镁冠军而已。几乎所有的深绿色叶菜都是镁的好来源，含量能够达到甚至超过香蕉中的含镁水平。理由很简单：每一个叶绿素分子当中都含有一个镁离子，所以颜色越绿，含镁越多。如一碗菠菜就能提供成人每日镁摄入量的 40%。日常生活中富含镁的食物还有花生、杏仁、豆类、海鲜等。

对抗压力，除在常规饮食中注意钙、镁摄入量外，还应适当的食用一些富含硒的食物。能够每天补充足够量硒的人，情绪会较稳定。含硒丰富的食物首推芝麻、麦芽和巴西坚果，其次是酵母、蛋类、啤酒、海产类以金枪鱼、箭鱼和牡蛎等含量也很丰富，再次是动物的肝、肾等肉类，而水果和大多数蔬菜含硒都不多，不过蘑菇、大蒜中的硒含量却相当多。

水分充足，可缓解脑细胞的压力

我们对身体外面的水了解得很多很多，但对身体内的水却知之甚少。如果我们了解了水在身体内的具体运行情况，我们会惊讶地发现许许多多疾病的病因仅仅是：身体缺水。

身体脱水时会出现许多生理变化，这种变化与面临压力时的生理变化很相似。脱水也是一种压力，压力一旦出现，身体就得调动自身储备的基本物质，比如，蛋白质、淀粉（肝糖）和脂肪。这时一部分细胞不得不放弃常规需求，另一部分细胞会根据一定的配比得到水分，为了补偿失去的水分，这一过程会"吸干"储存在体内的水。于是，身体出现脱水而造成压力，压力反过来会加重脱水症状。

得了脱水症，大脑生成的能量就会减少。大脑许多功能有赖于能量，能量少了，大脑的效率就会下降。我们发现了这种不足，称之为抑郁。脱水引起的抑郁状态可以导致慢性疲劳综合征。

人体在缺水时，就会向大脑发出指令，形成"渴"的状态，提醒人及时补充水分，维持身体的正常运作。但在压力大的情况下工作时，人们往往没有时间喝水，而受脱水影响最严重的部位是大脑。此时会导致注意力不集中、烦躁、发热。因此，在压力大的情况下工作时要不忘记补水，一杯水是最好的提神药，几分钟之内就能让你感到思维顺畅，食物则无法办到。

·养脑小贴士·

上班一族可以在办公桌上放杯水，或者携带运动水壶，随时补充水分，以舒缓因脱水导致的压力。

高纤维，少盐、低脂，一身轻松抗压力

长期的压力和疲劳常会导致交感神经活跃，胃肠功能紊乱，而出现便秘的症状。便秘不利于人体排出因压力产生的如甲烷、酚、氨等有害物质，这些物质会有一部分扩散进入中枢神经系统，干扰大脑功能，突出表现是记忆力下降，注意力分散，思维迟钝等。食物中的膳食纤维能促进胃肠蠕动，帮助排便，减少胃肠疾病。补充膳食纤维最简单的方法就是多吃蔬菜、水果，多吃粗粮。蔬菜、水果中的膳食纤维以可溶性膳食纤维为主，如苹果，就含有丰富的果胶。粗粮的膳食纤维中有很多粗纤维，如荞面、玉米面、豆面等。还可以用全麦面包代替精制白面包，以五谷杂粮代替白米，这些都是增加膳食纤维的好办法。

压力大时人处于紧张状态，得不到放松，造成血管收缩异常，血压比正常人高，胃肠处于应激状态，免疫功能降低。而高盐饮食则容易增加肾脏负担，也会导致血压升高、胃炎、免疫功能低下而导致上呼吸道感染。盐还会刺激大脑中多巴胺的分泌，进而影响大脑中"愉悦中心"的神经传递，会使你你食更多的含盐食物，让你欲罢不能。因此当大脑在压力较大的状态下工作时，要多进食低盐食物。

压力大会造成体内交感神经不正常，进而引起白细胞产生过度的自由基，从而对大脑造成损害。所以要适当消解压力，但高脂饮食，尤其是动物脂肪，在代谢氧化过程中，可产生大量有毒性的自由基。因此当大脑在压力较大的状态下工作时，要多进食低脂食物。在烹调方法上宜采用凉拌、微波、清炖的低油烹调法，可减少因烹调产生的自由基对身体的危害，有助于对抗压力。

错的食物会增加大脑压力

正确的食物会帮助大脑积极应对压力，但错误食物不但不能帮大脑减压，反倒容易造成压力。

高盐饮食——不利于大脑在压力下工作

很多人为了满足口味的需要，往往喜欢高盐的食物，其实人体对食盐的生理需要极低，儿童每天4克以下，成年人每天7克以下，习惯吃过咸食物的人，不仅会引起高血压、动脉硬化等症，还会损伤动脉血管，影响脑组织的血液供应，使脑细胞长期处于缺血缺氧状态而智力迟钝，记忆力也会出现下降，甚至大脑过早老化，不利于大脑在压力下工作。

刺激性食物——会使情绪更加不稳

有些人为了缓解压力，往往喜欢进食一些如辣椒、酒、咖喱、浓茶、咖啡等对大脑中枢有兴奋作用的刺激性食物。这些食物短期内可以提高神经兴奋性，使人觉得情绪饱满、精力充沛，但长期食用过多容易造成精神忧郁、烦躁、胡思乱想、注意力不集中，反而增加压力。

"垃圾食品"——带来压力的罪魁祸首

生理上来说，你在应对压力的时候，很容易就联想到如汉堡包、冰激凌、薯条、炸鸡、奶油制品、罐头、甜点等食品，这些很有诱惑力的食物的共同特点是高热量、低营养、低矿物质、低纤维、低维生素，因此被人们称为"垃圾食品"。这些美味的"垃圾食品"短期内可以缓解压力，但长期摄入会导致自由基增加，后者又会加重抑郁和焦虑情绪，反而不利于大脑在压力下工作。

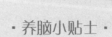

·养脑小贴士·

当大脑在压力状态下工作时，你身边最好准备一些核桃、全麦面包、苹果、香蕉等健康的零食。如果偏好巧克力，最好选择可可含量在72%以上的黑巧克力，它们能够让你避免摄入"垃圾食品"而增加压力，但不要放太多，小小的两三块即可。

减轻大脑压力的食谱

　　随着都市生活节奏的快速发展，都市人们常常需面临种种压力，为了更好地生活和工作，不仅要保证营养，还要有针对性地多吃些缓解紧张情绪和心理压力的食物。如牛奶可以安定情绪；香蕉可以缓解紧张的情绪，稳定心态；番茄和柑橘可以平衡心理压力。

　　下面列出减轻大脑压力的具体食谱：

保健应用 牛奶花生汤

　　原料： 牛奶 1500 毫升，花生米 100 克，枸杞子 20 克，银耳 30 克，冰糖适量。

　　做法：

　　（1）将枸杞子、银耳、花生米洗净放在盘子里。

　　（2）锅置火上，放入牛奶，加入银耳、枸杞子、花生米、冰糖，花生米煮烂熟时即可。

　　特点： 花生米酥烂，汤奶味浓厚香美，略有淡淡的甜味，可喝汤吃银耳、枸杞、花生米。

　　功效： 花生富含卵磷脂和脑磷脂，它们是神经系统所需要的重要物质；牛奶中含有丰富的钙，钙是天然的神经系统稳定剂。二者结合，有安定情绪的效果。

保健应用 木瓜香蕉奶

　　原料： 木瓜半个，香蕉 1 支，牛奶 150 毫升。

　　做法：

　　（1）香蕉去皮，木瓜去皮和籽后切块。

　　（2）将所有原料放入榨汁机搅拌。

　　特点： 香甜润口。

　　功效： 香蕉中富含的钾能保持人体电解质平衡及酸碱代谢平衡，使人神经肌肉兴奋性维持常态，协调心肌收缩与舒张功能，使血压处于正常状态；木瓜中的木瓜蛋白酶除了可分解蛋白质以外，还可促进香蕉、牛奶中钙质的消化和吸收。

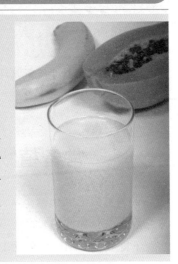

保健应用 黑木耳番茄豆腐羹

原料： 黑木耳 10 克，番茄 1 个，豆腐 1 盒，鸡精、盐、大豆色拉油少许。

做法：

（1）黑木耳用温水浸泡约 15 分钟，然后用清水冲洗干净，撕成小朵。

（2）番茄用清水冲洗干净，去除蒂，切八块。

（3）豆腐从盒中取出，用刀划成小块。

（4）锅内倒入大豆色拉油，开大火待油温至六成热时，将番茄放入，煸炒片刻，再将黑木耳和豆腐放入，加入一碗水，加入鸡精和盐调味，加盖焖煮 5 分钟左右即可。

特点： 鲜嫩可口。

功效： 黑木耳含有核酸及其所含脂类成分中的卵磷脂，具有益智健脑、滋养强身、滋阴补血、养胃通便、清肺益气、镇静止痛、延缓衰老的功效。豆腐营养丰富，含有铁、钙、磷、镁等人体必需的多种微量元素，还含有糖类、植物油和丰富的优质蛋白，素有"植物肉"之美称。豆腐的消化吸收率达 95% 以上。番茄富含维生素 C，可以达到平衡心理压力的效果。

保健应用 灵芝仔鸡

原料： 灵芝 10 克，仔鸡 1 只，蘑菇 30 克，虾仁 3 克，清汤、各种佐料适量。

做法：

（1）鸡宰杀后，除去毛、爪、内脏，洗净，入沸水锅内略焯，剁成方形小块，分别装在 7 个碗内。

（2）灵芝洗净切片，虾仁用温水洗净，浸泡 10 分钟，均分放在鸡上面，加清汤、生姜、葱、食盐、绍酒，上笼蒸熟烂，出笼，拣去葱和姜，放入味精。

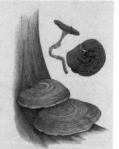

灵芝

功效： 此菜对于缓解精神压力，补心肺，美容养颜有着独特的功效。适用于体虚、面黄瘦弱、神经衰弱、患有失眠等症的人。

常备植物芳香油，舒缓大脑压力

很多宅男宅女在家不常开窗，居室中容易出现气闷、空气不清新的情况。何不来一点香薰？为你的居室增添几抹色彩、几缕飘香，也让脑细胞在芳香氛围中活化。

下面我们介绍一些市面上常见的植物的精油的功效：

薰衣草（Lavender）：舒缓身心、镇静催眠、改善头痛、发热、感冒、驱蚊驱虫。

罗勒（Peppermint）：治疗神经系统疾病，具有治疗湿疹、皮炎、鼻炎等多重功效，驱蚊虫效果极佳。

香茅（Lemongrass）：振奋精神、缓解疲劳、提振情绪、缓解抑郁、杀菌、驱蚊虫。

桂花（Osmanthus fragrans）：散寒祛风湿，对牙痛、咳端多有疗效、美容美白肌肤，排解体内毒素及通便。

佛手柑（Bergamot）：消除神经紧张、刺激饮食、呼吸道感染、皮肤炎、抗菌。

肉桂（Cinnamon）：抗痉挛、促消化、缓解疼痛、兴奋。

柠檬（Lemon）：清热消暑，振奋精神，缓解疲劳，驱蚊虫。

檀香（Sandalwood）：通气解闷，治疗喉炎，调理身体机能，促进心情开朗。

迷迭香（Rosemary）：促进血液循环，改善肌肉酸痛，提升记忆力及集中力，减肥。

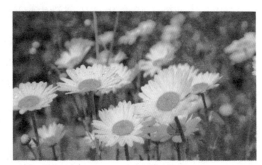

洋甘菊（Chamomile）：安抚、镇定，减轻压力和焦虑引起的烦躁、敏感与神经质，含镇定放松分子，平抚情绪、松弛精神紧张。

德国洋甘菊

橙花（Neroli）：减轻长期焦虑沮丧和压力，提供安抚，镇定、催眠，使人精神愉快、减轻头痛、眩晕、失眠、焦虑、沮丧，使身心轻松。

紫罗兰（Violet）：降低血压，改善循环系统，安定神经，缓解疲劳，镇定精神焦虑，改善头痛、感冒。

兰花（Orchid）：抑制神经过度兴奋、改善呼吸、消除紧张治疗哮喘、美容、提神振奋、提升工作活力、增加情趣。

玫瑰（Rose）：激发情趣、调节内分泌、滋润、紧实肌肤、减压催眠、美容。

百合（Lily）：调节放松情绪、解除压力及沮丧情绪、可调节神经紧张、平衡身心情绪。

茉莉（Jasmine）：改善胃肠疼痛不适，活化呼吸系统，镇静、壮胆提气。

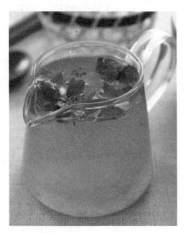

玫瑰精油

芬多精（Phtomeide）：芳香怡人，活化细胞抗衰老，消除精神压力，振奋精神，促进新陈代谢、缓解压力使您清新舒畅。

丝柏（Cypress）：平衡油性肌肤、控制水分过度流失、舒缓愤怒情绪、净化心灵、消除郁闷情绪、提神。

要达到居室生香的效果很简单，只需要一盏香薰炉、香座或烛台而已。增加居室香味的方式一般有三种：香＋香座；花蜡＋烛台；精油＋蜡烛＋香薰炉。

香＋香座的操作十分简便，功效也更快。就是买些香回家，点燃，插上香座，满屋顿时会弥漫淡淡的香味。此外，香座和香在价格上都比香薰炉和精油便宜，成本较低。不过这种方式以清洁空气为主，不能起到香薰调节环境和情绪的作用。

摇曳的烛光、沁人的香味，几只烛台和花蜡就可以为居室增添很多浪漫气息。不过很多蜡烛的香味并非是从植物中提取出来的，而是使用了香料，对身体无益。因此，消费者应该注意仔细甄别。

相对来说，香薰增香方式稍显复杂，怎么使用香薰炉呢？

将两滴精油滴入容器中，加水至容器的2/3处，然后将小蜡烛点燃，蜡烛的热力会促使精油挥发，一般点燃两三个小时后，空气中就会弥漫精油的香味。如果每次使用的时间都很长，还需往香薰炉里添水，不然水干后，蜡烛会把香炉熏黑，那满屋里飘着的可就是煳味了。在使用精油时，可依据自己对某种花香的喜爱来选择，最好能同时兼顾所处的环境。

香薰虽好，却不可随便用。在居室中用香薰，各种香薰的用途与放置位置有所不同，具体原则如下：

卧室里则可以选择薰衣草、檀香等精油。因为这类精油具有安定情绪、抗沮丧、降血压、治失眠等作用。

客厅可使用白玫瑰、茉莉等精油，舒适大气。因为这两种精油香味适度，大多数人都很适应它们的香味，且白玫瑰和茉莉精油本身具有美容、舒缓紧张的作用。

餐厅或者餐桌可以考虑放置一些水果味的精油。甜甜的水果香可以促 进食欲。

卫生间特别适合放柠檬草精油、薄荷精油。柠檬草精油能够杀菌、振奋精神，薄荷精油可以消除疲劳，这两种精油还能清新空气和驱蚊，尤其是在夏季的时候。书房和办公室，则以迷迭香、茶树精油为主。因为这些精油散发的味道可以提神醒脑，有利于你保持良好的工作状态。

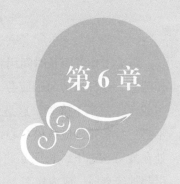

第 6 章

吃什么缓解大脑疲劳

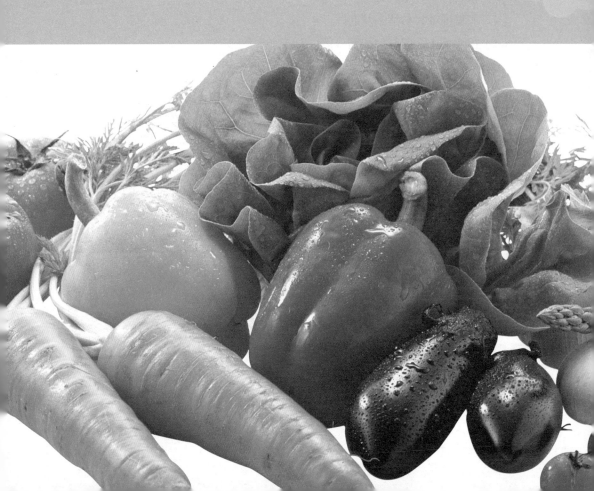

你的大脑疲劳吗

脑力工作者因长时间用脑，容易引起脑的血液和氧气的供应不足而使大脑出现疲劳感，这种疲劳为脑疲劳，常表现为烦躁、食欲不振、头晕脑涨、记忆力以及学习或工作效率下降等。这是大脑疲劳的早期信号。如果出现了轻微的脑疲劳现象，不必过分紧张，应放松身心，经过一夜安睡，第二天疲劳就会消除。如果大脑一直处在疲劳状态下，长期如此，晚上又得不到足够时间的睡眠，就会变成慢性疲劳，引起神经衰弱，成为病态。

下面的 14 种现象，你可以测试一下自己是否患有脑疲劳。

（1）口苦、无味、食欲差。

（2）头晕、目眩、烦躁、易怒。

（3）眼睛疲劳、眼冒金星。

（4）入睡困难、易醒多梦。

（5）打盹不止、四肢像抽筋一般。

（6）早晨醒来懒得起床。

（7）时常呆想发愣。

（8）说话、写文章时常出错。

（9）下肢沉重、走路抬不起脚。

（10）不想参加社交活动。

（11）懒得讲话、自觉有气无力。

（12）记忆力下降。

（13）提不起精神。

（14）吸烟、饮酒的嗜好有增无减。

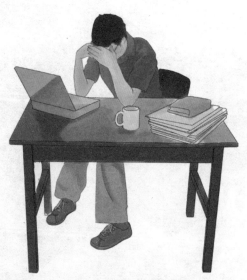

如有上述 2 ~ 4 项情况，说明你有轻微脑疲劳，需要立即进行定期的头部减压护理保养和休息；有 5 项以上属中度脑疲劳，需要紧急进行定期的减压护理保养和加强休息；如有 10 项上以就应当马上去医院检查。

有规律的作息可以有效防止大脑疲劳。

你的大脑为什么疲劳

大脑皮层如果到了疲劳状态，就是一个人的"心"累了，就会导致大脑"瞎指挥"，从而干扰身体的协调性，人就感到了包括疲劳在内的一系列不适。

大脑的超负荷活动是引起脑疲劳的主要原因，像"陀螺"一样旋转不停，这是许多人对自己生活工作的形容。生活的快节奏，职场的激烈竞争，使人们与疲劳和压力持续相伴，许多人经常会感到头痛、睡眠不佳、关节不适、记忆力下降、注意力不集中，甚至情绪低落，对工作和生活失去兴趣。这就是"脑疲劳综合征"的表现，这不仅会影响大脑的正常运转，降低学习、工作效率，还会进一步抑制大脑潜能的发挥。脑疲劳综合症如果长期不消除，还易引发许多身心疾病，如支气管炎、哮喘、非特异性结肠炎、消化性溃疡、心脏病、失眠、性功能障碍等等。它也是导致很多年轻人猝死、突发心脑血管疾病等现象的重要原因。

脑疲劳严重危害着现代人的健康，那么究竟是什么原因让现代人经常产生疲劳呢？

（1）大脑偏酸性时，容易引起脑疲劳。大脑在进行高强度运转，大脑脑细胞的代谢速度也随之增加，并且在快速的代谢过程中也会产生大量的代谢产物，而这些代谢物呈酸性，酸性物质让人疲劳，注意力不集中。

（2）能量耗竭，引起脑疲劳。高强度的脑力劳动会大量消耗葡萄糖。此时若脑部葡萄糖供养不足，脑神经细胞的活性就会减低，大脑就会出现疲劳状态。

（3）自由基增多引起脑疲劳。大脑在进行持续高速运转时，脑细胞代谢会产生大量的自由基，如果不能及时排出就会淤积在脑部，影响脑细胞正常功能的发挥，最终导致脑疲劳的产生。

（4）大脑抑制性物质的活性增加，引起脑疲劳。大脑的神经递质包括 5- 羟色胺、γ - 氨基丁酸等抑制性递质和多巴胺、谷氨酸、天门冬氨酸等兴奋性递质，抑制性递质当然对大脑功能产生抑制作用，兴奋性递质当然对大脑活动产生兴奋作用。大脑在进行持续较久或强度过大的脑力劳动时，兴奋性递质的活性就会下降，而抑制性递质的活性却会增加，此时大脑就会出现疲劳状态。研究表明在中枢神经产生

·养脑小贴士·

孩子、智者和失智者之所以不容易觉得累，就是因为他们或者客观或者主观地丢掉了"心"，没有过分用脑，也就没给上层领导"瞎指挥"的机会。不要小看这种摆脱领导"瞎指挥"的效果，它不仅可以消除疲劳，还能防止其他疾病。

疲劳时，大鼠中脑的多巴胺合成会变弱，如保持多巴胺的合成代谢则会推迟疲劳的产生。另外，服用安非他明来增加多巴胺能活性后，脑内多巴胺代谢水平增加，耐力性运动成绩提高。还有研究发现脑中多巴胺能活性增加，可抑制 5- 羟色胺的合成与代谢，而当大脑 5- 羟色胺与多巴胺的比率升高，会引发运动性疲劳。大脑出现疲劳时，各脑区中谷氨酸与 γ- 氨基丁酸的代谢平衡发生改变，原有安静时的平衡被破坏，各脑区中 γ- 氨基丁酸含量升高的幅度大于谷氨酸升高的幅度，使脑中以 γ- 氨基丁酸抑制效应占优势。

这些食物可以缓解脑疲劳

疲劳正在成为疾病侵袭我们的身心健康。除了调整心理，适时就医，我们不妨把饮食作为防治疲劳的手段，而且它确实是有效的方法。

补糖是缓解脑疲劳的关键

有人在困倦时常常会通过吃颗糖或其他甜食来恢复精力，这是因为大脑工作时需要消耗大量的能量，研究表明，大脑工作单位重量脑组织消耗的能量，是安静时期肌肉组织消耗能量的 15 ~ 20 倍。可见大脑对于能量的需求量是惊人的，而要想消除大脑工作之后的疲劳，就必须为其提供足够的糖能量。因为人类大脑只有糖才能够顺利透过血脑屏障进入脑组织被脑细胞利用，大脑每小时消耗葡萄糖高达 400 ~ 500 毫克。

大脑连续工作 1 小时以上，血糖浓度就会大大降低，此时就会出现反应迟钝，思维紊乱的状况，随着大脑持续工作时间的延长，这时会出现头昏眼花、头痛、工作效率极低等问题，久而久之，会因为脑糖原以及氧气供应不足而导致神经衰弱并且造成不可挽回的脑损伤。尤其对于那些长期不能解决温饱的人，因长期不能及时补充糖份而依然要高强度的从事劳作，等同与无形之中造就了大面积大脑受损。

因此，通过合理补糖可以保证大脑的能量供应，以前由于长期的物质短缺，导致中国人没有将糖作为主食的习惯。而大脑对于糖的需求，迫使中国人本能自发的去寻找含糖量大同时又可以作为主食的农作物，就是大米和面食，这是因为馒头、

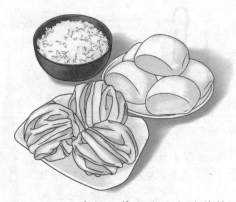
通过增加主食摄入等方法给大脑补糖，对"吃掉"大脑疲劳起重要作用

米饭等这些主食中含有大量的淀粉，是大脑优质能量的来源。

　　除了主食，水果也被列为"严加看管"的对象。这是因为，水果里含有较多的果糖和葡萄糖，能被机体迅速吸收。我们在学习和工作中要随时补充糖，最好补充含低聚糖的饮料或能量食品。低聚糖不同于普通的糖，它由 3～10 个简单糖分子组成，在体内逐渐分解释放出葡萄糖，可以为大脑源源不断地提供能量，使大脑自始至终都充满活力。

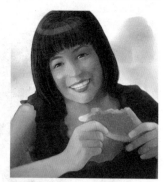

吃西瓜不仅可以解暑而且能让人补充能量，消除疲劳。

富含酪氨酸和天门冬氨酸的食品

　　多巴胺对保持全脑的兴奋性和惊觉状态起着重要作用，提高多巴胺的肾上腺素水平，有助于消除疲劳。大脑内的多巴胺是由酪氨酸经过两步反应所形成的。一旦酪氨酸摄入量不足，大脑合成的多巴胺就会减少。多吃一些蚕豆、黄豆、葵花籽、糙米、花生、火鸡、奶酪等富含酪氨酸的食物，有助于大脑合成多巴胺。

　　除了多巴胺，天门冬氨酸也是一种兴奋性神经递质，提高它的活性可促进脑部血液循环，缓解紧张，消除疲劳，恢复精力。富含天门冬氨酸的食品有蛇肉、甲鱼、乌龟、黄鳝、肉类、豆类、芦笋、豆芽、核桃、桂圆、芝麻、花生、梨、桃子等。

富含维生素C、维生素E的食品

　　维生素 C 和维生素 E 是重要的抗氧化剂和自由基清除剂，不仅能延缓机体的衰老，而且能解除大脑疲劳。

　　富含维生素 C 的食物，主要来源为蔬菜与水果，如草莓、覆盆子等红色水果，白菜、西红柿、青椒等色彩鲜艳的蔬菜，此外，猕猴桃、柑橘类水果（橙、柠檬、柚子等）也都含有丰富的维生素 C。

　　要想获得天然维生素 E，可以在油料种子、坚果、玉米、大豆油、花生油等食物中摄取。在肉类、蛋类、牛奶中也存在维生素 E。另外，几乎所有绿叶蔬菜及黄绿色蔬菜中均含有丰富的维生素 E。

碱性食物也有利于缓解脑疲劳

　　人体血液的 PH 值在 7.35～7.45 之间，为碱性体质者，如果低于这个值，就为酸性体质，会表现出易疲劳、易怒、嗜睡、皮肤晦暗等症。如果生活工作再加压，而进食的碱性食物又少时，会使疲劳加重。只有酸碱平衡，才能营养平衡，也才能

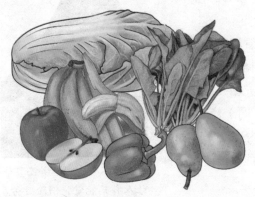

多食水果、蔬菜这类碱性食物能中和酸性环境，降低血液肌肉的酸度，增加耐受力，消除疲劳。

缓解脑疲劳。

而菠菜、番茄、海带、萝卜、甘蓝菜、洋葱、香蕉、葡萄、梨子、苹果、橘子、草莓等蔬菜和水果中都含有较多的碱性物质，在脑力劳动强度过大时进食这些含碱性物质较多的食物，能中和体内的乳酸，降低血液中的酸度，从而使人体的体液达到酸碱平衡，就能增强大脑的耐力，达到抗疲劳的目的。

这里特别向大家推荐花椰菜。深绿色的花椰菜是一种很适合现代人食用的蔬菜，对消除身心疲劳特别有益。它能促进胆汁分泌、促进肝脏功能的发挥，又含有丰富的维生素 C 和钙质。花椰菜可以单食，也可以和海鲜、肉类一起炒食。如果平日就是精力充沛、精神好的人，可以试用花椰菜炒鱼贝类，调味时少放些盐，但酌量加些醋或柠檬汁。体力不佳的人，可以尝试将花椰菜和肉类、内脏一起炒食。比如"花椰菜炒鸡肝"这道菜就特别适合体力不济又虚弱的人食用。

含有咖啡因的饮料有利于缓解脑疲劳

人们往往在结束闲适的假日生活后，重新投入快节奏工作时，上班族们也许会觉得一下子很难调整。在这种时候，人们往往会想到咖啡，它能抵御疲劳、提神、激发创造力。

茶、咖啡其中都含有咖啡因，咖啡因是一种中枢神经兴奋剂，能刺激心脏，增加呼吸的频繁和深度，促使肾上腺素的分

健脑导航

●太累了喝点酸梅汤

当熬夜工作或觉得精神疲惫时，喝杯酸梅汤可以起到很好的提神作用，让肌肉和血管组织恢复活力。另外，酸性物质还可以促进唾液腺与胃液腺的分泌，不仅生津止渴，出外游玩时也能避免晕车，或者在喝酒过多后，起到醒酒的作用。

从营养成分上来说，酸梅中的有机酸如柠檬酸、苹果酸等，含量非常丰富。其中，有一种特殊的枸橼酸，它能有效地抑制乳酸，并驱除使血管老化的有害物质。身体内乳酸含量过高，是人疲劳的重要原因。

酸梅中含有多种维生素，尤其是维生素B_2含量极高，是其他水果的数百倍。虽然味道酸，但它属于碱性食物，肉类等酸性食物吃多了，喝点酸梅汤更有助于体内血液酸碱值趋于平衡。

从中医学上来讲，肝火旺的人更宜多吃酸梅。它不但能平降肝火，还能帮助脾胃消化，滋养肝脏。另外，酸梅还是天然的润喉药，可以温和滋润咽喉发炎的部位，缓解疼痛。

值得注意的是儿童最好少吃酸梅类食品。因为他们的胃黏膜结构薄弱，抵抗不了酸性物质的持续侵蚀，时间久了，容易引发胃和十二指肠溃疡。

泌，故茶和咖啡都有一定的抗疲劳作用。因此，可以适量饮用。

缓解大脑疲劳的食谱

当你工作、生活中疲乏时要注意劳逸结合，不妨享用抗疲劳食谱，或许能让你的精神放松、疲劳顿消。

保健应用 双参肉

原料： 鲜人参15克，海参150克，瘦猪肉250克，香菇30克，青豌豆、竹笋各60克，味精、香油各适量。

做法：

（1）将海参发好，切块。

（2）香菇洗净、切丝；瘦猪肉洗净，切小块；竹笋切片。

（3）将以上4料与人参、青豌豆一齐放沙锅内，加清水适量炖煮，以瘦猪肉熟烂为度，加入味精、精盐、香油即可。每日吃1～2次，每次适量，每周2剂。

功效： 大补气血，强壮身体，消除疲劳。适用于久病体虚不复，或年老体衰，精神萎靡，身体疲倦等症。

保健应用 天门冬萝卜汤

原料： 天门冬15克，萝卜300克，火腿150克，葱花5克，精盐3克，味精、胡椒粉各1克，鸡汤500毫升。

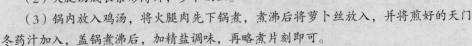

天门冬

做法：

（1）将天门冬切成2~3毫米厚的片，用水约2杯，以中火煎至1杯量时，用布过滤、留汁备用。

（2）火腿切成长条形薄片，萝卜切丝。

（3）锅内放入鸡汤，将火腿肉先下锅煮，煮沸后将萝卜丝放入，并将煎好的天门冬药汁加入，盖锅煮沸后，加精盐调味，再略煮片刻即可。

（4）食前加葱花、胡椒粉、味精调味，佐餐食。

功效： 止咳祛痰，消食轻身，抗疲劳。常食能增强呼吸系统功能，增强精力，消除疲劳。

保健应用 苁蓉鲜鱼汤

原料： 鲜鱼肉400克，肉苁蓉15克，白菜、胡萝卜、粉丝、豆腐、酱油、料酒、味精、精盐、胡椒粉各适量。

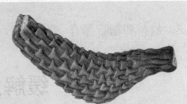

肉苁蓉

做法：

（1）将鲜鱼肉切薄片；肉苁蓉、胡萝卜切成小薄片备用。

（2）铝锅内加水（或火锅），放入酱油、料酒、精盐、味精，将鱼片、肉苁蓉、白菜、豆腐、粉丝等一同放入煮熟，再加入胡椒粉调味即成，食鱼肉、饮汤。

功效： 补肾强精，消除疲劳，调节人体功能。适用于肾精不足，性功能减退等症。

保健应用 鸽蛋桂圆枸杞汤

原料： 鸽蛋5只，桂圆肉10克，枸杞10克，远志3克，枣仁3克，当归6克，白糖适量。

做法： 将原料洗净放入锅内，加入适量的清水，慢火煮至鸽蛋熟后，放入白糖即可食用。

功效： 健脑，养心，安神，解乏。鸽蛋性味甘平，含优质蛋白与脂肪，并含少量糖分、多种维生素，易于消化吸收。主要用于疲乏无力，心悸失眠等症。

保健应用 鲜莲银耳汤

原料： 干银耳 10 克，鲜莲子 30 克，鸡汤 1500 毫升，料酒、精盐、白糖、味精各适量。

做法：

（1）把银耳发好，放一大碗内，加鸡汤蒸 1 小时左右，待银耳完全蒸透取出，鸡汤留置待用。

（2）将鲜莲子剥去青皮和一层嫩白膜，切掉两头，捅去心，用水汆后仍用开水浸泡（鲜莲子略带脆性，不要泡得很烂）。

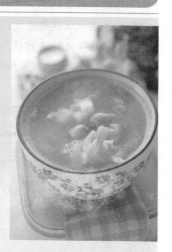

（3）再烧开鸡汤，加入料酒、精盐、味精、白糖，将银耳、莲子装在碗内，注入鸡汤即可。

（4）吃莲子、银耳，喝汤，每日 1 次。

功效： 滋阴润肺，补脾安神。适用于心烦失眠，干咳痰少，口干咽干，食少乏力等症。健康人食之能消除疲劳，促进食欲、增强体质。

保健应用 丁香火锅

原料： 丁香 6 克，蛤蜊肉 200 克，鱼丸 100 克，墨鱼 2 条，虾仁 100 克，鸡汤 4 碗、粉丝、芹菜、冻豆腐、葱、精盐、味精、葡萄酒各适量。

做法：

（1）将蛤蜊肉、虾仁洗净，备用。鱼丸切片；墨鱼除去腹内杂物，洗净后在开水锅里速烫 1 遍，然后切成二片；粉丝用热水泡软，切成几段；芹菜切成小段，冻豆腐切成小块，葱切小段。

丁香

（2）将以上各料先各放一半入锅，汤也加入一半，并可加入适量葡萄酒及少量精盐，旺火烧 5 ～ 6 分钟后，即可趁热吃，边吃边加。佐餐食。

功效： 丁香具有强烈的芳香气味，有兴奋强身作用。当大脑疲劳时，食丁香火锅能使人精神振奋，增强全身活力，消除疲劳。

保健应用 刺五加五味茶

原料： 刺五加 15 克，五味子 6 克。

做法： 将刺五加、五味子同置茶杯内，冲入沸水，加盖焖 15 分钟即可。当茶饮，随冲随饮，每日1剂。

功效：补肾强志，养心安神。适用于腰膝酸痛，神疲乏力，失眠健忘，注意力难以集中等症。现代研究发现，刺五加含有五加苷、左旋芝麻素、多糖等。有较好的抗衰老、抗疲劳及强壮作用。能增强体力或智力，提高工作效率，并具有调节神经系统功用。此茶配以具有养心益智的五味子，有较好的益智强心，养心安神功效。

保健应用 杞汁滋补饮

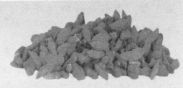
枸杞

原料：鲜枸杞叶100克，苹果200克，胡萝卜150克，蜂蜜15克，冷开水150毫升。

做法：将鲜枸杞叶、苹果、胡萝卜洗净切片，同放入搅汁机内，加冷开水制成汁，加入蜂蜜调匀即可。每日1剂，可长期饮用。

功效：强身壮阳，美颜，抗疲劳。枸杞叶味甘性平，能补肾益精，清热明目止渴。在工作过于劳累及运动过量时饮用，能消除困倦疲劳，恢复元气，增强健康。

保健应用 绞股蓝红枣汤

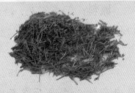
绞股蓝

原料：绞股蓝15克，红枣8枚。

做法：两物分别洗净，放入适量水锅中，用小火煮20分钟即可。每日1剂，吃枣喝汤。

功效：此汤有健脑益智、镇静安神之功用。可治神疲乏力、食欲不振、失眠健忘、夜尿频多等症。

保健应用 枣仁莲子粥

原料：酸枣仁10克，莲子20克，枸杞20克，粳米和大米共100克。

做法：洗净加水共同煮粥，可适量加糖。

功效：安神、补脑、解乏。

保健应用 人参糯米粥

原料：人参10克，山药、糯米各50克，红糖适量。

做法：先将人参切成薄片，与糯米、山药共同煮粥，待粥熟时加入红糖，趁温服用，每天 1 次。

功效：该粥具有补益元气、抗疲劳、强心等多种作用。

注意：高血压、发热患者不宜服。

保健应用 香椿豆腐

原料：豆腐 1 块（约 150 克），鲜香椿 50 克，精盐 3 克，香油 6 克，味精少许。

做法：香椿洗净用开水烫一下，冷却后切成碎末放在豆腐上，加香油与盐，搅拌均匀即可食。

功效：香蝽清热化湿。用含有丰富卵磷脂的豆腐佐食，能消除大脑疲劳，提高注意力。

保健应用 凉拌苦瓜

原料：苦瓜 500 克，熟植物油 10 克，酱油 10 克，豆瓣 1 酱 20 克，精盐 2 克，辣椒丝；25 克，蒜泥 5 克。

做法：

（1）将苦瓜一剖两半，去瓤洗净后切成 0.3 厘米的宽的条，在沸水中烫一下放入凉开水中浸凉捞出，控净水分。

（2）将苦瓜条加辣椒丝和精盐腌后控出水分，再放到凉开水中浸后捞出，放入酱油、豆瓣酱、蒜泥和熟油拌匀切成。

特点：清凉香辣，微有苦味。

功效：清脑醒神，缓解疲劳。

保健应用 玉竹烧豆腐

原料：玉竹 50 克，油豆腐 10 个，竹笋 20 克，瘦猪肉 40 克，水发香菇 8 个，芹菜心 20 克，发菜 10 克，绍酒、盐、胡椒粉、鸡汤、酱油若干。

玉竹

做法：

（1）将玉竹洗净，并取汁 100 克。瘦猪肉洗净剁碎。

（2）竹笋洗净煮熟，与香菇、芹菜剁碎。油豆腐切成正方，将里面挖空，将竹笋、香菇、芹菜、猪肉与调料拌匀成馅心，放入油豆腐用发菜扎紧。

（3）净锅置火上，加鸡汤、玉竹汁、油豆腐烧开，下酱油、味精等，用小火慢烧，直至汤汁浓后起锅。

功效：养阴润燥，生津止渴，有缓解疲劳之功效。

保健应用 清堂燕窝鸡蛋

原料： 干燕窝30克，奶汤1500毫升，鸽蛋24个，鸡清汤250毫升，精盐4克。

做法：

（1）将燕窝择去毛，拣去杂质（要保持燕窝的完好）。

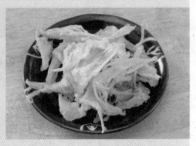

燕窝

（2）将鸽蛋放瓦钵内加水淹浸，加盖用纱布密封（避免鸽蛋熟时爆裂），用中火蒸熟取出，放入冷水中冷却，剥去蛋壳（要保持鸽蛋完整）。

（3）将锅烧热入油，烹料酒，加入鸡清汤和盐，烧开后将燕窝用漏勺盛着放入锅内煨1分钟，取出后用洁净毛巾吸干水分，放在清汤中间，排列整齐，把鸽蛋镶在燕窝四周，火腿丝放在燕窝上面。将锅洗净放在火上，加入奶汤烧至微沸后，撇去汤面浮油，从燕窝边轻轻倒入，保持燕窝外形完美。

功效： 补益脾胃，补益生血，消除疲劳。适用于四肢无力、腰酸、头昏的肾虚患者食用。健康人食用能醒脑提神、消除疲劳、防病强身。

保健应用 枸杞羊脑

原料： 羊脑1具，枸杞30克，葱末、姜末、料酒、盐各适量。

做法： 将羊脑洗净与枸杞盛在碗中，加适量葱末、姜末、料酒、盐，上锅蒸制，性状似"豆腐脑"。

功效： 补脑、调节躯体疲劳。

保健应用 茄子炖鲫鱼

原料： 鲫鱼2尾（重约500克），茄子300克，嫩豌豆50克，姜片、葱花各10克，精盐3克，料酒5克，鸡精3克，胡椒粉1克，油100克。

做法：

（1）将鲫鱼宰杀，逐一去鳞及内脏，茄子洗净去皮，切成条，嫩豌豆洗净，沥干待用。

（2）净锅放火上，下油烧至五成热时，将鲫鱼放入锅中煎成两面发黄，接着入姜片，烹入料酒，加入清水，用大火烧开，撇去浮末，倒炖锅中，用中火炖到汤色发白时，加入茄条及嫩豌豆，改用小火炖15分钟。再加入精盐、鸡精、胡椒粉调味，入碗，最后加入葱花即可。

功效： 此汤浓鲜香，口感奇异。可消疲提神。

保健应用 参灵甲鱼

原料：党参、浮小麦各 15 克，茯苓 10 克，灵芝、大枣各 6 克，甲鱼 200 克，火腿 50 克，葱、姜各 20 克，鸡汤、盐、味精各适量。

做法：将甲鱼切块，同以上各味药及调料同放大碗内，加水适量，放蒸锅内蒸至甲鱼熟烂即可。

功效：益气健脾。消除疲劳。

保健应用 虫草红枣炖甲鱼

原料：冬虫夏草 10 克，活甲鱼 1 只，红枣 20 克，料酒、盐、葱、姜、蒜、鸡清汤各适量。

做法：

（1）将甲鱼宰杀，去内脏，洗净，剁成 4 大块，放锅中煮沸捞出，割开四肢，剥去腿油洗净。

（2）冬虫夏草洗净；红枣用开水浸泡。

（3）甲鱼放汤碗中，上放冬虫夏草、红枣，加料酒、盐、葱段、姜片、蒜瓣和鸡清汤，上笼隔水蒸 2 小时，取出，拣去葱、姜即成。

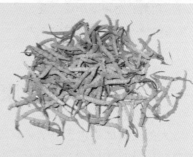

冬虫夏草

功效：滋阴益气，补肾固精，抗疲劳。适用于腰膝酸软、月经不调、遗精、阳痿、早泄、乏力等症。健康人常食，可增强体力、防病延年、消除疲劳。

保健应用 肉苁蓉豆豉汤

原料：干豆豉 200 克，味噌 100 克，萝卜 100 克，小鱼干 5 个，豆腐 2 块，葱适量，肉苁蓉 15 克，水 6 杯。

做法：

（1）将肉苁蓉加水，弱火煎熬 1 个小时，待药汁煎至约尚有 4 杯量时，即离火用布滤去药渣，再在此药汁内加少量小鱼干，煮成"肉苁蓉汤"备用。

（2）将豆豉压碎，萝卜切小片或丝，小鱼干切成细块。

（3）先将做好的"肉苁蓉汤"放入锅中，汤量如嫌少可酌情加水，即将压碎的豆豉及味噌放入汤内，搅拌溶开，盖锅煮。

（4）煮开后将切好的萝卜及小鱼干放入，再煮开时，将豆腐切成小块加入，并调一次味，再煮至豆腐熟时，即可离火，吃时随意

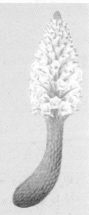

肉苁蓉

放葱花、胡椒等。

功效： 肉苁蓉有消除疲劳，强化内脏，延年益寿的功效。

保健应用 黄芪鸡

原料： 生黄芪120克，母鸡1只（750～1000克），芫荽20克，佐料适量。

做法： 母鸡去毛，净膛，将黄芪纳入鸡腹中缝合，放锅中，锅中加水和葱、姜等佐料，放火上炖，将熟时放入芫荽，做正餐主菜食之。

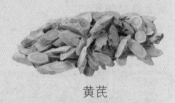

黄芪

功效： 鸡肉富含蛋白质，能量高、脂肪少，经常食用能调养大脑疲劳，使人保持旺盛的精力，非常适用于体力下降者。

健康的大脑要睡好

人的大脑如果想思维清晰、反应灵敏，就必须要有充足的睡眠，如果长期睡眠不足，大脑得不到充分的休息，就会影响大脑保持清晰、准确思考以及进行正常运动或反应的能力。因此，大脑要健康，睡眠最关键。

每天睡得好，80岁大脑也不觉老

一个人生命中大约1/3的时间都在睡觉，对人类而言，可以没有优异的学习成绩、浪漫的恋爱和幸福的婚姻、辉煌的事业、安逸的晚年，却万万不能没有睡眠。因为人在卧睡时，脑和肝的血流量是站立时的7倍。睡眠可以让体内所有系统都缓慢下来，如心脏跳动缓慢，血压降低，体温降低，使能量的释放大大降低，从而达到保存能量的作用。同时，睡眠能促进生长激素的分泌释放，并有利于各种活动性酶的激活，生长激素在夜间熟睡时的分泌量要比白天高出5～7倍，它有利于儿童和青少年的生长发育。也能激活中老年人体内的各种活性酶，从而加速新陈代谢，延缓大脑衰老。

现代人工作繁忙，加上夜生活多姿多彩，睡眠时间少了，而睡眠不足的结果是使人提早衰老和百病丛生。如一些爱泡吧K歌的女性，因长期缺乏睡眠，不仅面色灰黄、暗淡干燥、出现褐斑、黑眼圈、下垂眼袋、满脸细纹或脱发等现象。此外，身体长期得不到足够的休息，还会导致女性内分泌失调，引发新陈代谢紊乱，出现头痛头晕、记忆力减退、厌食恶心、疲倦乏力，以致提前衰老。睡眠不足的人更容易发胖。因此，充足的睡眠对每个人来说，至关重要。

人们通常认为睡眠是一种休息，其实它的好处远不止积蓄能量这么简单。良好的睡眠可以对身体各项机能起到修复作用。如果睡眠不规律，甚至可能让你患上100 多种病。现代医学把睡眠作为一种治疗手段，从上史记 50 年代开始，就有"睡眠疗法"一说。人人都知道失眠不好，但说起睡眠对保健的作用，却知之甚少。睡眠可以消除身体疲劳，在身体状况不佳时，美美地睡上一觉，体力和精力很快会得到恢复。这是因为，在睡眠期间，人体各脏器会合成一种能量物质，以供给活动时用；由于体温、心率、血压下降，部分内分泌减少，使基础代谢率降低，也能使体力得以恢复。

常言道，"以睡养生"，中老年人随着年龄的增长，身体各部分机能逐渐老化，更容易出现疲劳，因此，睡觉显得更为重要。中医养生学认为"劳则气耗"。意思是长期过度的劳累、疲乏，可使人体精气量消耗。精气是人体生命活动的基础，人的四肢、九窍（指两耳、两鼻孔、两眼、口、前阴尿道）和内脏的活动以及人的精神思维，都是以精气为源泉和动力的，因此，尽管人体衰老的因素很多，表现复杂，但都因为伴随精气的病变。"精气虚则邪凑之，邪势猖獗则精损之，如此恶性循环则病留之。"而要正气内存于内，则精气不虚，就必须消除疲劳，而消除疲劳最好的方法就是良好的睡眠。

高品质的睡眠是抵抗疾病的第一道防线。缺乏睡眠会困扰人体的激素分泌。若长期睡眠不足 4 小时，人的抵抗力就会下降，还会加速衰老，增加体重。而哪怕只是 20 分钟的小睡，也能让你像加满油的汽车一样动力十足。法国卫生经济管理研究中心的一项研究表明，缺觉者平均每年在加休病假 5.8 天，而睡眠充足者只有2.4 天。

因此，为了能让大脑功能正常运转，必须保持充足的睡眠，睡眠对大脑与水和食物同等重要。

双休日"补"觉只会越"补"越累

当下，"负债睡眠"让补觉成为一些上班族假期和双休口的主要休闲娱乐项目。他们认为，补觉能让自己恢复生龙活虎的精神状态，睡的时间越长，精力恢复得越好。

双休日、长假恶补睡眠，结果会越"补"越累，越睡越没劲，甚至会影响上班时的精神。过度睡眠会打乱人体原有的生物钟，使新陈代谢紊乱，导致慢性失眠。闷睡数天还可能引发其他疾病，如情绪功能、循环功能紊乱等。高血压、高血糖、高血脂的"三高"患者，尤其不要蒙头大睡。

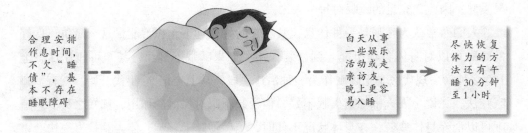

合理安排作息时间，不欠"睡债"，基本不存在睡眠障碍

白天从事一些娱乐活动或走亲访友，晚上更容易入睡

尽快恢复体力的方法还有午睡30分钟至1小时

不要追求过度睡眠，否则各种生理代谢活动会降到最低水平，且使人的各种感受功能减退，使骨骼肌紧张下降，扰乱睡眠规律，造成恶性循环，不利健康。

除节假日外，平时也一定要避免玩命工作后再狂睡的非正常生活方式。

睡眠好有利于保护大脑

睡眠好有利于保护大脑，具体来说，有以下几点：

（1）保护大脑。睡眠不足者，表现为精神萎靡、烦躁、激动或注意力涣散，记忆力减退等；长期缺少睡眠则会导致幻觉。而睡眠充足者，精力充沛，思维敏捷，办事效率高。这是由于大脑在睡眠状态下耗氧量大大减少，有利于脑细胞能量贮存。因此，睡眠有利于保护大脑，提高脑力。

（2）促进大脑发育。睡眠与儿童生长发育密切相关，婴幼儿在出生后相当长的时间内，大脑继续发育，这个过程离不开睡眠；且儿童的生长在睡眠状态下速度增快，因为睡眠期血浆生长激素可以连续数小时维持在较高水平。所以应保证儿童充足的睡眠，以保证其生长发育。

（3）消除大脑疲劳。睡眠是消除大脑疲劳的主要方式。因在睡眠期间大脑处于一个相对安静的阶段，胃肠道功能及其有关脏器，合成并制造人体的能量物质，以供活动时用。另外，由于体温、心率、血压下降，呼吸及部分内分泌减少，使基础代谢率降低，从而使体力和精神得以恢复。

（4）防止神经衰弱。青少年时期由于学习压力大，经常熬夜睡眠不足，就会导致神经衰弱。调查表明，睡眠充足的中学生比睡眠较少的中学生神经衰弱发生率要低几倍。一旦患有神经衰弱后，便会自然地对自己的病情忧心忡忡，心理负担越来越重，结果导致学习能力下降，学习成绩下滑。而充足有效的睡眠可减少神经衰弱的发生。

（5）提高学习能力。睡眠时，大脑能选取并整合信息，有时大脑还能擦掉近期或远期的某些记忆，做梦就可能是这一过程的一部分。比如，一个钢琴家即使在头天下午演奏乐曲的某一节时还有麻烦，但经过一夜很好的睡眠之后，第二天上午他却很有可能把它完美的弹奏出来。

（6）提高记忆力。美国科学家经过研究发现，睡眠充足时，大脑神经元会长出新的突触，加强神经元之间的联系，从而巩固和加强记忆。在研究中科学家们把24名大学生分成两组，先让他们进行测验，结果两组测验成绩一样。然后，让一组学生一夜不睡眠，另一组正常睡眠，再进行测验。结果没有睡眠组学生的测验 成绩大大低于正常睡眠组学生的成绩。

因此，考试前与其熬通宵临时抱佛脚复习，还不如平时白天努力学习，晚上充足睡眠记忆效果更好。

那么，我们如何利用睡眠的力量来补养大脑呢？睡眠专家给出了三个建议：

（1）小睡片刻。人在下午的一段时间之内，会经历短暂的昏昏欲睡，因此午睡是很重要的，我们的大脑在这个时段工作效率不好，如果休息30分钟，可以提高午后工作效率。

（2）了解自己的作息规律。睡8小时只是通则，每个人还是有个别差异的，而且也会随着年龄而变化，了解自己睡多久才够，可以依照自己的睡眠需求来安排。

（3）让大脑在睡梦中复习。如果你为期两天的项目各有主题，可以先在第一天把全部内容大略复习一遍，让头脑通过睡眠强化记忆，隔天再深入理解。

养护大脑，最少要保证6个小时的睡眠

常听人说"人一天的睡眠时间至少要保持8个小时"。其实，睡眠需求的多少也因人而异。有些人天生睡觉极少，比如爱迪生每晚只睡一两个小时，英国前首相撒切尔夫人每晚只睡4个小时。充足的睡眠以人在醒来之后感到精神和体力得到充分的恢复作为标准。

既然如此，那么大脑具体休息多长时间才是最佳状态呢？最新研究表明，至少需要睡觉6～7个小时才可以。

睡眠分为深度睡眠（非眼动睡眠）和浅度睡眠（眼动睡眠），睡眠中这两种睡眠模式交替重复进行。完成一次交替所需要的时间为90分钟左右，据说完成4～5次这样的交替人们就感到睡足了。也就是说，每人每天需6～7.5小时睡眠。

但是，并不是说保证了足够的睡眠时间就可以想什么时候睡就什么时候睡，想什么时候起就什么时候起。对于大脑来说，每天同一时间睡觉同一时间起床这种有规律的睡眠习惯也最重要的。

正确的睡姿，让大脑更健康

睡眠的一个常见问题是睡姿。很多人认为睡觉只要舒服就行了，不用太在意睡姿，这个不完全正确。因为长时间的睡姿不当，很容易使颈椎、胸椎、腰椎等受

累，从而引起脑部供血不足，使脑部缺氧从而引起头晕、头疼、失眠和记忆力衰退，而脑供血不足很容易引起中风。例如有的人喜欢趴着睡，其实这是一个很不好的习惯。这样会使头颈部处于向一侧极度扭转的状态，容易引起颈部肌肉、韧带、关节等的劳损和退行性改变而导致颈部和脑部疾病的发生；而且这样也会压迫心肺，影响呼吸，加重心肺负担。

什么样的睡姿最合理呢？一般情况下，只要不影响或加重心脏负担，不引起脊椎变形，能使全身肌肉放松，有利于休息的睡眠姿势都是合理的。

相传五代时，有一个叫陈抟的隐士，非常爱睡，经常百余日不醒。他安睡的秘诀是，左侧卧时屈着左腿，右腿伸直，屈着左臂，并以左手撑着头，而右手则放在右腿间；右侧卧时，则相反。据说，陈抟的这种睡功秘诀是得传于五龙，对安睡有非常好的作用。但后来《半山翁诗》中又对陈抟的卧姿说法提出了质疑：这难道真的是睡觉的好方法吗？

如果按照这种方法睡觉，虽然比较稳妥舒适，但又太拘泥了，只要不仰卧，任何一种舒服的卧姿都可以。

通常来说，我们的睡眠姿势就是仰卧、俯卧与侧卧3种。仰卧时，只要床舒适，人体能保持自然的生理弯曲，腰椎间隙压力可明显降低，从而减轻腰椎间盘后凸，这也是腰椎间盘突出症患者最佳体位。侧卧时，由于心脏在人体左侧，不宜施加太重的外来压力，应以右侧卧为主，上身尽量保持直挺，两臂自然弯曲，腿部自然弯曲，即臀部以下弯曲、臀部以上伸直。俯卧时，人往往使头颈处于向一侧极度扭转，胸部向下受到压迫，于是易引起颈部肌

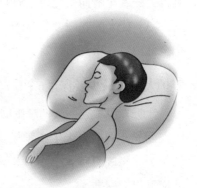

因为心脏在胸腔左侧，所以平时采取右卧睡眠较好，不易压到心脏。仰睡的时候，双手双脚自然放下，枕头不要过高。尽量不要趴着睡。

肉、韧带、关节的劳损和退行性病变，也会导致腰椎前凸增大，加重心肺负担，故不宜采用。此外，人在睡眠中应当适时翻身，保持同一姿势不要超过2小时。

高枕有忧，软床有害健康

人们常说"高枕无忧"，然而现代医学和临床症状表明，"高枕"未必"无忧"！某医院曾对2800例颈椎病患者进行发病原因的调查，发现约50%的患者有高枕睡眠的不良习惯。也就是说，长期枕高枕入睡，患颈椎病的风险会增大。相当于在整个睡眠时间中，我们都被迫处于低头、头向左侧或右侧的状态，每天工作8小时，

晚上再低头睡觉 8 小时，就等于一天中有 16 小时处于低头中，长此以往的话，颈椎会出现疼痛感。当然，枕头过低，会导致"落枕"，或因流入头脑的血液过多，而引发次日头脑发胀、眼皮水肿，时间长了，还会引发高血压。过高或过低都不利于颈部保养。

在睡眠过程中，保持脑部的血液供应和颈椎、肌肉的舒适，是保证睡眠质量的重要前提，所以枕头选用得科学与否，与睡眠的好坏关系非常密切。

枕头的主要作用是维持人体正常的生理曲线，保证人体在睡眠时颈部的生理弧度不变形。枕头如果太高，就会使颈部压力过大，造成颈椎前倾，颈椎的某部分受压过大，破坏颈椎正常的生理角度，压迫颈神经及椎动脉，易引起颈部酸痛、头部低氧、头痛、头晕、耳鸣及失眠等脑神经衰弱的症状，并容易发生骨质增生。如果枕头太低，颈部不但无法放松，颈椎的正常弧度反而会被破坏。所以，枕头太高或太低，都会对颈椎有所影响，造成各种颈部症状的产生。

选择枕头，就应该选择枕头的高低以稍低于肩到同侧颈部距离为宜，枕头高度是以 8~15 厘米为宜。枕芯的材质首选金银花、菊花、茶叶、荞麦或者薰衣草等纯天然绿色草本植物，尽量少用化纤、清润和羽毛之类。我们在选枕头时应遵循以下几个原则：

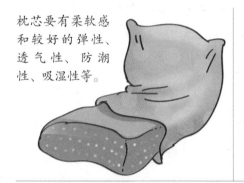

枕芯要有柔软感和较好的弹性、透气性、防潮性、吸湿性等。

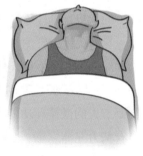

枕头的长度正常情况下最好比肩膀要宽一些。不要睡太小的枕头，因为当你一翻身，枕头就无法支撑颈部，另外过小的枕头还会影响睡眠时的安全感。

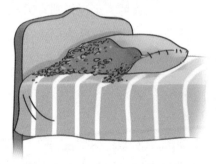

枕头的硬度要适中，一般荞麦皮、谷糠、蒲棒枕都是比较好的选择。

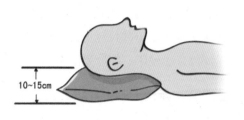

10~15cm

一般来说，枕高以 10～15 厘米较为合适，具体尺寸还要因每个人的生理弧度而定。

床的种类可谓五花八门，有席梦思床、沙发床、弹簧床、木板床，还有水床、气床，等等。除了木板床，其他都是软床。人们觉得睡软床舒服，冬天还暖和。其实，长期睡软床会发生腰肌劳损等腰腿疼痛。特别是青少年，正值生长发育期，骨质尚未健全，很容易变形。

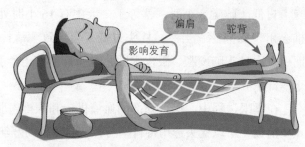

长时间睡软床，不管是仰卧还是侧卧，都会使脊柱出现不正常的弯曲状态，轻者使正常生理曲线发生变化，丧失自然体型健康美，严重时还可形成偏肩、驼背等畸形，甚至影响内脏器官发育。

还有些人喜欢睡软床，其弹簧较柔软，容易变形，躺下去整个人好像陷了进去一样。虽然睡的时候很舒服，但是会由于身体各部位轻重不一而损伤，使脊椎因得不到支撑而越睡越累。此外，软床压迫血管，导致血流不顺畅，引起脑供血不足，继而使睡眠不佳，第二天感到疲劳是必然的。特别是处于生长期的孩子，骨骼还没有完全发育完善，其睡眠时间又比成年人时间长，软床不但不能给孩子的脊骨以很好的支撑。反而还会随着孩子的体重而下沉，增加骨骼的压力，时间长了会造成骨骼畸形甚至伤害内脏、木床过硬也会造成身体的不适应，对健康不利。目前最适合孩子的床垫是椰棕床垫，但要定时换床垫。

专家统计：青少年中长期睡软床的脊柱畸形率高达60％以上，而睡硬板床的仅为5％。因此，青少年不要图舒服睡软床，最好还是睡木板床。

人在睡硬板床时，身体上100个主要穴位约有1/6受到挤压，在不知不觉中还会调节人的微循环功能，起到了医疗作用，较好地缓解了身体的疲劳，一觉醒来便会有精力充沛之感。常睡硬板床还可防止脊柱、颈椎、肩周、胯关节等处的肌腱韧带老化，尤其对含胸驼背的人有积极的康复作用。

当然，对于患有脉管炎、静脉曲张的人和身体过于消瘦的人来说，则宜睡软床不宜睡硬床。因为这类人皮肤下的肌肉薄弱，微血管过分暴露于皮肤表层，在睡眠过程中易导致压迫部位充血或淤血，甚至醒后还会出现肢体酸痛麻木的感觉。

所以，睡硬床、软床要因人而异。

睡前沐浴、足浴大脑更舒坦

古代医学典籍中有这样的记载："人之有脚，犹似树之有根，树枯根先竭，人老脚先衰。"这说明我们的祖先早已认识到脚的重要性。刘纯在其书《短命条辨》中说："临睡烫脚，温经络以升清气，清气升而不死。"中医强调睡前烫脚，在我们的足部分布着非常丰富的神经组织，通过有效刺激足底反射区，可使大脑的功能得到调节，使正常的脑细胞更加强壮，不正常的脑细胞得到改善和恢复。

足浴保健疗法是足浴疗法中的一种，它是通过水的温热作用、机械作用、化学作用即借助药物熏洗的治疗作用，再加上按摩等技术手段的辅助，起到疏通、散风降温、通达筋骨、理气和血的作用。从而达到增强心脑血管机能、改善睡眠、消除疲劳、消除亚健康状态，增强人体的抵抗力等一系列保健功效。

（1）改善血液循环。水的温热作用，可以扩张足部血管，增高皮肤温度，从而促进足部和全身血液循环。另外，足浴还具有养生美容、护肝、活血通络等一系列保健作用。民间有这样的说法：春天洗脚，升阳固脱；夏天洗脚，消暑祛湿；秋天洗脚，肺润濡肠；冬天洗脚，丹田温体。

（2）促进新陈代谢。足浴可以促进足部以及全身血液循环，由于血液循环量的增加，从而调节各内分泌的机能，促使分泌各种激素，促进身体的新陈代谢。

（3）改善睡眠。足浴可以促使足部血液和全身血液循环，加速血流，驱散足底沉积物和消除体内的疲劳物质，从而达到改善睡眠的作用。

（4）调整血压。足浴可以扩张足部和全身细小动脉及静脉和毛细血管，使自主神经功能恢复正常状态，改善睡眠，消除疲劳，从而降低血压，以缓解高血压的特有症状。

（5）排毒养颜。不管天气如何，每天进行足浴，最好是把膝盖以下的部分都泡在水里，大约泡 20 分钟，持之以恒，可以调理内分泌，具有排毒养颜的功效。

除了足浴，睡前洗澡也可使大脑的功能得到调节，可以说早上洗澡后会精神焕发。晚上洗完澡后，可以睡得更香。

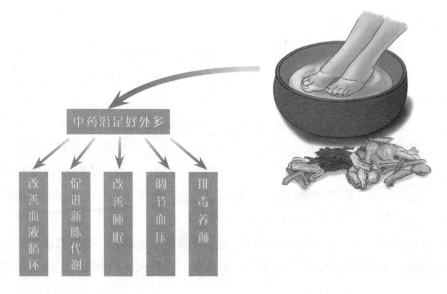

洗澡时，不管是冷水还是热水，都会刺激神经系统和血液循环。热水可以舒张皮肤表面的血管放松肌肉，冷水能紧缩血管并促使血液循环。但需要注意的是。只有在身体足够温暖的时候，冷水浴才能起到促进血液循环的效果。因此，利用冷水和热水完全相反的作用可以锻炼血管。

开始淋浴时，应先用压力中等的一般淋洒式温水流来暖身，然后用肥皂或沐浴露清洁身体，再用水彻底冲洗干净。接下来就可以进行保健了：将水温适当调高一点，同时加强水流强度，使用按摩式水流（一些特殊设计的花洒水流可调节至按摩状态），让热力按摩水流为你做一次全身按摩，放松肌肉和韧带，然后将其集中在肌肉紧张的部位或酸痛的韧带处。当你确信全身已经用热水按摩预热后，就可以开始下一步的冷水按摩了。

注意，不要马上就将全身置于冷水流下，应该先从脸、脚、手这几个部位开始，然后再慢慢引向胸部。一定要对四肢进行充分按摩，每只手臂、每条腿至少花上 10 秒钟。建议刚开始进行冷水按摩时，只需从脚到膝盖或从手掌到肘部就可以，然后每天向上移一点，这样可以慢慢适应冷水按摩。

除了冷热水的按摩搭配法，如果在洗澡时添加些"小动作"，同样能够加速缓解疲劳的程度，并使脑细胞在洗澡之后很快活起来。比如很多人在疲劳时会下意识地搓一搓脸，马上就会神清气爽起来。因为面部分布着很多表情肌和敏感神经，热水能刺激这些神经，搓脸同样能加速血液流动、舒展表情肌。洗澡时搓脸的速度以每秒 1 次为宜，搓脸 3 ~ 5 次，每次不少于 3 分钟就可以了。需要注意的是，水温不能太高，如果水温过高，消耗热量多，不但不会消除疲劳，反而会感到难受；水温过低，血管收缩，则不易消除疲劳。

夜间灯长明，大脑必先衰

有些人因为怕黑，特别是女性朋友，特别喜欢开灯睡觉，觉得那样比较有安全感。可是开灯睡觉对身体有很大的伤害，长期开灯睡觉，抵抗力会下降，而且容易惹上亚健康。

人的大脑中有个鲜为人知的内分泌器官叫松果体，松果体的功能之一就是在夜间当人体进入睡眠状态时，分泌大量的褪黑激素。且在夜间 11 点到凌晨两点，分泌最为旺盛，天亮之后便会停止。褪黑激素的分泌，可抑制人体交感神经的兴奋性，使血压下降，心跳速率减慢，心脏得以休息，使身体的免疫功能得到加强，使身体消除疲劳，甚至还有杀死癌细胞的效果。

但是，松果体有一个最大的缺点就是只要眼球一见到光，褪黑色素的分泌就会受到抑制，所以开灯睡觉，不仅影响睡眠质量，影响人体的免疫力，还会是你前衰老，这就是为何人在挑灯夜战之后，极容易受到病毒感染的原因。而且，灯光也会扰乱人体内的自然平衡，致使人的体温、心跳、血压变得不协调，从而使人感到心神不安，容易惊醒。

此外，褪黑色素分泌受到抑制，还会导致癌症的病发，如经常上夜班的女性，患乳腺癌的风险会比正常人增长两倍。

因此，为了身体健康，不要开灯睡觉，尽量在黑暗的房间里睡觉。

蒙头大睡，大脑最容易窒息

天气在转冷的过程中，很多人都喜欢蒙头大睡。其实，蒙头大睡对你的大脑健康十分不利。

《难经》中说："人头者，诸阳之会也。"从中医角度来说，人体所有的阳气都会汇聚在头部。若阳气被人为地"包裹"不利发散，久而久之就容易郁积成火，造成上火等症状，不利于大脑的气血循环，时间久了就会影响大脑健康。

从西医角度来说，保持头部相对低温有利于改善睡眠。如果蒙住头，不仅会使头部升温，还会因被窝里的氧气越来越少，二氧化碳越来越多，使大脑缺氧而导致第二天出现头晕、头痛、头胀、耳鸣、眼花、恶心、呕吐等症状，使人思维迟钝、反应变慢、犯困。

蒙头睡觉除了伤大脑，对呼吸系统也有危害。研究表明，睡觉时人的呼吸道可排出二氧化碳等有害物质149种，皮肤毛孔可排出171种化学物质。即使是健康人，一个晚上也可通过呼吸、咳嗽等排出细菌、病毒近百亿个。如果头埋进被窝里，就极易感染这些有害物质和致病菌，而诱发呼吸道炎症、皮肤疾病等。

因此，睡觉的时候一定要把头露在外面，如果觉得冷，可以开会儿空调，或者睡前做个脸部穴位按摩，或者在睡前喝点牛奶，洗个热水澡，最简单的就是用双手搓脸，有助于促进脸部气血运行，温暖入睡。

舒缓音乐能改善睡眠

清代医学家吴尚先曾说："七情之病，看花解闷，听曲消愁，有胜于服药也。"的确，音乐是改善睡眠的一帖"良药"，是既赏心又悦耳的"催眠师"。音乐对人体生理功能有明显的影响，音乐的节奏和旋律可明显地影响人的心率、呼吸、血压。随着音乐的频率变化，作用于大脑皮层，会对丘脑下部、边缘系统产生效应，调节激素分泌，促进血液循环，调整胃肠蠕动，促进新陈代谢，改变人的情绪体验和身体机能状态，进而使人们的睡眠得以改善。

运用音乐疗法改善睡眠时，最好选择在晚上睡前 2 ~ 3 小时，采取舒服的卧位，

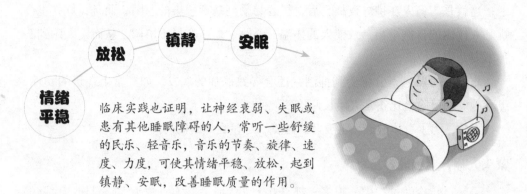

临床实践也证明，让神经衰弱、失眠或患有其他睡眠障碍的人，常听一些舒缓的民乐、轻音乐，音乐的节奏、旋律、速度、力度，可使其情绪平稳、放松，起到镇静、安眠，改善睡眠质量的作用。

根据个人爱好、文化水平、失眠类型等选择乐曲种类；音量以舒适为度，掌握在 70 分贝以下；时间不要过长，以 30 ~ 60 分钟为宜；曲子不宜单一，以免生厌；听音乐时应全身投入，从音乐中寻求感受，并且可以随乐曲哼唱。

已经被国内外实践证明具有催眠效果的曲目有《梅花三弄》《良宵》《高山流水》《小城故事》《天涯歌女》《太湖美》《摇篮曲》《平湖秋月》《春江花月夜》《二泉映月》《雨打芭蕉》《春风得意》等。

再有，适宜的环境对疗效有着重要的影响，运用音乐催眠时，要创造一个冷色、安静的环境，尽可能排除一切干扰因素，以保证音乐催眠的顺利进行。

脑子转不动了就去做个按摩

如果想每时每刻都让大脑保持最佳状态，除注意饮食与睡眠，还要做一些适量的脑部运动，其中按摩就是一种非常有效的方法。按摩那么几分钟大脑就能恢复正常？或许有人对此表示怀疑。但是，佛罗里达州亚特兰大大学的蒂凡尼·菲尔德博士早就通过试验证明了按摩可以有助于缓解精神紧张。博士让自诉情绪低落的 30 个学生分别接受 15 分钟的按摩，结果发现他们血液中的皮质醇（这种激素在感到紧张的时候含量会增加）骤减。人们还发现，即使在情绪正常的情况下，如果接受了按摩血液中的皮质醇也会减少。也就是说，如果你想保持大脑的最佳状态，最好有时间就去做个按摩。

平时我们自己也可以每隔 2 小时做一做头部按摩，这样能够使大脑的思维更活跃。具体方法是：双手五指插入头发后轻轻并拢，向上轻轻提拉 20 次，然后手腕放松，掌心轻轻扣击头部 20 次就能达到效果。

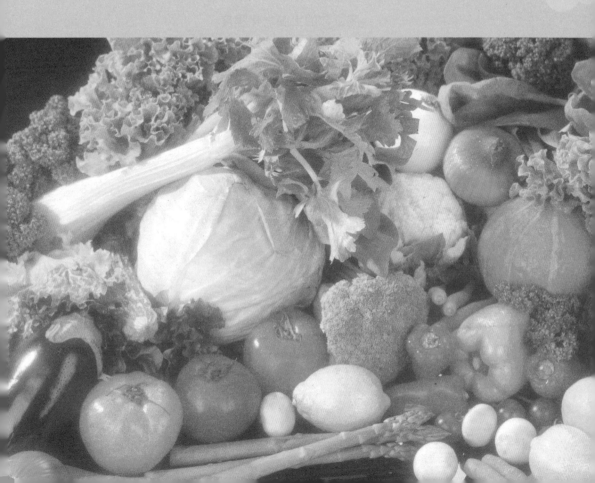

第 7 章

吃什么防止大脑早衰

大脑老化程度测验表

岁月是把无情的杀猪刀，不管是谁都不能抵抗岁月的洗礼，随着年龄的增长，我们的身体各器官会逐渐衰老，皮肤、骨骼、肌肉等这些对维持生命没有直接关系的组织，老化出现较早，如女人一般到了 25 岁眼角会出现鱼尾纹；生完孩子后，胸部会下垂；40 岁开始，女性会发现臀部开始衰老，松弛，手感变差。而心、脑、肾、肝、肺等担负重要生理功能的器官，老化出现较迟。尤其脑的老化程度，不仅受到年龄的制约，而且会受环境、工作和学习等因素的影响，个体差异非常悬殊。

最近，日本科学家设计了一份"脑的老化程度测验表"，请你对表中所列问题作出"是""可能"（即似是而非）或"否"，三者必居其一的回答，你就可以知道自己大脑现在的年龄了。

测试你的大脑老化程度

问题	是	可能	否
（1）对任何事情都有强烈的探索精神	0	1	2
（2）做事一旦下了决心便立即行动	0	1	2
（3）往往凭经验办事	2	1	0
（4）讲话变得缓慢而啰嗦	4	2	0
（5）时常遗忘	4	2	1
（6）电话号码说一次即可记住	0	1	2
（7）看不惯年轻人的无可厚非的言行举止	2	1	0
（8）变得什么事都不想做	2	1	0
（9）变得吝啬了	2	1	0
（10）变得神经质了	2	1	0
（11）有好多理想和梦	0	2	4
（12）对什么都有好奇心	0	1	2
（13）见别人难受，自己也不由地难受	2	1	0
（14）难以控制感情，易流泪	4	2	0
（15）不能胜任日常工作了	2	1	0
（16）对漫画的含义不易理解	0	1	2
（17）性情变得固执起来	4	2	0

续表

问题	是	可能	否
（18）不喜欢看逻辑推理性小说	2	1	0
（19）变得懒怠，不想活动	2	1	2
（20）喜欢幻想	0	1	0
（21）时常出现悲观或嫉妒观念	2	1	0
（22）没有兴趣看健康的爱情小说或电影	2	1	0
（23）做事缺乏持久的毅力	4	2	0
（24）早晨起床比以前提早了	4	2	0
（25）看书的速度很快	0	1	2
（26）一旦疲劳，消除得很慢	2	1	0
（27）考虑地位和名誉变得多了	2	1	0
（28）睡眠时间比从前缩短了	2	1	0
（29）反应力下降了	2	1	0
（30）读报时常常注意"讣告"	2	1	0
（31）见到不讲理的事变得不气愤了	2	1	0
（32）生活的兴趣范围变小了	4	2	0
（33）十分注意自己的身体变化和感受	2	1	0
（34）看书记不住内容	2	1	0
（35）集中精力思考变得困难了	4	2	0
（36）做事显得急躁了	2	1	0
（37）计算力减退，特别是心算困难	4	2	0
（38）变得对种花草有兴趣了	2	1	0
（39）刚听说的事，过一会就忘了	4	2	0
（40）对学习新事物感到困难	2	1	0
（41）喜欢回忆和诉说过去的事	4	2	0
（42）对生活中的挫折感到烦恼	2	1	0
（43）记忆力明显减退了	4	2	0
（44）变得缺乏自信心	2	1·	0
（45）熟人的名字经常忘记	4	2	0
（46）夜间睡眠好	0	1	2
（47）头脑傍晚不如上午清醒	4	2	0
（48）留恋旧习惯	2	1	0
（49）常常喜欢各种活动	0	1	2
得分			

测验总分

得出总分后，请结合下表，找出你的测验总分所对应的大脑的生理年龄。

大脑生理年龄判定表

测验总分（分）	脑的生理年龄（岁）
121~130	70 以上
111~120	65~69
101~110	60~64
91~100	55~59
81~90	50~54
71~80	45~49
61~70	40~44
46~60	35~39
31~45	30~34
16~30	25~29
0~15	20~24
得分	

其实，计算出"大脑的生理年龄"，并没有多大意义，重要的是通过计算，发现智能活动中的不足而加以纠正，这才是有益的。经常用脑学习，进行智力锻炼，可以改善大脑血液循环状况。人脑是"用进废退"的，多用脑功能就会良好，并且能够防止"废用性萎缩"。因此，要根据自己的具体情况，尽可能地勤于思考，多用脑并不是过度用脑。应避免单调的生活，最好有各种兴趣爱好，给予大脑有适当的休息，以消除疲劳，这样就可以保持大脑健康、年轻。

通过前文"脑的老化程度测验表"的粗略判断，如果发现问题，可以再使用医生常用的脑健康检查量表，做进一步判断。

画钟试验（简称 CDT）

徒手画钟表是一复杂的行为活动，除了空间构造技巧外，还涉及记忆、抽象思维、设计、布局安排等多种认知功能。而画钟也是考验注意力及耐挫能力的方式。

画钟试验虽有多种评定方法，但以"0~4 分法"为评定依据，因为这种评分方法简单、敏感、易行，可作为检查老年性痴呆的早期筛查工具。其痴呆确诊率可达75%，因痴呆患者不可能把一钟表盘面完整无缺地画出来。

（1）方法：要求患者画一表盘面，并把表示时间的数目字写在正确的位置，待患者画一圆并添完数字后，再命患者画上大小或分时针，把时间指到 6 点 15 分等。

（2）记分：

①画一封闭的圆 1 分；

②数目字位置正确 1 分；

③ 12 个数目字无遗漏 1 分；

④分时针位置正确 1 分；

如何衡量老人的脑健康

虽然长寿对很多老人来说颇具吸引力，但他们更加关注的却是生命质量，其中，脑健康尤为重要。如何衡量中国老人的脑健康呢？专家们达成共识，认为脑健康有"六好"标准，即：思维清晰，表达好；精力充沛，气色好；心情愉悦，睡眠好；日常生活，自理好；和谐相处，行为好；社会活动，参与好。

"表达好"是指老人在表达一个事物的时候能不跑题；

"气色好"是指在正常衰老后，气血循环基本正常，面部皮肤润泽；

"睡眠好"是指老人每晚至少要睡 6 个小时，中午再睡 1 个小时，睡醒后不会昏昏沉沉，有解乏轻快的感觉；

"自理好"是要求老人生活上要有自理能力，包括自己能照顾自己，有参加社会活动的能力；

"行为好"是希望老人能处事乐观，态度积极，乐于承担责任，事无巨细不挑剔，保持良好心态，要宽容、平和，切忌焦虑和疑心，言行和谐，用爱去滋养身边的一切事物；

"参与好"就是老人要有较快的环境适应能力，具有一定的社会交往能力，无论在家庭还是社会，都要有主动参与的心态和适应能力。

那么，如何达到六好标准呢？

表达好。应从药疗、食疗着手，保证脑部循环充沛，治疗与大脑相关的已有疾病。日常积极学习新知识，理解新事物，与人主动交谈，做到言辞有据，逻辑分明。

气色好。应从外调饮食，内调情志，适当运动三方面着手。老年人应该根据自身体质情况选择合适的膳食，适当增加补肾益脑的食品，如核桃、芸豆等。平时注意保养"精气神"，经常谈笑风生，坚持运动。

睡眠好。大脑充分休息，对提高智力水平大有帮助。睡眠环境要安静避光，宁静益智，噪声损脑，睡前足浴、按摩，这些都能使睡眠更香甜；卧床后尽量不想事，争取尽快入睡。

自理好。生活行为自理好可间接反映大脑处理问题的能力。研究发现，遍布双手的末梢神经与脑有着千丝万缕的关系，因此，勤用双手，活动手指可显著强化脑功能。老人应尽可能地积极参与家务及社会活动，强化锻炼，并注重能适应各种场合的仪表与着装。

行为好。老人应尽量争取从心理上融入家庭及社会，使自身的行为符合家庭及社会的行为规范及道德准则。

参与好。是指老人要营造良好的家庭及社会氛围，并处理好个人和群体的关系。抑郁症和老年痴呆通常是影响老人达到脑健康的两个重要问题。有抑郁症的老人应调整睡眠，开阔胸襟。另外，退休前可以多培养些与工作无关的爱好，以预防退休综合征的出现，减少抑郁症的可能。此外，控制体重、多听音乐、营造芳香居室等，都是保持脑健康的好方法。

根据以上计分原则算出得分，参考页表提供的分级标准判断认知障碍程度。

认知功能障碍程度判定标准

得分	认知障碍程度
4	无
3	轻度
2	中度
1	重度
得分	

Folsein 简易精神状态检查表（MMSE-R）（见下表）

通过以上检测，发现存在问题，可以用 Folsein 简易精神状态检查量表（MMSE-R），进一步了解大脑的健康状况。

简易精神状态检查表（MMSE-R）是最具影响的标准化智力状态检查工具之一。简单易行，标准化程度高，重复性好，多用于老年痴呆的智能评定。

此表需要他人向被检测的人提出一些问题来检查其记忆力和计算力，多数都很简单。每项回答正确计 1 分，错误或不知道计 0 分，最终计算总分，根据后表中不同文化程度检测出被测者的精神状态。若得分在正常界限以下，则为有认知功能缺陷。

Folsein 简易精神状态检查表

	项目	回答	正确
定向	今年是哪一年		1 分
	现在是几月份		1 分
	今天是几号		1 分
	今天是星期几		1 分
	现在是什么季节		1 分
	我们在第几层（或科室、床号）		1 分
	您能告诉我这家医院的名字吗		1 分
	我们在哪个国家		1 分
	我们在哪个城市		1 分
	我们在哪个区（街道或乡村）		1 分
语言	（出示钢笔、铅笔或圆珠笔）这是什么		1 分
	（出示手表）这是什么		1 分
	请写一个完整的句子（有主语、谓语）		1 分
	请跟我说："不如果，而且或是但是。"		1 分
	请用您的右手拿起这张纸		1 分
	将它对折		1 分
	放在您的膝盖上		1 分

	项目	回答	正确
	请你念念这句话，并按上面的意思去做。"闭上你的眼睛"		1 分
注意力和计算力	请你算算下面几组算术： 100−7＝？ 93−7＝？ 86−7＝？ 79−7＝？ 72−7＝？ （注：答案为 93、86、79、72、65）		1 分 1 分 1 分 1 分 1 分
即刻回忆	我告述你三样东西，在我说完之后请你重复一遍它们的名字，"树""钟""汽车"。请你记住，过一会儿我还要你回忆出它们的名字来		1 分 1 分 1 分
延迟回忆	您能回忆起我刚说的单词吗 （答案：皮球、国旗、树木）		1 分 1 分 1 分
临摹	（出示图案）请你按这个样子把它画下来		1 分
总分			

满分 30 分。正常与不正常的分界值与受教育程度有关。（根据最高学历区分）

正常	文盲：>17 分	小学：>20 分	中学以上：>24 分
轻度	文盲：16~19 分	小学：16~19 分	中学以上：16~19 分
中度	文盲：8~15 分	小学：8~15 分	中学以上：16~19 分
重度	文盲：<4 分	小学：<7 分	中学以上：<24 分

让大脑成为你长寿的武器

　　长生不老一直是人类孜孜以求的梦想。为此，许多人不遗余力地寻找延年益寿、永葆青春的方法，期待能维持强壮的体魄和活力。长期以来，科学家一直在探索人体各个器官是各自为战地独自开始衰老，还是受一个器官控制开始衰老。近来已有研究找出了答案：大脑的衰老触动了人体其他器官衰老的开关。

　　大脑存在着"衰老控制中心"，该部位就是下丘脑及脑垂体。如果这一中心失调，将造成神经内分泌紊乱，并引起全身物质代谢的障碍及各器官功能的失调，这是人体衰老的一个主要原因。因此，脑衰必然波及全身，而延缓脑衰老自然成了延缓衰老的重要环节。

· 养脑小贴士 ·

流行病学调查发现，老年性痴呆症在 65 岁以上人群中达 10%，并有逐年上升趋势。但从上文我们可以得知，脑萎缩不是老年人的专利，那些三四十岁就不愿意动脑子的人，脑细胞也会加速老化，因此更应及早预防，未雨绸缪。

进入 30 岁以后，人体每天大约损失 10 万个脑细胞。80 岁与 20 岁人相比较，大脑细胞可减少约 25%，而且神经细胞内会出现"消耗色素"沉着，神经纤维也出现退行性改变，核糖核酸在神经细胞中逐渐减少。50 岁以后，脑组织必不可少的脑蛋白合成也减少，通过大脑的血流量显著减少，使神经传导速度减慢，因此常会出现思维迟钝、智力退化、记忆力减退等现象。特别是近记忆力逐渐下降，而远记忆力尚存。

于是，上了年纪的人常常一开口就是"想当年"，并且爱叹"今昔不如往年"，表明他们接受新鲜事物的能力已明显减弱。

大脑衰老是一个渐进的过程，它的发展是悄无声息的。人在约 30 岁时，衰老便已开始，并会以每年约 1% 的比率持续下去。但这种缓慢的速度让我们很难实际观察到细胞衰老的过程。只有等多年之后，我们才会看到这些效果，如灰白的头发、松垂的皮肤、皱纹等，尽管身体和精神的各方面都在不断衰退，但有些人实际上会变得更"年轻"。通过足够的体育锻炼，他们甚至比年轻时更加强壮。还有一群幸运的人，年届 90 时记忆力非但没有下降，反而在不断改善。衰老的过程就像是一支邋遢的军队，其中的有些细胞会冲在其他细胞前面，但整支军队仍会以蜗牛般的速度，悄无声息地持续推进。

因此，要想抗衰老，就要常护脑。可以这么说，善待大脑，也就是在珍惜你的生命。具体说来，善待大脑，应从以下三方面入手：

（1）养护好大脑。大脑"日理万机"、任务繁重、消耗巨大，因此物资供给要切实保障。大脑需要大量"食品"，但并非来者不拒，多多益善。根据它的特点和工作性质，大脑最需要最欢迎的一是氧，二是糖，三是蛋白质、微量元素、维生素等。

大脑耗氧量占全身供氧的 20%，耗糖量占全身的 25%，可见它嗜糖如命，吸氧成"瘾"。这两者是维持大脑功能的能量来源，是大脑工作的基本动力，所以这也是大脑的主食。人有了病医生常给输入葡萄糖，而最受益者还是大脑。我们常见危重病人鼻孔里插了输氧管，也多是为了护养脑细胞。

除了氧、糖基本口粮要保证外，蛋白质、维生素、矿物质、脂肪、微量元素等也是大脑不可缺少的食粮。此外，蛋白质中的不少成分对增强脑细胞活力，遏制脑细胞退化很有好处。

（2）保护好大脑。要时时爱护关心它。不让脑受外伤、感染或中毒，这是起码的要求。对这些显性伤害，通常人们还是有所防备的。生活中对大脑的不良刺激多数是隐性侵害，比如常说的嗜烟酗酒，还有一些不良生活方式，都会在你不知不觉中悄悄地损害脑细胞、微血管。到了一定年龄，就会出现脑衰老、脑萎缩、脑缺血、脑动脉硬化、老年性痴呆等。这实际上是长期不注意护脑的结果。冰冻三尺非一日之寒。年轻时，我们就要好好护脑，不抽烟不酗酒，让大脑劳逸结合。

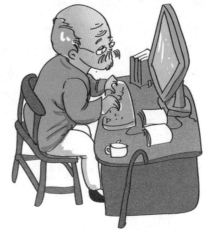

活到老学到老，大脑越用越灵。

（3）利用好大脑。有的人怕衰老，怕痴呆，怕发生脑中风，因此消极对待，不敢大胆用脑，不敢多活动，让脑休息，保存有生力量。其实，恰恰相反，不让大脑积极活动，大脑反而衰老得更快，反应也会越来越迟钝，不进则退。大

健脑导航

● 值得一记的"养脑长寿十字法"

中国中医研究院教授、博士生导师、著名脑病专家程昭襄，在确立中医脑科学理论的基础上，总结出养脑长寿十字法：

一贯知足，知足常乐。不盲目与别人比较，合理地安排自己的生活，不求花天酒地，只求平淡人生。

二目远眺，远眺明目。无论何时，不可只看到眼前利益，不可患得患失。要登高望远。

三餐有节，食不过饱。早吃好、午吃饱、晚吃少。

四季不懒，勤于锻炼。根据季节的变换，选择不同的时间和项目进行适度的体育锻炼，贵在坚持。

五谷皆食，营养均衡。不可偏食，才能摄入人体所需的多种营养。

六欲不张，清心寡欲。欲节则养精气，纵欲伤身，后患无穷。

七分忍让，豁达大度。遇事乐观，得让人处且让人。

八方交往，广结朋友。

九（酒）薄烟戒，神清气爽。饮酒不可过量，且根据各自身体条件限酒，不得贪杯豪饮；力求戒烟，以免危害身体。

十分坦荡，以诚待人。为人襟怀坦白，宽以待人，不做亏心事，保持心平气和的好心境，心平天地宽。

脑的保健也同此理。况且大脑中有15亿多个神经细胞，平时大部分都列入"预备队伍"，并未全体在工作。因此纵使老年人积极用脑，也不会累坏脑子。有关研究表明，如果能坚持脑部运动，即多用脑，可以延缓大脑的衰老，延长大脑细胞的寿命。日本科学家报道，经常用脑的人到了六七十岁，思维能力仍像30岁那样灵敏；反之，那些三四十岁就不愿意动脑子的人，脑细胞会加速老化。美国科学家还做了一个有趣的试验，他们将75位年龄在80岁以上的老人分为3组：天生勤于思考组、思维迟钝组和受人监督组。实验验结果是：天生勤于思考组的血压、记忆力和寿命都达到最佳指标。3年后，勤于思考组的老人都还活着，思维迟钝组死亡率达12.5%，而受人监督组有37.5%的人已经死亡。

勤于思考、有所追求，是人们健康长寿的重要因素，当然，我们主张的用脑，并不是不自量力地去摧残大脑。如一些人没日没夜地恋战方城，夜以继日地观看电视、上网，这样摧残大脑是不可取的。比较有益于脑力活动的是下棋、绘画、练字、看书或和小辈做游戏。

氧自由基——大脑的杀手

我们生活在富含氧气的空气中，离开氧气我们的生命就不能存在，但是氧气对人体也有有害的一面，有时候它能杀死健康细胞甚至致人于死地。当然，直接杀死细胞的并不是氧气本身，而是由它产生的一种叫氧自由基的有害物质，它是人体的代谢产物，可以造成生物膜系统损伤以及细胞内氧化磷酸化障碍，是人体疾病、衰老和死亡的直接参与者，对人体的健康和长寿危害非常之大。

年龄越大，细胞产生的自由基越多，你就越容易发生因正常老化造成的大脑损害，以及遭受退化性大脑疾病。

导致大脑衰老的另一个重要因素是进展性糖基化终产物（AGEs），对大脑而言，其危险性不亚于自由基，实际上这种物质本身就会促进自由基的产生，它与自由基一道"狼狈为奸"。

糖基化终产物（AGEs）普遍存在于日常的食品之中，如我们常喝的饮料中，大都含有很多的糖，过量饮用会扰乱消化系统的功能。导致人体不能正常进食，缺乏所需的脂肪和蛋白质。高血糖与退化性大脑疾病密切相关，血液中的葡萄糖可与蛋白质反应产生异常的"糖聚化或糖交联蛋白质"，这些糖结合蛋白会扰乱细胞的功能。这些糖结合蛋白质变成黄褐色的物质，称为进展性糖基化终产物（AGEs）。这种物质的形成类似于油烟机上油腻的形成过程。食物在烹调过程中也会产生同样的进展性糖基化终产物（AGEs），如炒菜时先把锅烧热，再倒入食油，然后再放肉类等菜，肉类在加热过程中就形成了厨房中油烟机上的油腻，这种黏糊糊、油腻腻的东西就是糖基化终产物（AGEs），附着在骨骼上会使关节屈伸不利，附着在血管壁上会使血管变得狭窄，附着在大脑神经上会加速大脑的衰老。除此之外，糖聚化终产物还会导致自由基的产生，加速人体衰老。

吃什么可以延缓大脑衰老

在影响大脑衰老的众多因素中"吃"是最重要的影响因素。大脑功能减退，如记忆力下降，注意力不集中、思维判断能力下降等，往往是缺少某种营养素所致。因此，吃对食物可减慢我们大脑衰老的脚步。

1.富含抗氧化剂的食物

人们最终遭受自由基损害的程度，以及智力下降情况如何，很大程度上取决于个人防御系统的稳固性或抗自由基防御系统是否强大。要避免和挽回这种老化引起的脑功能障碍，最好的办法是向大脑注入更多的抗氧化剂，以此来中和自由基的破坏作用。这种措施已被证明效果显著，说明抗氧化剂是挽救大脑最有效的帮手。几乎适用于任何年龄、任何疾病。这其中包括了维生素 C、维生素 E、脂酸、辅酶 Q10 和谷胱甘肽。

我们可以从甘蓝、菠菜、梅脯、橘子、草莓、黑莓、大蒜、葡萄干、山莓等食物中能获得大量的抗氧化剂，另外茶和红葡萄酒也含有较多的抗氧化剂。

2. Omega-3系鱼油

Omega-3 系 鱼 油 包 括 DHA、EPA 和 5- 羟 色 胺，DHA（二十二碳六烯酸）和 EPA（二十碳五烯酸），有助于对抗自由基对大脑的侵袭，减弱炎症对大脑细胞的损害，改变神经递质的水平及作用（如 5 羟色胺），调节脑细胞自身基本的物理构造（构建神经突触）。从而为大脑筑起一道"安全防线"。

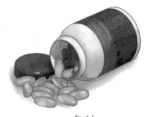

鱼油

3.富含维生素、矿物质的食物

许多人有过情绪低落、易疲劳、不愿运动、失眠、头痛、注意力不集中的经历，但都没有引起足够的重视，认为是无关紧要的小问题，其实这是身体缺少某些维生素和矿物质的表现。因此，我们要摄入定量的维生素和矿物质，这些营养物质能纠正营养缺乏引起的身体不适。这些营养物质包括以下 8 类。

（1）维生素 E、维生素 C 和硫辛酸。它们具有很强的抗氧化活性，能清除氧自由基或干扰氧化物链反应来阻止氧化反应，保护脂质膜免遭自由基攻击，从而达到保护心脑血管的作用。

（2）辅酶 Q10。它被称之为"细胞的健康之源"，是制造胶原蛋白、透明质酸、细胞组织液等的动力来源，又是一种高效抗氧化剂，具有 40 倍维生素 E 的抗衰老效果，能够深入细胞，强化细胞新陈代谢功能，活络细胞间紧实结合能力，有助于使人的大脑不受"正常"老化的影响。

（3）维生素 B_6。它参与 5- 羟色胺、多巴胺、去甲肾上腺素等多种神经介质的合成，因此，维生素 B_6 长期缺乏会导致中枢神经系统和造血机构的损害。

（4）维生素 B_{12}。它可能会降低记忆丧失和得老年痴呆症危险，同时也有助于阻止供应大脑营养的颈动脉的闭塞。

（5）硫胺。它是强烈的情绪推动剂，还能改善大脑功能，摄入额外剂量的硫胺素会使头脑以前更清醒、精力更旺盛。

它是最强烈的情绪推动剂，还能改善人的记忆力，防止大脑发生明显的功能异常。硫胺素的缺乏会阻碍利用人体吸收葡萄糖的能力，干扰大脑的功能，减少智能活动时的能量。

（6）叶酸。丰富的叶酸会促进 5- 羟色胺的产生，减轻抑郁症状。老年人服用叶酸补充剂能恢复已老化的大脑的记忆力，还能够预防脑中风，帮助远离老年痴呆症的损害。

（7）烟酸。它是刺激细胞线粒体能量产生的营养元素，有助于保护大脑，抵抗衰老和伴随而来的严重大脑疾病。如果能量产生不足，脑细胞功能的效率就会降低，自由基所造成的破坏就会在细胞的基因积累起来，导致细胞的功能失调和死亡。

（8）银杏。银杏的叶子中含有很好的抗氧化物，能有效抵抗自由基，延缓人体大脑衰老。研究表明，服用银杏汁的患者在记忆力、注意力和完成复杂动作等方面的能力都得到明显提高，老年痴呆症状有所缓解。

4.胆碱含量丰富的食物

记忆减退是大脑衰老的一个很重要表现，人的记忆力到了 37 岁就会开始明显转差，而所有能力在 42 岁左右开始走下坡路。这是因为人到中年以后，脑内与记忆有关的物质——乙酰胆碱会逐渐减少。大脑中利用胆碱来制造乙酰胆碱的能力日趋下降、变弱所致，如老年性痴呆患者，乙酰胆碱的合成能力比正常脑组织合成速度

健脑导航

●鸡蛋对大脑是个宝

　　蛋白质的重要性可以形容为人不能没有水一样。因为蛋白质是生命的物质基础，没有蛋白质就没有生命。在既往物质匮乏的年代，我们摄取蛋白质的主要来源是鸡蛋，鸡蛋被视为"高级营养物"，但近年来鸡蛋却成为高胆固醇的代名词，被不少人列入禁食或少食名单。其实，鸡蛋营养丰富，大家不能简单地把蛋黄中的胆固醇当成引致高胆固醇的元凶。在所有的天然食品中，只有蛋类的蛋白质的氨基酸组成与人体最为接近，生理价值最高。

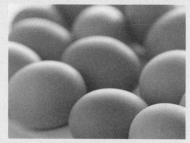

　　一只鸡蛋，蛋白占2/3，能提供高质量的蛋白质。一般为奶类的1.1倍，鱼和肉类的1.2倍，谷类的1.3倍，豆类的1.6倍，相较同样含丰富蛋白质的肉类，蛋白的优胜之处在于脂肪含量低。除此之外，鸡蛋中还含有大量的卵磷脂以及钙、磷、铁等多种元素和维生素，尤其是卵磷脂被誉为与蛋白质、维生素并列的"第三营养素"，是大脑的重要物质成分，是脑细胞必不可少的营养素。虽然它在人体中只占体重的1%左右，但在大

经常吃鸡蛋改善精神状态，增强记忆力。

脑中却占到脑重量的30%；而在脑细胞中更占到其干重的70～80%。因为大脑重量的80%是水，因此经常进食鸡蛋可改善精神状态和增强记忆力，鸡蛋对大脑是个宝。

　　但有些人对鸡蛋望而却步，甚至如避瘟神。就是因为鸡蛋的蛋黄中含有大量的胆固醇，其实，人体每日的胆固醇摄入上限是300毫克，一只大鸡蛋重56克，整个鸡蛋的胆固醇含量为327毫克，可食部分胆固醇含量为288毫克。健康人士每日吃1个全蛋，对身体有益无害；冠心病、高血脂症病人则要控制在每星期2～3个。此外，蛋黄的脂肪含量为28.2%，脂肪多属于磷脂类中的卵磷脂。卵磷脂进入人体后能够降低胆固醇水平，有助于维持心血管健康。

　　另外，比起蛋黄，肥肉、牛油、内脏等含高饱和脂肪的食物对胆固醇的影响更大，才是真正导致高胆固醇的元凶。这是因为，体内的胆固醇，只有两三成来自食物，其余七八成均靠身体制造。摄入过多饱和脂肪，肝脏合成胆固醇，就会导致胆固醇过高。

　　需要注意的是，用鸡蛋加工的食品，如蛋糕等各种糕点，会用上大量鸡蛋，很难数清到底吃了多少个蛋黄，糕点制作过程中还加入大量黄油等，脂肪含量极高，胆固醇量更容易超标。因此，大家要少吃糕点，配合低脂饮食，才能防止胆固醇过高。

　　鸡蛋虽是大脑最理想的营养库，但是吃蛋可是有学问的，想最大程度吸收鸡蛋的营养，就要注意烹饪方式，趋利避害。

　　第一，避免过生。鸡蛋可能会带有李斯特菌、沙门氏菌或金黄葡萄球菌，除可

导致肠胃炎，也可引发其他严重疾病。窝蛋、太阳蛋的蛋黄未煮熟，细菌未能够被杀死，孕妇和婴幼儿应避免。

第二，避免过老，姜醋蛋及卤铁蛋等，因烹煮太久，蛋白质会变质、变硬，难以消化，肠胃脆弱的人士不宜进食。即使是烹饪新鲜蛋，建议白水煮蛋滚水煮5~7分钟，蒸蛋10分钟即可，免得过老影响消化。

第三，鸡蛋还是带壳煮的好。因为鸡蛋里面的蛋黄和空气接触较少，里面所含的胆固醇就不会被氧化，而胆固醇被氧化后对身体是不好的，因此大家要记住，一些蛋糕点心中含有的干制蛋黄，因含氧化过的胆固醇，也不要多吃。另外，煮蛋时切不可随意延长时间。因为鸡蛋在沸水中煮的时间超过10分钟时，鸡蛋内部会发生一系列化学变化，从而降低鸡蛋的营养价值。

第四，减少用油。烹调用油愈少，脂肪愈低愈健康。白水煮蛋最佳；蒸蛋次之；煎蛋、炒蛋用油较多，少吃为妙；而中式滑蛋会加入大量油分，不建议进食。

下降50%。因此要减缓大脑记忆的衰退，我们从中年时期就要开始注意补充胆碱，增加含胆碱食物的摄入。

胆碱广泛存在各种食物中，特别是鸡蛋、肝脏、花生、蔬菜中含量较高。此外，乳酪、豆荚、全谷粮食、小麦胚芽、坚果、胚芽和种子、大豆、啤酒酵母等也含有较多的胆碱。

吃什么会加快大脑的衰老

鱼类、牛奶、胡萝卜等食物都具有健脑益智的作用，但也有些食物是大脑不喜欢的。研究证明，常吃以下5类食物，大脑会出现反应迟钝、笨拙，甚至记忆力降低等现象。

1.含糖精、味精较多的食物

糖精摄入过多会损害大脑细胞组织；味精少量食用是安全的，但妊娠后期的孕妇和周岁以内的婴儿最好别吃。孕妇吃则会引起胎儿缺锌，影响孩子智力发展；婴儿食用味精有引起脑细胞坏死的可能。

2.高脂食物

研究表明，人体内脂肪过多可能会加速大脑老化，增加人们罹患早老性痴呆症等相关疾病的风险。这是因为高脂食物中的饱和脂肪酸不仅会改变脑细胞的功能，而且能改变脑细胞的形态，引起形态学的变化，长期下来容易导致脑部氧气不足，从而脑筋变得迟钝，促使脑部早衰。

3.含铅食物

铅能取代其他矿物质铁、钙、锌在神经系统中的活动地位，因此铅是脑细胞的一大"杀手"。含铅食物主要有松花蛋、爆米花等。需要注意的是，"无铅松花蛋"的铅含量并不等于零，只是低于相应的国家标准，同样不宜大量食用。

4.过咸食物

腌腊制品、咸鱼等过咸食物中的钠含量过高，容易使脑细胞长期处于缺血、缺氧状态，进而导致记忆力下降、大脑过早老化。

5.含过氧脂质的食物

烤鸭、烧鹅、熏鱼等高温煎炸的食物含有较多过氧脂质，过氧化脂质会损伤某些代谢系统，破坏脑细胞、促使脑部早衰或痴呆。

防止大脑早衰的食谱

食用具有提高体内抗氧化性的食物，有助延缓脑部退化。下面列出具体食谱：

保健应用 蘑菇鸡肉汤

原料： 鲜菇 100 克，熟鸡肉 500 克，熟豌豆 100 克，鸡清汤 2500 克，盐 10 克。

做法：

（1）鸡清汤烧沸，除去浮油杂物，放盐调好口味。

（2）鸡肉切块，再把鲜菇洗净切成小片，在汤盘内放上鲜菇片、豌豆、鸡肉，盛上汤，高火 2 分钟即可。

特点： 营养丰富，味鲜开胃。

功效： 高蛋白、低脂肪，利于防止大脑早衰。

保健应用 银耳炖肉

原料： 银耳 500 克，瘦猪肉 300 克，红枣 10 枚，冰糖适量。

做法：

（1）猪肉洗净切块，放入锅中，加水烧开。

（2）去除浮沫，加入冰糖、白木耳、红枣。

（3）加盖，用小火焖至肉酥，即可。

功效：抵抗衰老。

保健应用 花生红枣炖猪蹄

原料：猪蹄1000克，花生仁100克，大枣50克，葱10克，姜5克，绍酒10克，味精2克，盐4克。

做法：猪蹄用沸水烫后洗净，刮去老皮，加清水煮沸，撇去浮沫。加绍酒、葱后中火炖至将熟，再加入花生仁、大枣、盐、味精调味，再高火炖至熟烂即可。佐餐食用。

特点：味道鲜美。

功效：补脾养血，滋中益气，对抗大脑早衰有一定的疗效。

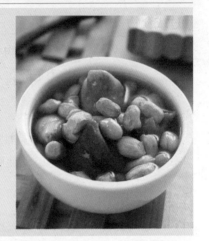

保健应用 黑芝麻粥

原料：黑芝麻50克，粳米100克，枸杞10克。

做法：先将黑芝麻炒熟、研碎，再与粳米、枸杞一同煮成粥。

特点：营养丰富、香味可口。

功效：黑芝麻中的维生素E非常丰富，可延缓衰老，抗脑衰，增强记忆力，并有润五脏、强筋骨、益气力等作用。同时，黑芝麻还具有养颜保健和使白发变黑的功效。

能够令衰老的大脑保持健康的五个习惯

大家一定有这样的体会，如果一天总是无所事事，再勤快的人也免不了打哈欠或昏昏欲睡。

大脑就是一个"办事窗口"，100亿个脑细胞就是"办事员"，虽然随着年龄增长，脑细胞不断死亡，但勤用脑、善用脑的人，除了传递信息的树突不但不减少，反而增加外，还会有新的神经细胞产生，其他脑细胞的衰老也随之放慢，可见科学用脑是最好的防衰养生法，胜过任何补脑的灵丹妙药。因此，我们在生活中要健康地利用自己的大脑，遵守健康的生活习惯。

（1）保证充足的睡眠。缺乏睡眠是导致我们记忆模糊、思维混乱的首要因素。研究表明，人每晚的睡眠时间只要不少于 8 小时，就能避免某些因为年龄增大而造成的大脑功能衰退。

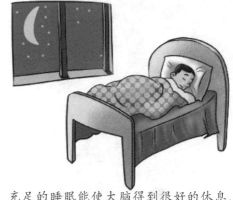

充足的睡眠能使大脑得到很好的休息，对提高记忆力和增强大脑功能有帮助。

（2）定期锻炼。节奏轻快身体锻炼能够为大脑输送富含氧气和营养物质的新鲜血液。每个星期，你应该至少进行 3 次有氧运动，每次至少 30 分钟。此外，每个星期，你还应该至少进行两次力量训练，因为你在锻炼肌肉的同时也会为大脑运送更多的能量。

（3）减轻压力。由于一种名为皮质醇激素的作用，压力往往会成为导致疾病的主要原因。过量的皮质醇将会对大脑侧面脑室壁上的海马状突起造成损伤，而这种海马状突起与我们大脑的记忆功能密切相关。练习和冥想将会有助于减轻压力。

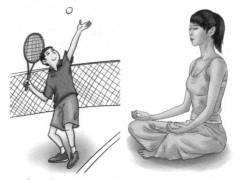

经常体育锻炼能增强体质，增加大脑的供血量，体育锻炼有益大脑健康。

静心冥想可以缓解压力保护大脑。

（4）锻炼大脑。每个星期，你都应该尝试做一些以前没做过的事情，或是学习一些新的知识和技能。譬如说，用平时不常用的那只手写一封信，或是学习一门新的语言，扩充你的词汇量。不断地为自己设置各种新奇的任务和活动，向自己的大脑发出挑战，从而使大脑能够生成新的神经关联，使大脑功能全面化，同时增强其多种任务的处理能力。

（5）食用健康、低脂的食品。伴随饮食过量而产生的葡萄糖和脂肪块沉淀会伤害大脑。低卡饮食更有利于代谢循环，并且有助于控制体重，进而达到降低血压的效果。

有规律的生活能激活大脑

随着经济的日益发展，近年来，很多公司都采用弹性工作制。比如说，你昨天晚上陪客户喝多了，本来应该 9 点去公司上班，在弹性工作制下，你可以选择 9 点

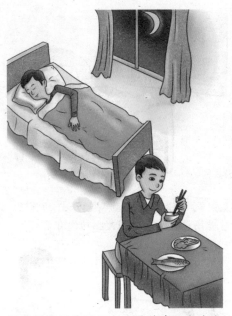

规律的生活能保证大脑的健康，激发大脑功能。

以后去上班。

这是一种非常方便的工作时间制度，但对于大脑的健康来说，却不是一种好制度。清晨耀眼的阳光自有其重要的作用。人体内的生物钟把一天分成25个小时，而耀眼的朝阳可以重置人体的生物钟。

也就是说，如果你没有沐浴灿烂的朝阳，你体内的生物钟和实际的时钟就会开始出现偏差，12天之后偏差会达到12个小时，结果就会完全昼夜颠倒。这样一来，白天大脑本来应该全速运转，可你的大脑却在睡觉。

如果因为方便而过分利用弹性工作制，人们很有可能在工作中犯下意想不到的错误。但是，也有些人无论如何也不能够沐浴朝阳。比如说那些在24小时营业的便利店里打工的人，在医院急诊科工作的医生和护士，也有那些在KTV包房陪酒、陪聊、陪唱、陪舞的专职女郎，还有那些为了经济独立，白天在公司里上班，晚上在饭馆里打工的人。

像这种因为工作关系失去了规律生活而不能沐浴朝阳的人应该怎么办呢？

这种情况下，你应该尽可能过一种有规律的生活。比如说，如果你是深夜开始工作，虽然起床时间往往变得不规律，但如果你的工作时间是从深夜12点到第二天上午10点，那么你必须坚持每天夜里10点起床。即使你不能沐浴朝阳，但如果注意生活规律的话，你的大脑就掌握了一种节奏，可以精力旺盛地为你工作。

那些出租车司机，工作性质比较特殊，一般都是工作24个小时休息24个小时。结果有的人习惯干脆不睡觉，有的人睡12个小时以上。

但是，这样一来，生物钟就彻底乱套了，在工作时间里，大脑就不能好好工作。

因此，那些24个小时工作的人休息的时候最好过一种正常生活，每8个小时就睁开眼，吃饭。如果无论如何也睡眠不足，你可以以"午睡"的形式睡几个小时。让你的大脑完全清醒之后再去上班工作。

第 8 章

吃什么养护生病的大脑

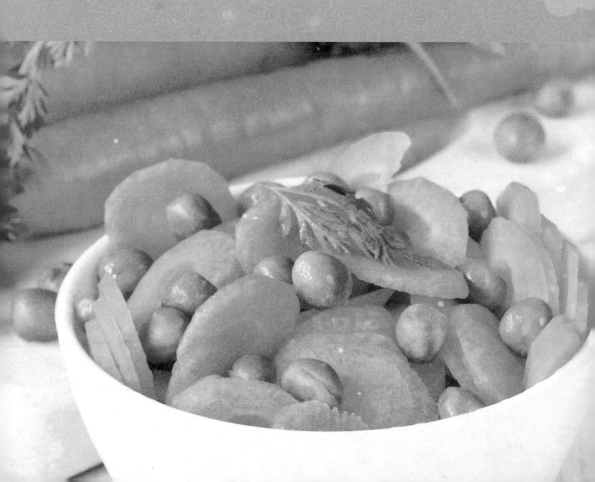

抑郁症患者的饮食调理

一个人患有抑郁症时，大脑中往往有某些被称为神经递质的化学物质减少。如果 5- 羟色胺和去甲肾上腺素这两种神经递质之间不平衡，就可能致抑郁症或焦虑症。5- 羟色胺和去甲肾上腺素减少常常导致情绪低落、动力下降以及食欲和性欲改变。

在日常中很多人对于抑郁症没有正确的认识，导致了病情越发严重，让患者的身心受害。因此，为了我们的自身健康，以及家人的幸福生活，我们需要对抑郁症的病因有足够多的了解，以便我们将抑郁症的预防工作做的更好。

抑郁症除了通过药物治疗和心理疏导外，饮食调理也是个不错的选择。

（1）水。水是人生命必需物质，大脑若缺水，就会出现注意力难以集中、头痛以及心情不好等的症状，进而导致大脑功能紊乱，引起抑郁症。因此，抑郁症患者每天要补充足够的水分，至少喝上 6 杯的水，保持身体各个器官的水润。

（2）富含脂肪的鱼：鱼含有一些对改善情绪有益的脂肪酸，特别是 Omega-3 多不饱和脂肪酸（包括 DHA 和 EPA），多存在于鱼的脂肪内，特别是深海鱼类含量丰富。另外通过食用鱼肝油和蛋类食品，也可起到补充这些营养物质的作用。

（3）B 族维生素。缺乏维生素 B_6、B_{12} 及叶酸会导致大脑神经传递素 5- 羟色胺的缺乏。而 5- 羟色胺可以抑制情绪低落和缓解紧张易怒的情绪。B 族维生素的食物来源非常广泛，包括动物肝脏、蛋类、豆类、坚果、莴苣、深绿叶蔬菜和全麦面粉等。需要注意的是，摄入过多的糖类、脂肪，盲目追求饮食的精细化，还有熬夜多、压力大、生活节奏快的人也需要消耗大量的 B 族维生素，因此想要保证身体有足够多的 B 族维生素，除了饮食补充外，还需要注意保持健康的生活方式。

（4）锌。锌元素参加脑部 DNA 和 RNA 的合成，对脑部的成熟和功能来说是必须的，脑部锌离子水平的失调，会引起人类的抑郁和焦虑情绪，含锌丰富的食物有粗粮、核桃、花生、牡蛎、胰脏、肝脏、血、瘦肉、蛋等能够减轻抑郁症状。一般粮食、蔬菜、水果也都含有锌。

（5）硒。硒在大脑中的代谢与在其他器官的代谢大不相同。当机体缺硒时，会以牺牲其他组织如肝、肾、肌肉中的硒为代价优先维持大脑中硒水平。同时，缺硒可影响脑内 5- 羟色胺和去甲肾上腺素的系统功能，这就意味着可能会出现大脑损害和机能异常。补充生理剂量的硒可增加慢性应激的行为活动，改善抑郁症状。

富含硒的食物有海产品（尤其是金枪鱼、箭鱼和牡蛎）、谷类、肉类、鸡蛋、巴西坚果、银杏、大蒜、蘑菇等。

（6）氨基酸。氨基酸对振奋人精神起着十分重要的作用。大脑必须利用氨基酸

※ **测一测　你是否患有抑郁症**

据研究，在人生的旅途中，人们至少会患上一次抑郁症。但患上抑郁症的人大多数身在病中不知病，怎么判断自己是否有抑郁症呢？

应根据过去一周内自身的情况作答，并按照表中分值计算出总分。将总分乘以 1.25 后为最后得分。最后得分在 50 分以下为正常，50~59 分提示轻度抑郁，60~69 分提示中度抑郁，70 分以上提示重度抑郁。

最近一周以来，你是否感到：	没有	有时	经常	总是
（1）我觉得一天中早晨最好	4	3	2	1
（2）我吃得跟平常一样多	4	3	2	1
（3）我觉得闷闷不乐，情绪低沉	1	2	3	4
（4）我一阵阵哭出来或觉得想哭	1	2	3	4
（5）我比平常容易生气激动	1	2	3	4
（6）平常感兴趣的事我仍然照样感兴趣	4	3	2	1
（7）我晚上睡眠不好	1	2	3	4
（8）我与异性密切接触时和以往一样感到愉快	4	3	2	1
（9）我有便秘的苦恼	2	3	4	1
（10）我对将来抱有希望	4	3	2	1
（11）我发觉我的体重在下降	1	2	3	4
（12）我无缘无故地感到疲乏	1	2	3	4
（13）我认为如果我死了，别人会生活得好些	1	2	3	4
（14）我心跳比平常快	1	2	3	4
（15）我的头脑跟平常一样清楚	4	3	2	1
（16）我觉得经常做的事情并没有困难	4	3	2	1
（17）我的生活过得很有意思	4	3	2	1
（18）我觉得不安而平静不下来	1	2	3	4
（19）我觉得做出决定是容易的	4	3	2	1
（20）我觉得自己是个有用的人，有人需要我	4	3	2	1

请注意，该表仅仅用于抑郁症的自评提示，并不能作为诊断依据。如果读者自测分数较高，也不一定就患上了抑郁症，可到精神科门诊进行详细的检查、诊断及治疗。

不利于抑郁症患者康复的食物

（1）高糖食品。糖分可以抑制大脑中的一种名为脑源性神经营养因子的物质发挥作用，从而会影响人的情绪。而情绪低落时，比如抑郁症患者，大脑中该物质的水平本身就较低，如果再摄入大量糖分，对情绪只会起到反作用。因此有科学家提出：唯一长远的解决办法是节制食用糖的用量或干脆不吃，从而平复血糖不稳定导致的情绪波动。

（2）精加工食品。饱和脂肪酸和精制碳水化合物对免疫系统、氧化应激和神经营养因子都具有不利的影响。高脂肪乳制品、油炸、精制的和甜食类的饮食会显著地增加得抑郁症的风险。

（3）茶和咖啡。咖啡因摄取太多（每天喝四杯以上咖啡或六杯以上的茶）会加重抑郁症。茶、可乐和咖啡都会加重抑郁症患者的失眠症状，因此抑郁症患者在睡觉前不宜喝茶或咖啡。

·养脑小贴士·

抑郁症饮食要合理膳食、补充营养、全面均衡营养这是睡眠性抑郁症饮食要注意的事项，同时在注意饮食后患者更应该避免劳累、保证充足的睡眠，这对预防和治疗抑郁症疾病是很大的帮助的。

来制造神经递质。研究证实，人体一种必需的氨基酸——色胺酸的代谢产物5-羟色胺与抑郁症有关，通过提高五羟色胺的浓度可以改善抑郁症患者的症状。在某些食品中含有较丰富的色氨酸，如火鸡肉、鸡肉、鱼肉、牛肉、牛奶、扁豆、豌豆、花生黄油、坚果、药用酵母和大豆。

（7）乳白蛋白。这是一种由乳腺合成的特殊蛋白质，它能够增加血液中色氨酸的含量，有助于缓解压力，改善工作表现，并改善睡眠，改善抽象的视觉记忆。这种物质广泛存在于人的乳汁及哺乳动物（牛、马、骆驼、山羊、兔、荷兰猪等）中。

（8）植物多酚。它是一种很强的抗氧化剂，有增强神经营养因子对神经细胞功能和生长的作用，保护神经及阻止细胞死亡，调节神经系统的能量代谢和功能，从而有改善认知和情绪的作用。这种物质广泛存在于植物性食物中，如蔬菜、水果、大豆、可可豆、红酒和茶等。

焦虑症患者的饮食调理

愉快的心情不仅仅来自日常生活的感受，也可以来自饮食。经常焦虑的人很难放松心情，但这种情绪又必须疏解。此时适当的饮食可以起到疏解的作用。科学研究证明，心情愉快与大脑分泌某些激素的多少有关，大脑内 γ-氨基丁酸的浓度降低，人便会不断地处于紧张不安状态，焦虑也会因此产生。而这些激素的分泌可以通过饮食控制，这样就可以达到使人轻松快乐的目的：

（1）纤维素：纤维素是由葡萄糖组成的大分子多糖，是焦虑症患者必须要摄取的营养成分。人类膳食中的纤维素主要含于笋类、辣椒、蕨菜、菜花、菠菜、南瓜、白菜、油菜等蔬菜和粗加工的谷类中，纤维素虽然不能被消化吸收，但具有良好的清理肠道的作用，因此纤维素是营养学家推荐的六大营养素之一。另外，五谷类所含的丰富碳水化合物，能为人体提供每天活动所需的能量。

（2）动物性蛋白质的食物：猪肉、牛肉、兔肉、蛙肉、鸽子肉、鸡肉、鸭肉、鱼肉等食物含丰富的铁质，可以帮助焦虑症患者保持精力充沛。提高脑部的专注及集中能力，让患者更专心地应付压力。

（3）B 族维生素：B 族维生素能够有效调节神经系统运作，改善大脑功能，对于焦虑症引起的焦虑、紧张、躁动、失眠等症状有显著效果。同时，B 族维生素能有效保护免疫系统，增强人体抗病能力。

（4）维生素 C：维生素 C 含生物类黄酮，能够有效调节肾上腺素分泌。众所周知，肾上腺素分泌会对紧张、忧虑等情绪产生巨大影响。补充维生素 C 有利于通过对肾上腺素分泌进行调节，从而缓解因焦虑症引起的紧张、易怒等情绪。

（5）镁：众所周知，人体中镁不足时会出现精神紧张、烦躁、头痛、抑郁、失眠等症状。因此适当增加富含镁元素食物，如绿叶蔬菜、坚果、海菜等的摄入十分有好处，不但有助于减轻焦虑症状，还能够提高大脑的学习记忆能力。

（6）钙：人体缺钙则会影响脑神经细胞的正常代谢，从而引起健忘、走神、失

3种食物会让焦虑爆表

每当感到焦虑时，很多人选择大吃一顿减压，效果却适得其反。以下 3 种食物属于吃了使人更焦虑的"升压食物"，最好少碰为妙，以免加重焦虑。

（1）咖啡因。含咖啡因丰富的有茶、咖啡，这些食物可以使焦虑症患者暂时得到解脱，但是效果消失后会使焦虑症更加严重，因此建议有焦虑症状的患者避免食用含有咖啡因的食物。

（2）高糖高脂食物。摄入高糖和高脂肪食物会造成多巴胺水平激增，能够让你精力充沛、心情愉悦，但是有巅峰，就必然伴随着低谷，长期摄入高糖高脂食物会出现体内激素水平失衡的情况，最终促使体重增加，尤其是腹型肥胖的出现。

（3）酒精。少量饮酒会使人感觉心情愉悦，一部分原因就是因为酒会提升多巴胺水平，但是如果饮酒过多，就会产生宿醉，导致情绪变差。长期饮酒过多会损坏脑细胞，尤其是那些与记忆相关的脑细胞。因此建议有焦虑症状或其他精神问题的人应当尽可能地避免饮酒。

※ 测一测　你是否患有焦虑症

　　许多人都不懂得自己是否患有焦虑症，下面有一张焦虑症测试表，可以测测你是否患有焦虑症？希望大家能够通过这套焦虑症测试题来适时地掌握自己当下的心理健康状况，并及时的做好治疗工作。

　　填表注意事项：下面有 20 道题，每一题后有四个选项，分别是：没有或很少时间计 1 分；少部分时间计 2 分；相当多时间计 3 分；绝大部分时间或全部时间计 4 分。请仔细阅读每一题，把意思弄明白，然后根据你最近一周的实际情况在适当的方格内划√。（请在 10 分钟内完成）

焦虑症测试表

序号		没有或很少时间	少部分时间	相当多时间	绝大部分时间或全部时间
1	我觉得比平时容易紧张或着急				
2	我无缘无故地感到害怕				
3	我容易心里烦乱或觉得惊恐				
4	我觉得我可能将要发疯				
5	我觉得一切都不好，会发生什么不幸				
6	我手脚发抖打颤				
7	我因为头痛、头颈痛和背痛而苦恼				
8	我感觉容易衰弱和疲乏				
9	我觉得心烦，不能安静坐着				
10	我觉得心跳得很快				
11	我因为一阵阵头晕而苦恼				
12	我有晕倒发作或觉得要晕倒似的				
13	我觉得憋气，呼吸不畅				
14	我手脚麻木和刺痛				
15	我因为胃痛和消化不良而苦恼				
16	我常常要小便				
17	我的手常常是潮湿的				
18	我脸红发热				
19	我不易入睡，并且一夜睡得都不好				
20	我作噩梦				

　　如果你的总分 > 41 分，那么，您很可能患上了焦虑症，需要找医生进行一些必要的诊治了。

眠、焦虑等症状，因此适当摄入富含钙元素食物，如脱脂奶、豆奶、芝士、豆腐、各种豆类及豆质品的摄入十分有好处。

（7）酪氨酸。酪氨酸是一种抗抑郁氨基酸，它也有助于减轻焦虑，提供能量。白天和睡前分别空腹食用 500 毫克酪氨酸可以有效的缓解焦虑，减轻失眠。

孤独症患者的饮食调理

"孤独症，又称自闭症，是一种由大脑、神经以及基因的病变引起的认知性障碍。他们智力正常，外表看起来和我们没什么不同，但他们无法沟通，无法表达，无法互动，缺失了普通人的互动社交能力。

如果婴幼儿在成长过程中表现出以下特征，那么极有可能是患上了孤独症：

在社会交往方面，婴儿期不喜欢拥抱，不会用微笑回应父母，缺乏与亲人目光的对视，不知道痛，不能用手指物，不参加小朋友的合作性游戏，对机械类没有生命的东西更感兴趣，容易碰伤等。

· 养脑小贴士 ·

目前仍然没有很有效的治疗自闭症的方法，我们只能通过早期发现、早期干预，并通过特殊的教育和训练，使他们的言语行为尽量达到正常人的标准，尽早回归社会。

在语言发展方面，多数自闭症患儿语言发育落后，常常在两三岁时仍不会说话，只是发出单调的语词，完全像鹦鹉学舌，而不知道词的意义。有的甚至没有语言能力，流口水或发音困难。有的虽然能够自言自语，但是内容单调、重复刻板，缺乏交流性。

在行为模式方面，主要反映为刻板重复行为及兴趣狭窄。比如嗅味、看手、玩弄开关、望天花板、转圈等。有的大一些的儿童，拥有某一方面特殊的才能，比如大人翻开《新华字典》随便读一个字，患儿就会脱口说出这个字在哪一页，而且绝不会错，等等。

自闭症严重的影响患儿的健康成长，还会出现严重挑食现象，造成身体营养不均衡，这样更会增加病情。所以家长要控制好自闭症患者的饮食，调理好患儿的身体，以免由于孩子的误食不良食物而导致病情恶化。对治疗自闭症有帮助的食物有：

（1）富含不饱和脂肪酸的食物。所说的不饱和脂肪酸包括 α-亚麻酸（ALA）、二十碳五烯酸（EPA）和二十二碳六烯酸（DHA），这三种物质是促使大脑发育的至

※ 测一测　你的宝贝是否自闭症患儿

如果怀疑自己的孩子可能患有孤独症，家长可以做做下面这个小测试，可以帮助您测试和诊断孩子是否有孤独症倾向，以便及早注意，防止孩子最终成为孤独症患者。以下每题用"是"或"否"回答。选择"是"计1分，选择"否"计0分。

（1）与其他儿童一起游戏和交往感到困难。

　　A. 是　　　　B. 否

（2）对声音和语言感到迟钝。

　　A. 是　　　　B. 否

（3）厌恶学习。

　　A. 是　　　　B. 否

（4）对各种危险，如玩火、登高、在街上乱跑缺乏应有的认识。

　　A. 是　　　　B. 否

（5）已经养成的习惯，无论对错，坚决不改变。

　　A. 是　　　　B. 否

（6）不爱说话，有时宁愿用手势表示也不用语言表达。

　　A. 是　　　　B. 否

（7）常常无缘无故地微笑。

　　A. 是　　　　B. 否

（8）不是像一般的幼儿那样弓着身子睡觉，而是僵硬地伸直腿脚睡。

　　A. 是　　　　B. 否

（9）精力异常充沛，有时可半夜醒来，一直玩到早晨，次日仍不疲倦。

　　A. 是　　　　B. 否

（10）不愿和任何人的目光接触。

　　A. 是 B. 否

（11）对某件事物可能产生特殊的爱好和依恋，抓住不放。

　　A. 是　　　　B. 否

（12）喜欢旋转圆形物体，而且可以长时间作出同样动作。

　　A. 是　　　　B. 否

（13）重复、持续地玩一些单调的游戏，如撕纸、摇铁筒中的石块等。

　　A. 是　　　　B. 否

（14）怪僻孤独，不爱合群。

　　A. 是　　　　B. 否

结果分析：

0 ~ 4 分：您的孩子正常，基本无孤独症倾向。

5 ~ 9 分：您的孩子有较明显的孤独症倾向，需要您在日常生活中注意引导和矫正。

10 ~ 14 分：您的孩子有较严重的孤独症倾向，要到有关机构进行心理咨询。

关重要的物质。如果孩子体内的 DHA 和 EPA 水平低，就可能会加重孤独症。因此，给自闭症儿童补充足够的 DHA 和 EPA（每天 700 毫克 DHA 和 840 毫克 EPA）后，可有效改善其注意缺陷和多动症状，且不会对自闭症有不良反应。

（2）富含维生素 D 的食物。医学研究表明，自闭症患儿普遍存在着维生素 D 缺

自闭症儿童不能吃哪些食物？

很多食物自闭症患者是不可以食用的，否则可能会造成病情的恶化，家长需要注意，以下这些食物会加重自闭症症状。

（1）酪蛋白食物。由于自闭症儿童无法彻底分解牛奶中的酪蛋白，从而造成消化道内带有鸦片活性的短肽链增多，从而影响他们的症状，因此，控制自闭症儿童不吃或尽量少吃奶制品对他们来说是有利的。除此之外，还有冰激凌、酸奶、鸡蛋、鲜奶、蛋糕和奶酪等食物也同样富含酪蛋白，家长应该控制孩子对这些食物的摄入。值得提出的是，由于牛奶含有丰富的营养，因此家长在控制这些食物的同时，应注意补充各类替代品，如豆奶或蔬菜等。

（2）谷类食物。我们所说的谷类食物主要指燕麦、大麦和黑麦等制成的食物，不包括土豆和大米等我们经常食用的食物。因此，自闭症的家长应注意尽量避免给孩子食用诸如黑面包、燕麦片、面食类（如馒头、包子、饼干）之类的东西。

（3）含色素的食物：硫酸盐对人体的消化功能有着非常的作用。如果人体的胃肠道内缺乏硫酸盐，那么消化道的可通透性就会增加，带着鸦片活性的肽就容易进入血液，自闭症患者的症状也将变得恶化。因此，在消化过程中，任何需要使用硫酸盐的食物都不利于自闭症患者的好转。无论是天然的还是人工合成的色素食品，在人体内消化时都会生成硫酸盐，这些食品包括彩色泡泡糖、巧克力、橘子汁等。因此，这些食物应尽量避免给孩子吃。

（4）水杨酸盐食物：含水杨酸成分高的食物对自闭症患者有不良作用。因为水杨酸对人体的胃肠道有严重的负作用，会导致消化道的可通透性增加，这些食物包括番茄、橙、橘子、胡柚、柠檬等。需要注意的是，阿司匹林也含有大量的水杨酸。因此，家长不仅应注意尽量避免给孩子吃这类食物，在孩子感冒发烧时也尽量不要使用阿司匹林。

乏。补充维生素 D 可以提高大脑灵活度，增强记忆力，恢复脑的正常机能。富含维生素 D 的食物有虾皮、海带、沙丁鱼、鲑鱼、泥鳅、牡蛎、淡菜、牛奶、鱼肝、蛋黄、香菇、豆制品、芫荽、荠菜、花椰菜、芝麻酱、莲子、甜杏仁等。

（3）富含叶酸和维生素 B_{12} 的食物。叶酸和维生素 B_{12} 能促进大脑和神经系统的正常发育，患自闭症的儿童在参与结构化教学的同时补充叶酸，对认知和语言交流的改善作用优于单纯的去参与教学训练。科学研究发现，母亲在孕前至孕初期服用叶酸和维生素 B_{12}，可减低孩子患自闭症的风险。

躁狂症患者的饮食调理

躁狂症给人们的印象就是一整天都很暴躁，不能够停止自己的思想。同焦虑症、抑郁症一样，躁狂症并不单纯由外界刺激所导致，心理上受到的刺激仅仅是诱因，该病的本质还是一种生物学疾病，患了躁狂症的大脑具有以下的特点。

（1）分泌过多的多巴胺。多巴胺能促使我们对周围的事物或事情产生新奇感和兴趣。当多巴胺分泌得过多时，我们会对周围的事物产生更大的兴趣，并会变得心花怒放，热情洋溢，挥霍无度。

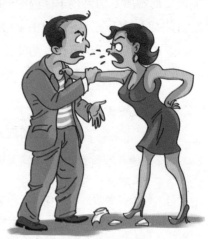

脾气暴躁是躁狂症的表现之一。

（2）分泌过多的去甲肾上腺素。去甲肾上腺素使我们平时精力充沛，做事充满动力，注意力集中。当大脑神经细胞分泌的去甲肾上腺素过多时，我们会变得不知疲倦、易被激惹。

对于躁狂症的治疗，不仅仅要靠药物治疗，还要注重日常的饮食。

（1）低酪氨酸的食物。低酪氨酸能稳定情绪变化，有助于缓解躁狂症状，医学实验证实，给 21 名躁狂患者食用低酪氨酸的食谱 6 小时后，患者的躁狂症状下降了 35%。

（2）富含不饱和脂肪酸的食物。不饱和脂肪酸是改善脑部血液循环及稳定血压的重要物质，可以显著延长躁狂症的复发时间，或能够适度改善躁狂表现。近来的研究发现，二十碳五烯酸（EPA）比二十二碳六烯酸（DHA）能更好地改善躁狂症状。因此在选用深海鱼来提练二十碳五烯酸（EPA）及二十二碳六烯酸（DHA）应注意它们的比例，应尽可能选用二十碳五烯酸（EPA）含量高的产品。

※ 测一测　你是否患有躁狂症

虽然很多人都听说过躁狂症，但是对于怎样算是躁狂症缺乏了解，可以做做下面这个小测试来确定自己是否罹患此病，以便做到有效预防或早期发现。

（1）自我评价过高，可达妄想程度。

　　　A. 是　　　　B. 否

（2）自我感觉良好。如感头脑特别灵活，或身体特别健康，或精力特别充沛。

　　　A. 是　　　　B. 否

（3）活动增多，或精神运动性兴奋。

　　　A. 是　　　　B. 否

（4）性欲明显亢进。

　　　A. 是　　　　B. 否

（5）联想加快，或观念飘忽，或自感言语跟不上思维活动的速度。

　　　A. 是　　　　B. 否

（6）睡眠的需要减少，且不感疲乏。

　　　A. 是　　　　B. 否

（7）注意力不集中，或者随境转移。

　　　A. 是　　　　B. 否

（8）行为轻率或追求享乐，不顾后果，或具有冒险性。

　　　A. 是　　　　B. 否

（9）言语比平时显著增多。

　　　A. 是　　　　B. 否

（10）社交能力受损。

　　　A. 是　　　　B. 否

（11）给别人造成危险或不良后果。

　　　A. 是　　　　B. 否

（12）工作、学习和家务劳动能力受损。

　　　A. 是　　　　B. 否

据近一个月情况作答，是计"1"分，否计"0"分。

如果你有 3 分及以上，就说明你有躁狂症的倾向，注意平时调控。

如果你有 5 分及以上，就说明你患有躁狂症，应及时就医。

如果你有 8 分及以上，就说明你患有严重的躁狂症，请尽快找专业医院就诊。

（3）富含支链氨基酸的食物。支链氨基酸可以通过血流进入大脑，阻碍大脑的5-羟色胺的产生，而5-羟色胺可使人产生疲倦感。通过减少5-羟色胺的含量可减轻脑力疲劳，有助于缓解躁狂症状，医学实验证实，给25名躁狂患者服用富含支链氨基酸食谱6小时后，患者的躁狂症状明显下降，并且这种下降趋势一直持续到研究结束的第7天。因此，患者多食富含支链氨基酸的食物可缓解躁狂症状。鸡蛋是富含支链氨基酸蛋白质的量最高的食物。

精神分裂症患者的饮食调理

　　在一些影视剧中，一些精神分裂症病人发病或者哭笑不得，或者说胡话，有的表现为六亲不认……不论哪种症状都是令人难以理解的。

　　精神分裂症的发生多与脑内某些部位的多巴胺活动过度有关。当中脑边缘系统与多巴胺相关的通路代偿性过度激活，就会导致人出现幻觉、妄想等阳性症状。当前额叶的多巴胺功能低下时，就会导致人出现"冷""懒"等阴性症状。

　　很多精神分裂症患者只注重药物治疗，抗精神病药物能够控制大部分的精神病性症状，但仍有"漏网之鱼"。那么，我们可以通过一些食物来帮助或协助以减少这些"漏网之鱼"。

　　（1）叶酸和维生素 B_{12}。叶酸可作为精神分裂症病人的辅助治疗剂，它对此病有显著的缓解作用。2013年美国的一项医学研究发现，给150名精神分裂患者进行为期6个月的叶酸联合维生素 B_{12} 的营养补充，发现患者的精神分裂症状明显得到了改善。

　　（2）Omega-3脂肪酸能减少精神分裂症前驱期向精神分裂症的转变。Omega-3脂肪酸是髓磷脂的组成部分，正是以这种脂肪为原料，我们的大脑和身体才能合成前列腺素——一种类似激素的超级活跃物质。前列腺素对大脑有十分重要的作用，它可以调节神经递质的释放和功能，研究发现，体内前列腺素含量过低与抑郁症、精神分裂症等病症都有很大关系。因此，精神分裂患者要多吃大麻子、南瓜子、亚麻子、胡桃、凤尾鱼、金枪鱼三文鱼、鲭鱼、青鱼、沙丁鱼和鸡蛋等 Omega-3 脂肪酸含量较高的食物。

（3）补充足量的微量元素。如锌、铁、铜、锰属于必需微量元素，是人体不可缺少的营养物质。锌在中枢神经介质及核酸代谢过程中起重要作用，缺锌会导致酶的活性降低，从而导致大脑清除自由基能力降低，损害脑组织，导致神经障碍；铁是红细胞中血红蛋白的重要成分，血红蛋白是运输和交换氧气的必需工具，缺铁会

> **·养脑小贴士·**
>
> 　　当患者出现幻觉、妄想，兴奋躁动、行为异常等精神症状时，很多患者和家属由于缺乏精神卫生常识，而错误地认为是撞鬼或中邪，大搞迷信活动，既延误了病情，又耗费了财力和物力。出现以上不靠谱的做法原因就是不了解或内心不想承认精神分裂症在很大程度上是生物性疾病，与心理因素没有必然关系，与神仙鬼怪更扯不上边。

延伸链接

精神分裂症者忌口的食物有哪些

　　一些人往往对于精神分裂症治疗过程中的病人要忌口哪些食物存在疑问。精神分裂症患者饮食，是精神分裂症病人在临床治疗时不容忽视的一大环节。大家都知道，该病是非常容易复发的，既然有食物能够帮助我们改善精神状况，那么同样也会有一些食物能够"恶化"它们。

　　（1）禁食滋阴补肾的食物。人们可能认为，滋阴补肾的食品比较好，但是对精神分裂症患者来说应该禁食。如鹿茸，附子，巴戟天等保健药物。升肝助阳的中药柴胡等要慎用。

　　（2）烟草。吸烟能够导致去甲肾上腺素的增加，而去甲肾上腺素能增加人体躯体代谢，躯体代谢会增加自由基水平，自由基会导致神经元脂质过氧化，破坏神经元，抑制神经递质传导。当抑制中脑——皮质通路多巴胺传导时，会引起阴性、认知和心境症状，所以说精神分裂症患者应该禁止吸烟。

　　（3）酒精。过度的饮酒，会刺激病情有所发展。因此，精神分裂症患者应该尽量不要喝酒。

　　（4）高热量饮食。精神分裂症患者比较喜欢高热量食物，大量摄入热量食物增加了脑细胞的氧化损害，损害学习和记忆能力，再加上精神分裂症病人大多不爱不锻炼，所以很容易导致肥胖、高血压和糖尿病的发生，因此精神分裂症患者应该控制高热量食物的摄取。

　　（5）辛辣及刺激性饮食。如辣椒含有辣椒素，吃进去后刺激舌尖、口腔粘膜、嘴里的神经末梢，通过大脑反射下来，促进唾液分泌，有利消化食物，并使人感到轻松兴奋，产生辣后的快感和美味。但是，当辣椒的辣味刺激舌头、嘴的神经末梢，大脑会立即命令全身"戒备"：心跳过快，循环血量剧增，因此，也不利于精神病患者的康复。

导致中枢神经传递障碍，脑功能受到损害，造成行为的改变；铜同样是多巴胺氧化酶的成分，铜缺乏可造成大脑中多巴胺代谢障碍；锰在人体中，以脑垂体的含量最丰富，而脑垂体是一切生命活动的中心，缺锰，可造成明显的智力低下。

老年痴呆症患者的饮食调理

很多老年人都会患有老年痴呆症，这是很常见的一种疾病，临床表现以进行性大脑认知功能障碍为特征，有明显记忆力降低并伴随个性和行为改变。包括视觉空间功能、语言交流能力、抽象思维能力、学习和计算能力及日常生活工作能力持续下降，并严重到影响患者日常工作和社会活动的程度。这种退行性脑功能障碍持续发展，最终出现痴呆。

因此家人需要给予老人多点关爱与照顾，如果患者在正规医院确诊为老年痴呆症，那就需要服用相关的抗老年痴呆症药物治疗，同时饮食上也可以适当增加一些对大脑有益的食物进行补充。

（1）蛋白质。蛋白质是脑细胞的主要成分，可起到强化大脑机能，预防和治疗老年痴呆症的作用。老年人可从牛奶、鸡蛋、肉类摄取优质蛋白质，此外，鱼贝类（牡蛎、贝、海胆、墨鱼、章鱼、虾等）、大豆及其制品也含有丰富的蛋白质。

（2）叶酸与维生素 B_{12}：老年痴呆的发生与机体叶酸和维生素 B_{12} 缺乏有关。欧洲一些医院对数百名已确诊为老年痴呆的病人进行血液测定时发现，这些病人血液中高半胱氨酸的含量特别高，由于叶酸与维生素 B_{12} 能降低体内高半胱氨酸含量，故补充叶酸及维生素 B_{12} 有助于防止老年性痴呆症的发生。

（3）维生素 C 和维生素 E：膳食中应注意补充含维生素 E、维生素 C 丰富的食物、如菠菜、萝卜叶、番茄、马铃薯、甘薯、荠菜、香芹、柿子、金橘、棉籽油、小麦胚芽油等，这些物质具有抗氧化物质，能够延缓衰老。

（4）不饱和脂肪酸。膳食中提供充足的不饱和脂肪酸是极为重要的，它是大脑维持正常功能不可缺少的营养物质，可以预防老年性认知能力下降及老年性痴呆等慢性病的发生。核桃仁、芝

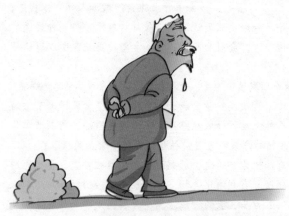

有老年痴呆倾向或症状的，家人要做好看护责任，最好给老人随身佩戴有身份信息的信息牌。

麻、淡水鱼类、肉类、海产品（如海胆、乌贼、牡蛎、贝类、章鱼、虾等）中的不饱和脂肪酸含量较多，在膳食中可适量增加。

（5）磷脂酰丝氨酸。磷脂酰丝氨酸（Phosphatidylserine，PS）是存在于细菌、酵母、植物、哺乳动物细胞中的一种重要的膜磷脂具有提高大脑机能，改善老年痴呆症，补充磷脂酰丝胺酸能增加脑突刺数目、脑细胞膜的流动性及促进脑细胞中葡萄糖代谢，从而使脑细胞更活跃。

磷脂酰丝氨酸（PS）可由人体利用丝氨酸合成产生，它可影响脑内化学讯息的传递，并帮助脑细胞储存和读取资料，是维持大脑正常记忆力、反应和健康情绪的重要营养元素。老年人可从肉、鸡蛋、乳制品、乳清、乳白蛋白、鱼、海鲜、酿酒发酵剂、坚果、种子、大豆、豆荚和全麦等食物中获取丰富的丝氨酸。

值得注意的是有些无机盐对老年痴呆症患者是不利的，因此，老年痴呆症患者需要注意避免过多的营养摄入。

（1）铜。高铜也可引起老年性痴呆症，富含铜的食物，如可可粉、干茶叶、动物肝脏等应少吃。

（2）铝。铝摄入过多容易诱发老年性痴呆症。在我们的食物中并不含有过多的铝，但一些食品添加剂中常有铝，如家用酵母粉、盐汁食品固定剂、干酪和苏打饼干。其量虽不太大，却值得老年人注意，不可长期或过多食用。现代烹饪炊具不少为铝制品，如果经常将过酸过咸的食物在其中存放过久，也会导致人体铝摄入增加。因此为了降低老年性痴呆症发病的可能性，我们有必要减少铝的过多摄入。

（3）铁。大部分人通过饮食就能获得足够量的铁元素，如果过量的话，则会扰乱人体中保持铁正常水平的蛋白质，导致所谓的"自由铁"在人体血液系统中泛滥，催化自由基生成和促进脂质过氧化，造成氧化应激损伤，最终导致老年痴呆症的发生。

美国最新的老年痴呆饮食预防指南

（1）降低饱和脂肪酸，防止反式脂肪。

（2）蔬菜、豆类、水果可适当多食用。

（3）每天服用一小把坚果或种子。

（4）每天摄取足量的富含维生素 B_{12} 的饮食。

（5）进食不含铁与铜的复合维生素。

（6）不要使用含铝的炊具、抗酸药与速发粉等物品。

（7）每周至少进行 3 次有氧锻炼，每次锻炼量不低于 40 分钟。

儿童多动症患者的饮食调理

儿童多动症往往是智力正常，但是情绪不稳定，导致注意力不集中，好动，该障碍可能与中枢神经递质代谢障碍和功能异常有关，如去甲肾上腺素、多巴胺浓度降低，可降低中枢神经系统的抑制活动，使孩子动作增多。

多动症患者除了正规治疗外，还可通过饮食调节，在一定程度上平复"不安的"的大脑，有助于改善缺陷的大脑功能。

（1）含铁丰富的食物。缺铁可能会让孩子患上小儿多动症。因为铁是合成血红蛋白的原料，而血红蛋白是血液中携氧的主要工具，缺铁会导致脑组织缺氧，不仅

※ **测一测　您的孩子多动吗**

请根据您的孩子的实际情况如实填写下表，请在符合的程度对应框内打"√"。

儿童多动症测试表 ＿＿＿＿＿＿＿＿＿＿ 年 ＿ 月 ＿ 日

项目	A	B	C	D
1. 动个不停				
2. 容易兴奋和冲动				
3. 打扰其他孩子				
4. 做事有头无尾				
5. 坐不住				
6. 注意力不集中				
7. 要求必须立即满足				
8. 好大声叫喊				
9. 情绪改变快				
10. 脾气暴躁				

A. 无；　　B. 少一点；　　C. 多；　　D. 很多。

评价与判断：

以上题目，选 A 得 1 分，选 B 得 2 分；选 C 得 3 分，选 D 得 4 分。如总分达到或超过 15 分，多动症高度可能；分数越高，可能性越大。各位家长可根据自己孩子的表现给予评分，就能看出自己孩子是否患有多动症。

哪些食物可加重多动症患儿的病情

注意饮食方面，可以帮助孩子缓解病情，如果不注意，就有可能加重孩子的病情，因此，家长们在平时的生活中一定要留心。那么，哪些食物可加重多动症患儿的病情呢？

（1）富含酪氨酸食品。酪氨酸在机体内可以转化成儿茶酚胺、甲状腺素等神经递质，它们都是"兴奋型"的递质，所以如果孩子这类食物吃得太多，就会出现动作增多的现象。坚果、肉类中含酪氨酸比较丰富。

（2）受铅污染的食品。如果孩子经常食用受铅污染的食品，也会引起动作和行为的异常。铅除了在器具中含有外，在贝类、大红虾、向日葵、莴苣、甘蓝、皮蛋、爆米花、种植在冶炼厂周围的蔬菜、以及含酒精的饮料等食物中的含量也很丰富。

（3）糖。高糖饮食会使大脑中儿茶酚胺等神经递质分泌不足，导致儿童睡眠不安稳、注意力不集中、情绪不稳定等症状。因此，要严格控制孩子高糖食物的摄入。

（4）含水杨酸盐类的食品。由于脑细胞一般没有能量贮备，所以葡萄糖代谢是大脑唯一的供能方式，而水杨酸却可以干扰糖代谢，导致低血糖症和酮体的产生，使大脑的能量不足，从而导致各种异常行为的产生。含水杨酸盐类多的食物主要有番茄、苹果、橘、杏等。

会使孩子学习成绩下降，还会使他们出现多动症的表现。因此多动症孩子，应多吃含铁丰富的食物，如肝脏、禽血等。

（2）含锌丰富的食物。锌与人体的生长发育密切有关，也是多动症患儿的饮食护理中比较重要的一点。锌缺常使儿童食欲不振，发育迟缓，智力减退。所以，常吃含锌丰富的食物，如豆类、花生、蛋类、肝脏等对提高儿童智力有一定帮助。

（3）叶酸。叶酸是预防宝宝出生缺陷的一种重要维生素，准备怀孕的女性和准妈妈

·养脑小贴士·

日常生活中，烹调时家长都会选用各式各样的调味品来增添饭菜的香味以及色泽，从而增添食欲，而事实上，有很多调味品和多动症之间有着密不可分的关系。如胡椒油、酒石黄都含有增加孩子多动症出现趋势的有害成分，应该进行限制，以免孩子出现多动症。

都需要服用叶酸。此外，补充叶酸还可以改善儿童多动症所致的认知功能缺陷，它的这种作用是通过提高 DHA 和 EPA 的血浆浓度，继而调节神经传递和相关基因表达来产生的。

（4）含不饱和脂肪酸、B 族维生素和卵磷脂多的食物。鱼类脂肪中含有大量不饱和脂肪酸，对脑细胞的发育有重要的作用，还可以改善脑功能，提高记忆力、判断力。平时给孩子多吃一些瘦肉、薯类、豆制品等含卵磷脂多的食物，对改善记忆也有帮助。因此，多食用蛋黄、豆制品、鱼头等，对多动症儿童也是有益的。

抽动秽语综合征患者的饮食调理

抽动秽语综合征又称 Tourette 综合征或慢性多发性抽动等。本症是发生于青少年期的一组以头部、肢体和躯干等多部位肌肉的突发性不自主多发抽动，同时伴有爆发性喉音或骂人词句为特征的锥体外系疾病。典型表现为多发性抽动、不自主发声、言语及行为障碍；可伴有强迫观念、人格障碍，也可伴有注意力缺陷多动症。

（1）本病有家族遗传倾向，发病年龄 2 ~ 18 岁，多在 4 ~ 12 岁起病，至青春期后逐渐减少。症状呈波动性，数周或数月内可有变化。病程较长，为慢性病程，至少持续 1 年。多发性抽动是早期主要症状，一般首发于面部，逐渐向上肢、躯干或下肢发展，表现眼肌、面肌、颈肌或上肢肌反复迅速的不规则抽动（运动痉挛），如眨眼、撅嘴、皱眉、抽动鼻子、扮鬼脸、甩头、点头、颈部伸展和耸肩等，症状加重出现肢体及躯干暴发性不自主运动，如上肢投掷运动、转圈、踢腿、顿足、躯干弯曲和扭转动作等，抽动频繁每天可达 10 余次甚至数百次，情绪激动、精神紧张时加重，精神松弛时减轻，睡眠时消失。

（2）发声痉挛是本病另一特征，30% ~ 40% 的患儿因喉部肌肉抽搐发出重复暴发性无意义的单调异常喉音，如犬吠声、吼叫声、嘿嘿声、咂舌声及喉鸣声等，以及"喀哒""吱""嘎"等声响。有的患儿无意识刻板地发出咒骂，说粗俗、淫秽语言（秽语症），模仿他人语言和动作（模仿语言、模仿动作）和经常重复词或短语（重复语言）。

（3）约 85% 的患儿出现轻中度行为紊乱，轻者表现不安、躁动、易激惹，约半数患儿伴注意力缺乏多动症，注意力不集中、学习差，多动、心烦意乱和坐立不安。有的患者有反复洗手和检查门锁等强迫行为，以及指甲严重咬伤、拽头发、挖鼻孔、咬嘴唇或舌等自残行

·养脑小贴士·

家长和老师要了解抽动症是一种疾病，而并非患儿有意乱动出"怪样"，出"怪声"来扰乱课堂纪律，对他们不能歧视，也不必过分关注，有时过分关注反而会引起患儿紧张不安，有的家长更复提醒或责备孩子，可能会加强孩子大脑皮层的兴奋性，使抽动更加频繁。孩子的学业不可过度劳累，要保持足够的睡眠；应注意给患儿增减衣服，谨防感冒；不要让患儿长时间看电视或玩过度刺激的电脑游戏；每日定期进行规律性身体锻炼和运动可抑制抽动症状的发生。

※ 测一测 您的孩子有抽动障碍吗

孩子调皮好动，在日常生活中常常做出一些让人忍俊不禁的事，但是如果您发现您的孩子不停的耸鼻子，还有眨眼等，您可千万要小心了，这可不是孩子调皮好动，而是孩子有了抽动症。

如何判断孩子是否有抽动秽语综合征，可看看是否有下面问题：

（1）孩子总是挤眉弄眼、歪嘴斜鼻。

（2）孩子控制不住皱眉、耸鼻子，频繁地做鬼脸。

（3）孩子的嗓子发出"吭吭"的声音，好像是在清嗓子，可是孩子并没有咽炎。

（4）孩子经常怪叫，发出无意义的声音，如鸡鸣声、咳嗽声、打嗝声、犬吠声等。

（5）孩子走几步就要踢一下腿，自己控制不住。

（6）孩子重复说一句话、一个词，甚至是骂人的话，自己知道不对但是无法克制。

（7）孩子经常鼓肚子、甩头，动作很奇怪。

以上行为在孩子紧张、情绪波动、兴奋、疲劳、惊吓、焦虑、生气、睡眠不足时可加重，精神放松时减轻，睡眠后可消失，患儿智力一般正常，部分小儿可伴有注意力不集中，学习困难，情绪障碍等心理问题。出现了这样的表现，就要警惕孩子是不是患有抽动障碍。

为，可发生感觉性痉挛，如压力感、痒感、热感和冷感，秽亵行为，过度挑衅和暴力行为等。

（4）患儿智力一般不受影响，有时学习能力下降，阅读、书写及作文困难，甚至不能完成正常学业。患者有一定的控制力，可遏制不自主抽动数分钟或更长时间。检查通常不能发现其他异常体征，病程有缓解复发。

抽动秽语综合征是一种儿童常见的精神障碍，由于先天或后天的种种原因，使大脑内神经递质的失衡而造成的。多巴胺是一种神经传导物质，用来帮助细胞传送脉冲的化学物质。这种脑内分泌物主要负责大脑的情欲、感觉，传递兴奋及开心的信息，多巴胺不足或失调会令人失去控制肌肉的能力，导致肌肉不自主地、突发地、快速重复地抽动，模仿动作和言语，同时伴有喉头异常发声，以及猥秽语言。

儿童在患有抽动症时，用特定的抗精神病药物治疗对患者来说是必须的，除此之外，通过饮食调理也是个不错的选择。下面为预防儿童多动症提供几条饮食建议。

（1）富含维生素 B_6 的食物。镁缺乏会抑制碱性磷酸酶的活性，会抑制维生素 B_6 的合成，从而导致抽动秽语综合征患者体内维生素 B_6 的缺乏。由于维生素 B_6 在大脑中可抗抽搐发作，且有抗氧化作用，因此补充镁元素和维生素 B_6 可能有助于抽动秽语综合征的治疗。

维生素 B_6 的主要食物来源：香蕉、核桃仁、花生仁、葡萄干、肝脏等。

（2）富含镁的食物。镁元素在体内除了促进维生素 B_6 的合成外，镁对大脑中枢神经还具有镇静作用，能调节心理，消除紧张心理，减轻压力，人体镁缺会出现情绪不安、易激动、手足抽搐、反射亢进等症状，导致抽动秽语综合征发病。因此多吃含镁丰富的食物可能对抽动秽语综合征的治疗有帮助。

镁元素的主要食物来源：绿叶蔬菜、豆类、坚果类、整粒的种子、未经碾磨的谷物等注意的是，饮食中应避免进食过多的甜食，糖摄入过多，会使体内维生素 B_1 大量消耗，脑组织内丙酮酸增多，儿童易出现发脾气、哭闹等情绪变化，加重原有的抽动症状，因此糖块、巧克力、糕点都不宜多吃。

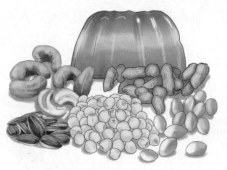

坚果中含有丰富的镁元素，是一种非常健康小零食。

第 9 章

大脑该怎么补

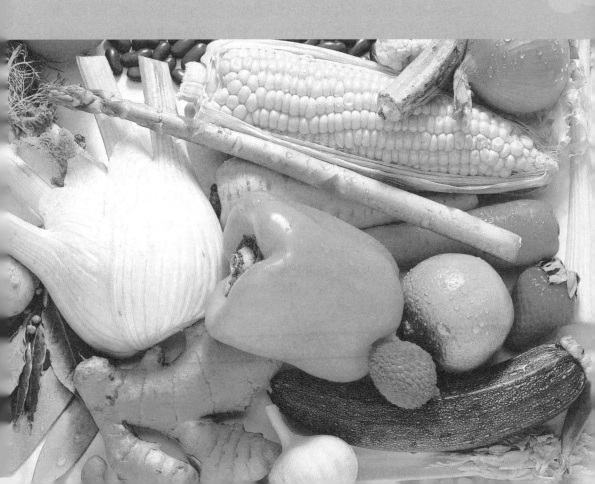

不要让这些食物损害你的大脑

大脑需要补充多种营养，但并不是所有的食物都是有益健康的饮食，有时候一些食物吃了之后对于我们的身体反而没有什么好处，甚至会给大脑带来伤害，引起大脑反应迟钝，记忆力衰退的现象。下面就来给大家介绍 3 种有损大脑的食物。

1.酒：酒精会麻醉大脑

适量的酒被认为"百药之长"，只要喝的方法得当，不过量，酒确实有益于身体，能起到健体强身之功效，对于心血管疾病有预防效果，但是每天超过白酒一杯，啤酒一瓶就不妙了，因为一旦肝脏吸收酒精的能力达到饱和，酒精就开始舒缓肌肉，破坏大脑与身体的正常交流，使记忆力衰退。也许这也是人们喜爱酒精的一个原因——忘掉烦恼和痛苦。

过量的酒精及其代谢产物不仅会直接伤害神经系统，而且它对肝脏等脏器的损害会间接地对神经系统造成二次伤害。饮酒过量会使你易患许多其他疾病，喝酒者患肾脏病和肝病的机会高于平常人。长期酒精滥用可伴有脑损害及相应的心理功能改变。因为过量饮酒，会造成人体酒精中毒，损害中枢神经系统，甚至导致延脑麻痹；抑制胃液分泌，减弱胃蛋白酶活性，刺激胃黏膜，令人患慢性胃炎，给人体带来极大的危害。

大脑成像技术证明，酒依赖可造成大脑结构的改变。神经心理测验有助于描述酒依赖伴发的心理过程损害的特点。酒依赖严重的神经系统损害后果是 Korsakoff 综合征，其特点是记忆缺陷，最明显的是顺行性遗忘及许多其他认知损害。在最近 20 余年中，临床和实验研究发现，不论有无 Korsakoff 综合征，酒依赖者均有认知缺陷。这些缺陷包括信息处理减慢；注意力不集中；抽象、解决问题和学习新信息困难；情绪异常和脱抑制；以及视觉空间能力（即组织和分析二维或三维空间中物体的能力）下降。

2.糖：糖会让大脑变迟钝

首先，大量摄入食糖会影响头脑健康水平。因为大量的糖分会耗尽身体内储藏的维生素和矿物质。每一勺食糖都会消耗一定量的 B 族维生素，使体内缺乏 B 族维生素，而 B 族维生素对改善大脑功能有重要作用。

其次，摄入的糖如一些精制麦片、饼干、面包、蛋糕和糖果等越多，血糖越不容易保持平衡。血糖不平衡表现的症状包括疲惫、易怒、困倦、失眠、盗汗（尤其在夜间）、注意力涣散、健忘、极度口渴、抑郁、梦魇以及消化功能紊乱，出现幻觉等。

最后，糖和神经系统的关系很密切，如果摄入大量的糖分人体会产生一些异常的行为，如攻击行为、焦虑症、多动症等，严重的情况还会出现注意力涣散、抑郁症、消化功能紊乱、疲劳、学习困难以及经期综合征等。所以，糖虽甜，为了我们的大脑，千万不要贪食。

3.刺激物：会让大脑中毒

日常生活中常见的让人上瘾的刺激物主要有两方面，一是饮食方面的食品，如浓茶、咖啡、烟、酒、巧克力、可乐和能量饮料等，它们大多含有咖啡因；二是身体所处环境，如极度痛苦、压力过大等。大脑受到刺激会导致肾上腺素和皮质醇含量的升高，这些应激激素的升高会使血糖降低，大脑疲乏，感觉眩晕乏力，心情沮丧。我们这里所讲的主要是饮食方面的刺激。

经常吃含有咖啡因的食品或饮用含有咖啡因的饮料，会让人变得冷漠、沮丧、疲惫、反应迟钝。对于患有心理疾病的人来说，最好远离含有咖啡因的刺激物。对某些人来说，咖啡因过多会引起一些症状，导致精神分裂症和癫狂症的发生。大量摄入咖啡因的人会对咖啡因过敏，同时又无法对咖啡因解毒，这样导致的结果是心理和情绪状态的严重紊乱。

4.油炸物：会"油炸"大脑

现在常见的油炸食品基本上都是植物油烹制，在油炸过程中会产生反式脂肪酸。而反式脂肪酸对人们的大脑毫无益处。常见的危害主要表现在以下两个方面：

第一，油炸食品能致癌。油炸食品中含有一种丙烯酰胺的化合物，这种化合物是富含淀粉类的食物在高温下油炸分解所产生的，能诱发多种良性或恶性肿瘤，经常食用，癌症发病的危险性会增加很多。

第二，经常食用油炸食品会导致心脑血管病、高血压、肥胖、糖尿病、脂肪肝等慢性疾病的发生。全国营养调查发现，我国成人和儿童的超重与肥胖发病率都大大提高。科学家们对反式脂肪酸在大脑结构以及神经细胞的功能发育过程中产生的影响进行了认真的研究，研究结果表明：反式脂肪酸会被大脑吸收，它们会妨碍神经细胞间的信号传输。通俗的说，就是它们会使大脑变得越来越肥胖，然后无法正常运行。

除此之外，曾有多项研究发现高热量食品会影响大脑的学习认知和记忆功能。对此，专家建议，油炸食品少吃为好。每天男性摄入的反式脂肪酸数量应不高于5.6 克，而女性不高于 4.4 克。

补脑食物的健康吃法

通过上面的讲述，我们知道脑细胞所需要的营养是多种多样的。其实正确的饮食方式才能吃出"健康大脑"。下面给大家介绍一下有益于大脑的正确饮食方式。

1.食物种类多样化

大脑所需食物种类要多样化。但饮食多样化并不意味着什么都要吃，吃的种类越多越好。根据大脑对营养的需求量，日常饮食中最常见的五大类你要经常摄入：

（1）粮谷类，包括米、面、薯类等，主要为人和大脑提供碳水化合物、蛋白质、B 族维生素，也是热能的主要来源。

（2）油脂类，油脂是体内热能的重要来源之一，每克油脂产热约 9 千卡，是蛋白质及碳水化合物的 2 倍之多。油脂类包括各种植物性油和动物脂肪。这类属于高能量食物，能够间接为大脑提供所需的能量。

（3）动物性食物类，包括畜肉、禽、鱼、蛋、虾、牛奶、动物内脏及海产品。动物性食物主要为人体提供蛋白质、脂肪、矿物质、脂溶性维生素、B 族维生素和矿物质等。

（4）蔬菜水果类，蔬菜和水果是膳食的重要组成部分，主要为人体提供膳食纤维、矿物质、维生素 C 和胡萝卜素，有增进食欲、促进消化、维持体内酸碱平衡的作用，近年来在防病治病中的特殊功效也引起人们的重视。

（5）大豆及豆制品，主要为人体和大脑提供蛋白质、脂肪、矿物质和膳食纤维。

在日常饮食中只有这五类食物都适当摄取，才能保持大脑营养的均衡。在各类食物中还要尽可能地选择不同的食物品种，比如动物性食物可轮流选择猪肉、鸡、鸭、淡水鱼、海水鱼、牛奶、蛋类；蔬菜类多选用一些绿色或其他深色蔬菜；粮谷类的米饭、馒头、面包都要吃，还可适当吃些杂粮和薯类等。

2.保持适量

中医养生法有这样一种说法叫"饭吃八分，有益身心"。饮食不足会导致大脑营养不足，但饮食过量的危害绝不亚于食量不足，任何一种营养素长期不足或过多，都会影响身体的健康。因此保持适量最好。适量就是要求各种食物中的营养素的数量要适当，不多也不少，恰好满足身体的需要。

我们都知道暴饮暴食对肠胃不好，容易产生消化不良或者其他胃病。其实暴饮暴食对大脑也同样有害。过饱使身体和脑神经都处于疲劳状态，使大脑灵敏度降低，所以会"饱乏"的现象。

长期过饱会还会影响大脑智力发育。现代营养学研究发现，进食过饱后，大脑中被称为"纤维芽细胞生长因子"的物质会明显增多。如果长期饱食的话，势必导致脑动脉硬化，出现大脑早衰和智力减退等现象。

3.食物搭配要均衡

合理的搭配主要表现在日常饮食得法上面。如果饮食得法，营养均衡，就能保证大脑所需。营养均衡首先要做到人体所需的蛋白质、脂肪、碳水化合物、维生素、无机盐和水供给的均衡，另外还要注意以下几个方面的均衡：

（1）主副均衡。小米、燕麦、高粱、玉米等杂粮中的矿物质营养丰富，人体不能合成，只能靠从外界摄取。因此，不能只吃菜、肉而忽视主食。

（2）三餐均衡。一日三餐是大脑获取能量的主要渠道，按照科学的饮食原理来说，一日三餐热量的分配比例应该保持在早餐30%，午餐40%，晚餐30%左右。同时，早餐讲究营养，午餐讲究丰盛，晚餐要清淡。

（3）生熟均衡。我们的生活中要食用的食品大致包括生食、熟食和半成品。有的食物必须熟食才有利于消化、吸收，而有的食物做熟后会失去营养。最好的办法是，能生食的食物要尽量生食。

（4）味觉均衡。酸、甜、苦、辣、咸是所有食物的基本味道。人们并不满足单一的味道，这是人体对各种营养的需要决定的。保持味觉平衡，才能全面摄取营养，有益身体健康。

（5）粗细均衡。粗粮中保存了许多细粮中没有的营养，但长期大量食用，会使人对蛋白质和脂肪的吸收降低。因此，平时应做到粗细均衡，才能保证人体对各种营养的需要。

（6）酸碱均衡。碱性食物多为植物性食物，它的pH值一般较高，酸性食物多指动物性食物，它的pH值较低。酸碱两性食物进行中和才有利于人体健康，若失去平衡，就容易发生病变。

（7）颜色均衡。红、黄、黑、白、青、蓝、紫是食物所具有的最基本的7种颜色。每种颜色所含营养也不一样，颜色的平衡，也就是营养的平衡。

4.易于消化吸收

营养再丰富的食物。如果其中含有的营养不能被有效地吸收利用，它的价值就不能完全发挥出来。补脑不仅要吃好，还要知道怎样吃才能易于消化和吸收。

（1）合理选择与搭配食物。在上文中我们已经讲过，食物的搭配要均衡。事实证明，荤素搭配要远远比单纯吃素食或荤食效果好得多，干与湿的搭配要远远比单纯吃干食效果好得多，酸性食物与碱性食物的搭配要远远比单纯吃碱性或酸性的食物好得多。同时，不同种类的食物混合吃，如豆类与谷类同吃，豆煮稀饭，杂合粥、面、蔬菜加豆制品以及粗细粮混吃等都能起到营养互补的作用。

（2）定时定量的饮食。人类的一日三餐都有固定的时间，这些时间都是根据科学依据而制定出来的，也得到了千百年的实践证明。饮食时间固定的人到了饮食时间自然而然会产生食欲，随着饮食时间的固定，人体消化腺的分泌和消化道的蠕动也已经形成了规律性的运动，到了固定时间会自动开始工作，进行消化。

（3）重视食物的合理加工。在食物的加工制作方面，首先要把食物烧透煮熟。这样既杀死了黏附在食物上的各种有害微生物，同时，又因食物在加工中发生物理化学变化，成了易被人体消化的半成品。也可以把半成品加工成成品，现在超市里有很多半成品食品，这些半成品食品没写经过加工是不能食用的。为了充分利用食物中的各种营养素，对食物要采用最科学的烹调方法。如大豆含有丰富的蛋白质，干炒大豆其味虽香，但消化率只有 60% ；相反。如果把它做成豆浆、豆腐等豆制品，则消化率可提高到 90% 以上。

（4）要有一个良好的进食环境。好的就餐环境会使人心情舒畅，进食后食物被人体消化吸收快。所谓好的就餐环境主要是指就餐的卫生环境。大家想想，如果我们的进食环境的空气中蝇飞尘扬、地上污水积存、满屋声响嘈杂，我们会怎样呢？在这样的环境下，你一定会产生厌烦情绪，本来已出现的食欲就会随之减退，这样会使人体对食物的消化吸收率大为下降。

（5）注意进食时的情绪状况。人的情绪状况会直接影响人体对食物的消化吸收率，这是因为人体的一切器官都受大脑的指挥，消化器官的运动和消化腺的分泌活动也不例外。如果一个人在快乐、喜悦等情绪中进食，即使不饿，也会比平时的饭量增加一点；相反如果一个人在忧愁、消极、生气等情绪中进食，即使是富有营养又是自己喜食的食物，也不会有进食的欲望。这是由于大脑抑制了消化腺分泌活动的缘故。另外，进食时要细嚼慢咽，这样食物才易于被人体消化和吸收。

影响食物消化吸收率的因素是多方面的，除以上谈到的几点外，吃过多的油脂和甜食，还有在饭前酗酒、饭后大量饮水以及吃过热、过于粗糙和霉烂变质的食物以及吃汤泡饭、饭前饭后剧烈运动等等。只有按照平衡膳食的合理要求，讲究科学的营养吃法，才能吃出健康的身体。

越吃越聪明，这些补脑食物应该多吃

现在广告中有不少健脑、补脑食品的宣传，尤其是中考、高考前夕；"xx 健脑液""xx 脑黄金"的保健品广告便铺天盖地，着实诱人。其实，在很多普通食物中也有不少对脑有好处的成分，比如大豆、金枪鱼等食物。

大豆食品：人体脑黄金

大豆是我们最常吃的一种食物，含有丰富的人体必需的蛋白质和在体内不能合成的 8 种必需氨基酸，并且大豆中的蛋白质和氨基酸的比例非常适合人体需求。虽然普通，可营养价值却是非常高的，不仅利于我们补脑，而且经常吃还可以预防老年痴呆。

日本在明治维新以后迅速崛起，在发达国家中也堪称奇迹。据说奇迹发生的秘密就在大豆里面。

在过去，日本人把这些大豆发酵食品当成家常便饭，每天都吃。早晨是纳豆和味噌汤，

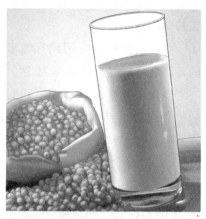

喝豆浆时最好不要加糖或蜂蜜。如纯豆浆不合口味，可以用豆浆煮粥。

中午也是味噌汤，晚上还是味噌汤。做菜的时候绝对少不了酱油。这样的饮食激活了日本人的大脑，成为催生各种最尖端技术的原动力。

当然，有人可能不会做味噌汤，也不爱吃味噌汤，平时做菜也不爱放酱油，那么我们可以喝豆浆。牛奶所含的矿物质主要是钙，而豆浆里面富含钙、镁、铁、锌等多种矿物质，并且比例均衡。豆浆还富含维持大脑功能不可缺少的 B 族维生素，所以还能让你的大脑焕发生机。

近来，很多咖啡馆也为客人准备了豆奶咖啡，希望大家去咖啡馆的时候点一杯豆奶咖啡。那样的话，你去一次咖啡馆，就等于给你的大脑充了一次电。

另外豆腐、腐竹、豆腐脑等大豆制品也

> **·养脑小贴士·**
>
> 如果你觉得最近脑子不好使了，不妨常吃些大豆发酵食品。一日三餐不可能的话，哪怕一顿饭也可以。如果补充了足量的大豆发酵食品，你的体内就充满了氨基酸，大脑也会活跃起来。

都是很好的健脑食品。

金枪鱼：帮助女性调整大脑和身体

一般来说，经期会给女性的身心带来很大的负担。快来月经的时候，女性身体会出现各种各样的症状，如"心烦意乱""坐立不安""精神不能集中""心里感到不安""头痛""容易疲劳"等，甚至有人很想到商场里去偷东西。这证明月经带来的激素失衡诱发了大脑功能的紊乱。

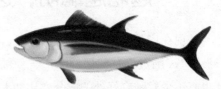

金枪鱼生活在无污染的深海，低脂肪、低热量、高蛋白质，不但可以保持苗条的身材，而且可以平衡身体所需要的营养。

女性这种从排卵期到月经来临期间出现的各种各样的异样症状称为"经前综合征"。

身边有女性朋友经期不适时，除了安慰她们"多喝热水"，真的爱莫能助吗？其实，吃对食物也能对痛经、情绪不稳有缓解作用。对这种身心变化有显著效果的是维生素 B_6 和维生素 B_{12}。维生素 B_{12} 被称为"造血维生素"，具有改善经期贫血状态的作用。如果贫

> **·养脑小贴士·**
>
> 富含维生素 B_6 的食品还有大蒜、白果、鸡肉、鲑鱼、加吉鱼等。富含维生素 B_{12} 的食品还有紫菜、蚬子、鲑鱼子、鸡肝和鳕鱼子等。

血状态得以改善，血液循环变好了，大脑的工作也会彻底改观。另外，维生素 B_{12} 可以在神经细胞内的表面进行脂质合成，所以能够修正和缓解经期出现的大脑紊乱和疲劳。也就是说，维生素 B_6 和维生素 B_{12} 是身体纤弱的女性最可靠的朋友和最坚强的后盾。

那么，要想补充维生素 B_6 和维生素 B_{12}，应该吃什么东西才好呢？维生素 B_6 和维生素 B_{12} 还有一个别名叫做"红色维生素"，也就是说，红色食品富含这两种维生素。红色食品中尤其值得注目的是金枪鱼和红肉。

如果女性朋友感觉经期快到了，或者感觉精神状态开始有点儿不安定了，你就去寿司店大吃特吃金枪鱼吧。

纳豆的神奇魔力

大家都说爱因斯坦智商高，其实据传历史上智商最高的人是歌德，据说他的智商达到了185，而爱因斯坦的智商只有173。

但是，在美国出现了一个令人不可思议的天才少年，他的名字叫迈克尔·卡尼。这个神童16岁大学毕业，毕业后成立了自己的企业。据说他的智商竟然高达250。

不用说，他是地球上最聪明的人。

迈克尔的母亲是日本人，据说他妈妈从他小时候就让他吃一种东西。这种东西就是纳豆。虽然我们很难想象美国人吃纳豆，但媒体以《纳豆激活了迈克尔的大脑》为题报道了这位天才少年的事迹之后，纳豆在美国一时间大受好评。

纳豆的原料是大豆，大豆里面含有一种叫卵磷脂的东西，正是这种卵磷脂对大脑有益。但是，富含卵磷脂的不光是大豆，鸡蛋里面也含有丰富的卵磷脂，可为什么纳豆却有不一样的功效呢？

其秘密就在于发酵大豆时所使用的纳豆活化酶这种物质里面，这种纳豆活化酶可以使卵磷脂变得更容易被人体吸收。还有，因为纳豆活化酶本身也有净化血液的作用，所以长期食用纳豆可促进身体健康，大脑的工作也会变得活跃起来。

在过去，说起纳豆只有一种吃法，那就是浇上点儿酱油盖在米饭上吃。但最近纳豆食品的品种越来越丰富了，甚至还有纳豆咖喱饭、纳豆炒饭和纳豆三明治。如果品种如此丰富的话，我们可以每天吃纳豆，而且百吃不厌。那样一来，即便赶不上迈克尔，我们也可以把上天赋予我们的脑力充分发挥出来。

多喝水，吃淡食

大脑 75% 以上由水组成，大脑所获取的所有信息都是通过脑细胞以电流的形式进行传送的，而水则是电流传送的主要媒介。在工作之前，先饮一至两杯清水，有助于大脑运作。

但一些人喜欢在办公室喝茶或咖啡，脑科学专家则认为，不如多喝一些水。因为咖啡加上精制糖，进入人体会消耗肾上腺素，加速疲倦。工作六七个小时后疲惫不堪的最大原因是体内水分丧失，因此，喝一大杯水能恢复人体活力，喝果汁也有帮助，因为果汁中的果糖还能够稳定血糖。

脑科学专家总结出以下餐前喝水的六大好处：

（1）提高免疫力。可以提高免疫系统的活力，对抗细菌侵犯。

（2）提高注意力。能帮助大脑保持活力，把新信息牢牢存到记忆中去。

（3）抗失眠。水是制造天然睡眠调节剂的必需品。

（4）抗抑郁。能刺激神经生成抗击抑郁的物质。

（5）预防疾病。能预防心脏和脑部血管堵塞。

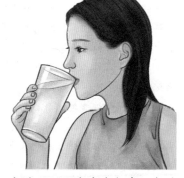

大脑 75% 以上由水组成，大脑所获取的所有信息都是通过脑细胞以电流的形式进行传送的，而水则是电流传送的主要媒介。

（6）抗癌。使造血系统运转正常，有助于预防多种癌症。

下面推荐了一个"喝水程表"，提供给你以做参考。

6：30——经过一整夜的睡眠，身体开始缺水，起床之际先喝250毫升的水，帮助肾脏及肝脏解毒。

8：30——清晨从起床到办公室的过程，时间总是特别紧凑，情绪也较紧张，身体无形中会出现脱水现象，所以到了办公室后，先别急着泡咖啡，给一杯至少250毫升的水。

11：00——在冷气房里工作一段时间后，一定得趁起身动动的时候，再给自己一天里的第三杯水，补充流失的水分，有助于放松紧张的工作情绪。

12：50——用完午餐半小时后，喝一些水，可以加强身体的消化功能。

15：00——以一杯健康矿泉水代替午茶与咖啡等提神饮料，能够提神醒脑。

17：30——下班离开办公室前，再喝一杯水，增加饱足感，待会儿吃晚餐时，自然就不会暴饮暴食。

22：00——睡前1至半小时再喝上一杯水。今天已摄取2000毫升的水量了。不过别一口气喝太多，以免晚上因上洗手间而影响睡眠质量。

起床后先刷牙后喝水

早晨起床后，先喝一杯白开水已经成了大多数人都认可的常识，人们觉得这样既清肠，又能将唾液中的消化酶带进肠胃，吃东西时，可以更充分地分解食物。但实际上，不少人都忽视了一点，那就是喝水前最好先刷牙。

不可否认，早晨起来喝白开水是一种健康的生活习惯，但是，喝水之前，我们要做的第一件事应该是刷牙。因为夜晚睡觉时，牙齿上容易残存一些食物残渣或污垢，它们与唾液的钙盐结合、沉积，就容易形成菌斑及牙石。如果直接喝水，会把这些细菌和污物带入人体。

不过，有些人可能会说，如果先刷牙，就会把唾液里的消化酶刷走，岂不可惜？

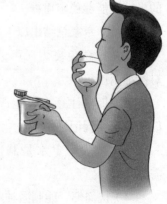

其实，唾液里的消化酶只有在吃东西的时候，才有分解消化食物的作用，不吃东西时，它处于"休息"状态。而人们在睡觉时，唾液分泌本就很少，因此产生的消化酶也很少。并且，人体的肠胃道道本身就有消化酶，唾液产生的只是很少一部分，它的消化作用微乎其微，即使在刷牙时被刷去，也不会影响人体对食物的消化。

每次刷牙后必须用清水把牙刷清洗干净并甩干，将刷头朝上置于通风干燥处。

吃淡食是养护大脑的另一个关键。专家们研究提示，摄盐量过高可使脑卒中的发生率增加。虽然食盐与脑卒中的这种关联机制目前尚不十分明了，但减少摄盐量，不仅使血压下降，而且可减轻动脉硬化的程度，从而可以有效地降低脑卒中的发生率。淡食的标准是：每天青少年吃盐不要超过 4 克，成人每天吃盐不要超过 6 克。

我们在饮食的时候要充分考虑到大脑的需要，有意识地适应清淡口味。平日煮菜时最好使用新鲜的材料，避免食用罐头和腌制的食物如咸鱼、腊味、腌菜等。另外，配料亦要以天然为主，例如多采用蒜茸、姜、葱等，少用盐、豉油和鸡粉。某些种类的酱油、味精、咸菜和香肠、熏肠制品等加工食品都是高盐食物，也应少吃。

亚麻酸：健脑益智最管用

α－亚麻酸是维持大脑和神经机能所必需的物质，它能够促进脑内核酸、蛋白质及单胺类神经递质的合成，对于脑神经元、神经胶质细胞、神经传导突触的形成、生长、增殖、分化、成熟具有重要的作用。

但 α－亚麻酸是人体健康必需却又普遍缺乏，急需补充的一种必需营养素。α－亚麻酸是构成细胞膜和生物酶的基础物质，对人体健康起决定性作用。其在大脑固体总质量中占 10%；在负责学习的海马细胞中占 25%：在脑神经及视网膜的磷脂中占 50%。每日补充 1300 毫克 α－亚麻酸，则大脑智力水平将直接提高 20%～30%。

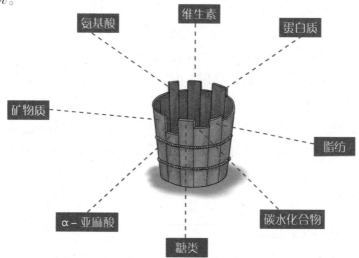

如果把这八大类营养物质比作木板，由它们共同组成一个木桶，那么对所有人而言 α－亚麻酸都将是最短的一块板，它的高度直接决定健康和营养的水平。缺乏 α－亚麻酸，维生素、矿物质、蛋白质等营养素不能被有效吸收和利用，造成营养流失。

我们常吃的核桃中，可为大脑提供充足的亚油酸、亚麻酸等分子较小的不饱和脂肪酸，以排除血管中的杂质，提高脑的功能。含亚麻酸丰富的食物有红花油、葵花子油、大豆油、玉米油、芝麻油、花生油、茶油、菜籽油，而葵花子、核桃仁、松子仁、杏仁、桃仁等食物中亦含有较多的亚油酸。

α-亚麻酸比DHA等作用更强、更安全，α-亚麻酸在体内可转化为DHA、DPA、EPA等，而补充DHA等只能起到部分作用。从生物学的专业角度来说：α-亚麻酸是DHA的母体。α-亚麻酸的衍生物DHA是大脑的重要物质，它能够增进大脑神经膜、突触前后膜的通透性，使神经信息传递通路畅通，提高神经反射能力，进而增强人的思维能力、记忆能力、应激能力。α-亚麻酸对于提高儿童智力和防止老年人大脑衰老都是必需的。对于学生来说，大脑必须获得足够的DHA才能有很好的智力和记忆能力，否则即使刻苦学习，大脑细胞也得不到良好的刺激及生长发育，因此每天都必须摄入足够的α-亚麻酸，这样才能有效地提高学习成绩。

α-亚麻酸对于孕妇与幼儿同样具有健脑作用，如果孕妇缺少DHA，胎儿脑细胞数必然不足，严重时会引起弱智或流产。所以孕妇必须获得足够的α-亚麻酸，才能够通过母体将其衍生物DHA输送到胎儿大脑，这对于胎儿大脑的初期发育具有极其重要的作用。

人体一旦缺乏α-亚麻酸，还会引起人体脂质代谢紊乱，导致免疫力降低、健忘、疲劳、视力减退、动脉粥样硬化等症状的发生。尤其是婴幼儿、青少年，如果缺乏α-亚麻酸，就会严重影响其智力和视力的发育。

α-亚麻酸不是药，它存在于食用油中的时候是一种食品，而制作成胶囊时却是一种保健品。在常见的食物中，α-亚麻酸的含量是极少的。只有亚麻籽、紫苏籽、火麻仁、核桃、蚕蛹、深海鱼等极少数的食物中含有丰富的α-亚麻酸及其衍生物。富含α-亚麻酸最理想的食品或保健品是：紫苏籽油、亚麻籽油（或称为胡麻油）、α-亚麻酸胶囊。在日常生活中食用含有α-亚麻酸的食用调和油做菜是一个非常好的选择。

蜂王浆：纯天然的健脑佳品

蜂王浆又名蜂皇浆、蜂乳、蜂王乳，是年轻工蜂吃了花粉在体内消化吸收后，再从工蜂头部王浆腺分泌出来的珍贵浆液。蜂王浆中含有极其丰富的氨基酸、蛋白质、维生素、矿物质等生物活性物质，还含有一种特殊的不饱和脂肪酸10-羟基癸烯酸（10-HDA），具有很强的杀菌、延缓衰老的作用。

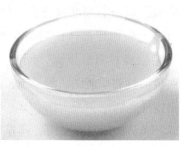

蜂王浆的蛋白质含量很高，人体所需的必需氨基酸也都存在，其营养价值比蜂蜜高。蜂王浆能促进人体生长发育，还有延年益寿、改善食欲、增强人体的新陈代谢和造血的功能。

蜂王浆

（1）健脑益智。蜂王浆中的磷质类、类固醇和有机物质，对神经系统及身体发育有促进作用。此外，磷质类可提高大脑记忆力，增强大脑活动。发育欠佳的少年、高考前的学生及老年人，服用王浆是很有益处的。鲜王浆中的牛磺酸（每 100 克含游离牛磺酸 14.09 毫克，总含量平均值 20.8 毫克）远远高于母乳（每 100 毫升初乳含牛磺酸 5.2 ~ 6.0 毫克，常乳含 3.3 ~ 4.6 毫克）。蜂王浆里丰富的牛磺酸，不仅有益于成年人的保健，而且对促进儿童的大脑发育有重要作用。

（2）增强人体免疫力。人体免疫力下降，是导致人体衰老和死亡的重要原因。而蜂王浆中含有的王浆酸、牛磺酸、维生素和微量元素可以提高机体免疫力。

（3）清除自由基。自由基过多可造成人体组织、血管损伤，加速人体老化。蜂王浆中含有的超氧化物歧化酶（SOD），是自由基的主要清除剂，再加上它含有丰富的维生素 A、维生素 C、维生素 E 和硒、锌、铜、锰、镁等微量元素，是天然的抗氧化剂，也有助于清除人体代谢过程中所积累的过多自由基，达到延年益寿的目的。

（4）蜂王浆可以调整人体的内分泌。药理研究发现，蜂王浆具有可兴奋性功能，并有促进肾上腺皮质激素的作用，这对保健养生都是有益的。

（5）抑制脂褐素。随着年龄的增长，人体内一些细胞中的脂褐素蓄积量逐渐

健康导航

● **王浆虽好，妇孺不宜**

现在很多女性更年期激素水平下降，免疫力下降，容易烦躁，因此喜欢吃一些保健品。如今市面上许多女性保健品都含有一定量的雌激素，而摄入过多的雌激素会导致乳腺增生，甚至诱发乳腺癌。

还有些家长为了给孩子提高免疫力，增加食欲，增长身高，不惜高成本购买各种保健药、补药，如花粉、蜂王浆、人参、鸡粉、牛初乳，有些保健药内含一定量激素，很快就把孩子"催熟"了，导致孩子性早熟。由于性早熟患儿多伴有骨骼提前发育、骨骺提前闭合，因而导致孩子最终身高偏低。

增多，从而引起细胞死亡，使机体衰老。而蜂王浆能使机体内过氧化脂质和心肌细胞脂褐素明显下降，同时它所含有的大量活性物质能激活酶系统，将脂褐素排出体外。

（6）保持营养平衡。营养平衡是维持人体健康最重要的因素之一。蜂王浆能补充人体必需的营养物质，调节机体生理功能和物质代谢，增强免疫力，防治多种老年病，从而起到健身、祛病、抗衰老和延年益寿的作用。

实践表明，经常服用蜂王浆不仅能健身、祛病、延年益寿，而且具有防治皮肤病和养颜美容的作用。分析表明，蜂王浆中含有人体必需的蛋白质，其中清蛋白约占2/3，球蛋白约占1/3；含有20多种氨基酸，16种以上的维生素，多种微量元素以及酶类、脂类、糖类、激素、磷酸化合物等，还有一些未知物质。这样丰富的营养滋补佳品，内服后可以强身壮骨，延年益寿，防止衰老，并且可以促进和增强表皮细胞的生命活力，改善细胞的新陈代谢，防止代谢产物的堆积，防止胶原、弹力纤维变性、硬化，滋补皮肤，营养皮肤，使皮肤柔软、富有弹性，使面容滋润，从而延缓皮肤的老化。

（7）具有核酸作用。蜂王浆中含有丰富的核酸，而核酸是人类最基本的"生命源"，没有核酸就没有生命。如果人体内核酸含量不足就会影响细胞的分裂速度，引起细胞缺失，使蛋白质合成缓慢，导致机体损伤、病变、衰老，甚至死亡。

牛磺酸：维持大脑运作的重要能量

牛磺酸（Taurine）又称 α－氨基乙磺酸，最早从牛黄中分离出来而得名。纯品为无色或白色斜状晶体，无臭，化学性质稳定，溶于乙醚等有机溶剂，是一种含硫的非蛋白氨基酸，在体内以游离状态存在，不参与体内蛋白的生物合成。

牛磺酸有助于脑部细胞神经的扩散，稳定细胞膜中钾、钠、镁、钙、硫等离子，可帮助大脑传递讯息、提高大脑的活力。

牛磺酸在脑内的含量丰富、分布广泛，能明显促进神经系统的生长发育和细胞增殖、分化，且呈剂量依赖性，在脑神经细胞发育过程中起重要作用。研究表明：早产儿脑中的牛磺酸含量明显低于足月儿，这是因为早产儿体内的半胱亚磺酸脱羧酶（CSAD）尚未发育成熟，合成的牛磺酸不足以满足机体的需要，而

健康导航

●补充牛磺酸，小心海鲜不适症

一般食用海鲜所引起的不适症，如常见的呕吐、腹泻、腹痛、皮肤痒等症状。中医辨证治疗上，若属于湿热型的肠胃症状，可用藿香正气散，加上葛根芩连汤，有利湿、清热、理气的作用。

而吃海鲜引起的皮肤痒，在中医则认为多属于湿热型体质者，患者会皮肤红痒，有水泡渗出物，愈抓愈痒，甚至有小脓疱。治疗应清热利湿、驱风止痒，可用消风散，加上黄连解毒汤。而湿阻型者会有身体乏力、胸闷、腹胀、大便软、皮肤红痒等症状。治疗以健脾、益气、利湿为主，可用胃苓汤，加上地肤子、白藓皮、土茯苓。

需由母乳补充。母乳中的牛磺酸含量较高，尤其初乳中含量更高。如果补充不足，将会使幼儿生长发育缓慢、智力发育迟缓。牛磺酸与幼儿、胎儿的中枢神经及视网膜等的发育有密切的关系，长期用单纯的牛奶喂养，易造成牛磺酸的缺乏。

·养脑小贴士·

牛磺酸多见于海鲜中，但会过敏或痛风体质者并不适合吃海鲜，否则可能加重过敏症状或引发痛风。

在牛磺酸与脑发育关系的动物实验研究中发现，牛磺酸可促进大白鼠的学习与记忆能力。补充适量牛磺酸不仅可以加快学习记忆速度，而且还可以提高学习记忆的准确性，并且对神经系统的抗衰老也有一定作用。

牛磺酸几乎存在于所有的生物之中，含量最丰富的是海鱼、贝类，如墨鱼、章鱼、虾，贝类的牡蛎、海螺、蛤蜊等。鱼类中的青花鱼、竹荚鱼、沙丁鱼等牛磺酸含量也很丰富。在鱼类中，鱼背发黑的部位牛磺酸含量较多，是其他白色部分的5~10倍。因此，多摄取此类食物，可以较多地获取牛磺酸。牛磺酸易溶于水，因此进餐时同时饮用鱼贝类煮的汤是很重要的。在日本，有用鱼贝类酿制成的"鱼酱油"，富含牛磺酸。除牛肉外，一般肉类中牛磺酸含量很少，仅为鱼贝类的1%~10%。

蛋白粉：维持大脑发育的基础物质

近年来，蛋白粉成为保健市场的新宠。怀孕准妈妈听说吃蛋白粉能使宝宝长得壮一点；家长们期望蛋白粉能给学习压力大的孩子"补充精力"；老年人"增强身体素质，提高免疫力"的希望寄托在蛋白粉上……

目前市场上常见的蛋白粉产品，主要有乳清蛋白粉、植物性蛋白粉（即大豆蛋白粉）、酪蛋白粉，以及大豆蛋白粉和乳清蛋白粉的混合性蛋白粉这四大类。其中，以大豆蛋白粉和乳清蛋白粉最为常见。

大豆蛋白粉就是从大豆中提炼出来的，大豆蛋白粉价格相对便宜。乳清蛋白粉是从牛奶中提炼出来的，牛奶中的蛋白质，只有20%是乳清蛋白。乳清蛋白在营养价值、消化吸收率等方面，都大大优于其他类型的蛋白质，因而比较贵。

蛋白质有促进伤口愈合，促进人体生长发育等作用。人体要从食物中摄取蛋白质并不困难，不需要也不应该用蛋白粉来替代高蛋白食物。因为，高蛋白食物除了含蛋白质外，还有其他营养素，如牛奶含有丰富的钙和维生素，鱼肉则含有不饱和脂肪酸，瘦肉则含有铁，大豆含有不饱和脂肪酸、维生素、矿物质和纤维素等。纯蛋白粉有不含脂肪、不易使人体发胖的优点，所以，蛋白粉非常适合不敢吃肉、怕囤积脂肪的人士。

每种蛋白质都具有独特的化学结构，只有保持了其化学结构的完整性，蛋白粉才能有效发挥生物学作用。因此，食用蛋白粉一定要用50℃以下的温开水冲调；若需在炒菜或汤水中加入蛋白粉，以增加膳食中蛋白质的摄入，应在起锅冷却后再加入。只有这样蛋白粉才会保持良好的生物活性，为您的健康带来真正的益处。

一个正常成年人，每天需要的蛋白质约为60克。理论上，如果能做到膳食平衡，就没有必要通过吃蛋白粉来补充蛋白质了。因此，对于普通人士，首先应尽可能调整生活和工作状态，把一日三餐吃好，尽量做到均衡饮食，不挑食、偏食，这样不仅可以获得足够的蛋白质，还可以获得全面、均衡的营养。

蛋白粉的营养价值已经深入人心，但是由于蛋白质具有特殊的理化特性和生物学特征，食用者必须掌握了正确的食用方法才可以最终受益。

进食蛋白粉时，首先要注意量的问题是不可过量，每天10～20克即可，应随餐食用，特别是要与富含碳水化合物的食物同食。这是因为，如果只摄入优质蛋白而不摄入主食，那么，摄入的蛋白就会被机体作为能量消耗掉，这就相当于没有补充蛋白质。

对于吸收功能差，或蛋白质需要量大的住院或手术等特别人群，可以通过验血了解自己是否缺乏蛋白质。如果验血发现血浆蛋白含量下降，则提示机体缺乏蛋白质，此时应在医生指导下补充蛋白粉。

氨基酸：大脑运转的必备物质

氨基酸是组成大脑的重要物质，氨基酸含量高达 90% 以上。人之所以聪明、智慧，与其硕大的大脑分不开。人在进化的过程中，掌握了获取蛋白质（氨基酸）的本领，因此头脑发达、智商极高，逐渐主宰了这个世界。

尽管大猩猩和人类比较接近，但由于脑容量小，智商只有 3 岁小孩的水平。由此可见，大脑中氨基酸含量的多少，决定了人的智力和记忆力的高低，补脑、提高记忆的关键是补足氨基酸营养。

必需氨基酸是指人体（或其他脊椎动物）不能合成或合成速度远不适应机体的需要，必须由食物蛋白来供给，这些氨基酸称为必需氨基酸。共有 8 种，其作用分别是：

蛋氨酸（又叫甲硫氨酸）（Methionine）：参与组成血红蛋白、组织与血清，有促进脾脏、胰脏及淋巴的功能。

赖氨酸（Lysine）：促进大脑发育，是肝及胆的组成成分，能促进脂肪代谢，调节松果腺、乳腺、黄体及多卵巢，防止细胞退化。

苏氨酸（Threonine）：有转变某些氨基酸达到平衡的功能。

苯丙氨酸（Phenylalanine）：参与消除肾及膀胱功能的损耗。

亮氨酸（Leucine）：作用是平衡异亮氨酸。

异亮氨酸（Isoleucine）：参与胸腺、脾脏及脑下腺的调节以及代谢；脑下腺属总司令部作用于甲状腺、性腺。

缬氨酸（Valine）：作用于黄体、乳腺及卵巢。

氨基酸营养丰富，全面提供脑营养。儿童处于生长发育的高峰期，大脑发育也正处于高峰期。此时如果大脑营养不足、不均衡，将会给孩子的成长带来障碍，记忆力低下、弱智、痴呆都有可能。经过科学家研究，发现大脑中的“记忆素”含有 7 种氨基酸，这 7 种氨基酸能持续高效补充大脑所需的营养，提供大脑基础的思维和记忆物质。

大脑中的氨基酸每 3 小时就要更新一次，脑力劳动对氨基酸的需求很大。学生过度用脑，营养补充不及时，容易造成失眠、大脑疲惫、思维迟钝、注意力不集中。因此，补充充足的氨基酸营养，补充大脑动力，可以满足脑力劳动者的需要。

如果 7 种氨基酸中有一种缺乏或不足，就像“短板理论”那样，所有的记忆物质合成都将受到限制。小孩由于消化系统未发育完全，还容易偏食挑食，这样就会导致营养不均衡或缺乏。因此，额外补充氨基酸营养就成为孩子补脑的首选，保持氨基酸营养充足、均衡对促进孩子大脑发育很有必要。

氨基酸含量比较丰富的食物有鱼类、蚕蛹、鸡肉、冻豆腐、紫菜、鳝鱼、泥鳅、墨鱼、章鱼、海参等。另外，像牛肉、鸡蛋、黄豆、银耳和新鲜果蔬、动物内脏、瘦肉、鱼类、乳类、山药、藕、豆类、豆类食品、花生、杏仁、香蕉等。

各类维生素：大脑必需的补给

维生素是大脑代谢的重要营养素。其中对脑有较大影响的且易缺乏的是维生素 A、维生素 B_1、维生素 C 和维生素 E。我们可以从以下日常食物中获得这些维生素。

富含维生素 A 的食物，主要有动物的肝脏、鱼类、海鲜、鸡蛋、奶油、牛奶等。

富含维生素 B_1 的食物有面粉、玉米、豆类、西红柿、辣椒、梨、苹果、哈密瓜等。

维生素 C 片

维生素 C 广泛存在于各种新鲜水果及蔬菜中，如柑橘、草莓、猕猴桃、番茄、豆芽、白菜、青椒等。另外，还可口服维生素 C 片。

维生素 E 广泛存在于绿色植物、尤其是各种天然植物油中，如核桃、糙米、芝麻、花生、黄豆、玉米等。

· 养脑小贴士 ·

除了上述几种维生素外，其他维生素一般不会缺乏，除非患有某种疾病时，才可考虑使用某种维生素。服用期限及剂量等，最好向医生咨询。

儿童补脑益智食谱

一个人的智力 1/2 在 4 岁前完成，3/10 是在 4 ~ 8 岁前完成，1/5 是在 8 ~ 17 岁前完成。大脑的重量 1 岁是出生时的 2 倍，2 岁是出生时的 3 倍，约占成人脑重的 75％，3 岁时即已接近成人脑重。脑科学研究认为，脑在基因决定下从受精卵伊始到出生后不停地发展，但在不同时期速度不同，不仅有快慢之分，且在特定时期有质的飞跃。

因此，儿童早期脑发育对人类发展具有重要影响。医学研究已经证实，促进儿童早期脑发育将对他的一生产生有益的影响。而脑发育所需的营养是保证健康发育的决定性因素。

儿童是一个特殊的群体。其特殊性就表现在他们正处于体、脑发育期，所以充足、合理、适量的营养（蛋白质、脂肪、多种矿物质和维生素）是儿童脑发育的重要保护因素。特别是牛黄酸、多不饱和脂肪酸、维生素 A、叶酸、碘、铁、锌、硒、钙等对早期脑发育十分重要。

下面列出促进儿童大脑发育的具体食谱：

保健应用 南瓜熏肉浓汤

原料： 南瓜200克，熏肉25克，洋葱75克，水400毫升，鲜牛奶2大匙，盐少许。

做法：

（1）将南瓜去籽（最好也去皮）之后切小块，放入锅内蒸熟，取出后，将其中的果肉放入果汁机中备用。

（2）熏肉、洋葱切小块，放入水中煮沸，倒入果汁机中，和南瓜一起搅拌均匀，放回锅中继续加热，最后加入鲜奶拌匀，并加盐调味。

功效： 南瓜含有钾、锌、胡萝卜素等营养元素，这些元素除了对神经传导是否顺利有影响力外，还能提高抵抗力，还可以提高大脑清晰思考的能力。

保健应用 鳝鱼猪肝汤

原料： 鳝鱼片、猪肝各250克，枸杞子20克，何首乌30克，猪油、葱花、酱油、淀粉、料酒、盐、味精各适量。

做法：

（1）将鳝鱼片、猪肝分别洗净切细，何首乌煎汁，枸杞子捣碎。

（2）鳝鱼加何首乌汁、适量清水，用文火煨炖至熟，加入料酒、猪油、精盐、味精。猪肝中加入

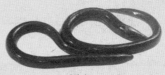

鳝鱼

由枸杞子末、葱花、酱油、淀粉、清水少许共调成的芡汁，掺入鳝鱼汤内拌匀，等猪肝炖熟，加入味精即可。

特点： 汤鲜味美。

功效： 有补脑、益智、壮骨的功效，适用于因大脑发育不良所致智力低下等症。此汤可补脑，益智，壮骨。尤其适合小学生使用。

保健应用 西兰花鸡茸粥

原料： 西兰花30克，鸡脯肉100克，白米1小杯，高汤一小锅，盐少许。

做法：

（1）西兰花洗净掰碎。

（2）鸡脯肉洗净用汤匙刮成泥。

（3）白米洗净沥干，加入菜末、肉泥和高汤（开）文火炖，食前加入少许盐即可。

功效：西兰花是近年营养界大力提倡的抗癌蔬菜，此外，还具有润五脏和壮筋骨的功效，是儿童成长中必不可少的好蔬菜。

保健应用 龙眼肉粥

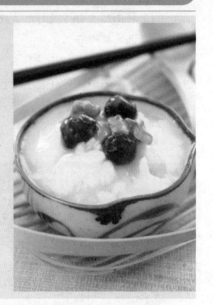

原料：龙眼肉30克，粳米60克，核桃5枚，白糖20克，各种佐料少许。

做法：

（1）龙眼肉洗净，切成小方块。

（2）粳米冲洗干净。

（3）将粳米、龙眼肉、核桃放入锅中，加水约700克，置炉火上煮至米烂开花，粥汁黏稠时离火，再将白糖放入，搅匀即可食用，每日可食1～2次。

特点：甜香可口。

功效：益心脾，安心神。适用于有心悸、失眠、健忘、贫血等症者。健康人食用能提高记忆力，增强体质。

注意事项：湿盛脘腹胀满、痰多者，不宜服用。

保健应用 桂圆莲子粥

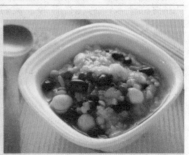

原料：桂圆肉10克，去心莲子20克，圆糯米60克，红枣6克，冰糖适量。

做法：

（1）先将莲子洗净，红枣去核，圆糯米洗净，浸泡在水中。

（2）莲子与圆糯米加600毫升的水，小火煮40分钟，加入桂圆肉、红枣再熬煮15分钟，加冰糖适量，即可食用。

特点：甜香适口。

功效：桂圆肉性温、味甘，补血益心、安神，古人称之为"益智果"，是治失眠健忘的补品；莲子性平、味甘，补脾益肾；红枣性平、味甘。可补益脾胃；糯米性温、味甘，能补中益气，诸药组合适用忧郁症失眠患者。

保健应用 芝麻粳米粥

原料： 黑芝麻 50 克，粳米 100 克，白糖适量。

做法：

（1）将黑芝麻洗净，捞出沥水，用小火炒香，倒出晾凉；粳米淘洗净。

（2）锅上火，加入适量清水、粳米，先用大火烧开，用文火煮至熟烂，放入芝麻、白糖，调匀后即可食用。

特点： 甜香适口。

功效： 粳米能滋养人体五脏、气血和精髓，气血充、精髓足则头脑强健，思维敏捷，记忆力强。芝麻是常用的健脑食品，含大量的不饱和脂肪酸及丰富的蛋白质、钙、铁等。两物合用成粥，有益智、补脾、健胃的功效。

保健应用 莲子粉粥

原料： 莲子粉 50 克，粳米 100 克。

做法：

（1）将莲子加水煮熟，切开，去壳，晒干，磨粉，备用。

（2）将粳米淘洗干净，与莲子粉同放入锅内，加清水适量。先用武火煮沸，再改用文火煮熬 20~30 分钟，以米熟烂为主。可供早晚餐或作点心服用。

功效： 莲子味甘、性平，有补脾胃、止泄泻、益肾涩精、补养心气、健脑益智、消除疲劳的作用。

保健应用 红枣山药粥

原料： 红枣、山药、大米、薏苡仁、红糖各适量。

做法：

（1）将大米同薏苡仁一起洗净倒入锅中大火烧开，转小火慢煮。

（2）将山药去皮洗净，大枣洗净去核。山药去皮后黏液会对手部皮肤有一定的刺激性，如果皮肤比较敏感的人，可以将未去皮的山药洗净，用保鲜膜包好，放在微波炉中用中火加热 2 分钟。晾凉去皮待用。经过处理后的皮极易去除，而没有刺激性。

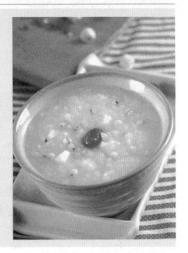

（3）山药切块与红枣放入熬熟的米粥中，待粥黏稠后即可。食前放入红糖。

　　特点： 香甜可口。

　　功效： 暖胃补气，山药性平，味甘，有健脾养胃，生津益肺，补肾涩精之功效。山药的益智作用，其基础是补虚，它含有蛋白质、糖、氨基酸、钙、磷、铁，维生素等多种生命物质。其有增进食欲，改善人体消化功能，增强体质等作用。对于智力减慢或智力不足，而又兼有脾胃虚弱，消化功能差的儿童，山药是一味很好的治疗药物。薏苡仁可健脾益胃、补肺清热，祛风祛湿。

保健应用 海带绿豆粥

　　原料： 海带 50 克，绿豆 50 克，圆粒糯米 100 克，片糖 2 片，陈皮 10 克，姜丝 1 茶匙（5 克）。

　　做法：

　　（1）圆粒糯米和绿豆分别淘洗干净。陈皮用清水浸软后切丝。海带洗净后，切碎。

　　（2）砂锅中加入 1500 毫升清水，大火煮开，放入绿豆煮 10 分钟后，加入圆粒糯米、海带片、陈皮丝和姜丝，大火煮沸后改小火继续煲 40 分钟左右至黏稠。

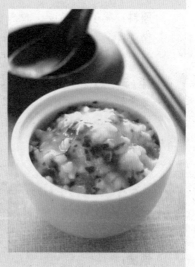

　　（3）加入片糖，至糖溶化关火即可。

　　特点： 清香甜软，营养丰富。

　　功效： 海带含有丰富的人体必需的矿物质营养，如磷、镁、钠、钾、钙、碘、铁、硅、锰、锌、钴等，有些是陆生蔬菜所没有的物质，而且它还含有丰富的硫黄酸，对保护视力和儿童大脑发育有重要的作用。绿豆具有健脑的作用。此粥具有清热解毒、凉血清肺的作用。如果长了毒疮或者上火起痘，喝这款粥很适合。

保健应用 苹果柳橙汁

　　原料： 苹果 100 克，柳橙 3 个。

　　做法：

　　（1）柳橙切半。用榨汁机榨出柳橙汁。

　　（2）苹果去皮后切小块，放入榨汁机中。与柳橙汁搅拌均匀，即可。

　　功效： 苹果可益智，柳橙抗氧化，两者结合可以加速脑细胞迅速补充葡萄糖。

保健应用 杞子山药炖猪脑

原料： 枸杞子 10 克，淮山药 30 克，猪脑 250 克。

做法： 将猪脑去筋膜、洗净，与淮山药、枸杞子同放锅中，加水适量，炖熟即可。

特点： 适用于脾肾两虚之健忘症患者。

功效： 补脾益寿，健脑益智。

保健应用 牛奶芝麻布丁

原料： 鲜牛奶 400 毫升，黑芝麻粉 30 克，吉利丁 7.5 克，细砂糖 25 克，玉米粉 10 克。

做法：

（1）将吉利丁放在冷水中至软，再挤出多余的水分备用。

（2）黑芝麻、玉米粉、细砂糖、牛奶放入果汁机中搅拌均匀，再倒入锅中，以小火加热至开。

（3）加入吉利丁，趁热搅拌至溶化，再将布丁液倒入模型内降温，再放入冰箱中，冷藏至凝固，取出后即可食用。

特点： 香甜滑爽。

功效： 黑芝麻可健脑益智，牛奶又是儿童生长发育必不可少的佳品。

青少年补脑益智食谱

青少年处于身体发育和学习文化知识的最佳阶段。这时候身体生长发育很旺盛，大脑的消耗量也非常大，需要补充大量的营养。补脑、健脑，最好的途径就是通过调整饮食可迅速改善大脑的疲劳状态。

下面列出具体食谱：

保健应用 炒桂花鱼肚

原料： 油菜胆 100 克，油发鱼肚 100 克，鸡蛋 5 个，油 20 克，盐 8 克，味精 5 克，水淀粉 8 克。

做法：

（1）鱼肚切成小的长条状，用高汤煨透后，沥去汤汁备用。

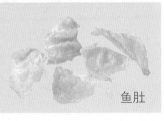

鱼肚

（2）油菜焯水后煸炒入味，码在盘中。

（3）把沥干水分的鱼肚，加入鸡蛋及调料一起搅拌均匀。

（4）炒勺上火，放入油，下入调好的鱼肚鸡蛋液，调慢火用手勺边推边炒，直至将全蛋液炒热后，起锅装在炒好的菜当中即可。

特点： 鸡蛋鱼肚好似桂花，色泽淡黄，鱼肚绵软。

功效： 鱼肚属四大海味之一。近代被列入"八珍"之一。性平味甘碱，具有润肺健脾、补气活血之功。

保健应用 虾仁土豆丸

原料： 干虾仁50克，土豆800克，干香菇50克，芹菜梗20克，调味肉馅100克，高汤粉15克，面粉100克，面包糠150克，鸡蛋两个，植物油约700克（实耗300克），盐10克，白胡椒粉5克，生抽、香油各适量。

做法：

（1）土豆去皮蒸熟捣成泥，加入盐、高汤粉10克、白胡椒粉充分拌匀。

（2）香菇泡透切碎，加生抽、高汤粉5克抓匀。

（3）虾仁、芹菜梗分别切碎备用。

（4）开锅，倒入20毫升植物油、香油，至中温入香菇碎、虾仁碎炒3分钟（中火），再入肉馅炒熟，最后放芹菜末稍炒起锅，加入土豆泥中拌匀。

（5）将拌好的土豆泥捏成丸子，扑上面粉，蘸上蛋液，再裹上面包糠，入中温油锅炸至表皮金黄即可捞出装盘。

特点： 娇脆香酥，味鲜可口。

功效： 健脑益智，尤其对青少年的脑部发育很有好处。

保健应用 清蒸鳎鱼段

原料： 鳎鱼中段500克，水玉兰片、水冬菇、肥猪肉、熟火腿15克，味精2.5克，清汤300毫升，料酒15克，盐、葱、姜、花椒、明油各适量。

做法：

（1）鳎鱼剥去皮，洗净，在鱼段两面每隔4厘米剞上斜直花刀。

（2）猪肥肉、葱、姜、玉兰片分别切成丝；冬菇去蒂，切成丝，火腿切成丝。

（3）锅中加水烧沸，下入鱼段烫一下，捞出装盘，再下猪肥肉丝烫一下，捞出沥去水分。

（4）葱、姜、火腿、玉兰片各丝和烫好的猪肥肉丝相间摆在鱼段上，撒上花椒，浇上由料酒、味精、清汤、盐等兑好的汤，上屉蒸20分钟左右取出。蒸汁滗入锅中，烧沸，去净浮沫，调好口味，加明油浇在鱼段上即可。

特点：色泽洁白，清鲜软嫩，味美可口。

功效：鲳鱼每百克内含蛋白质脂肪 1.2 克、13.7 克，且肉质细腻味美，尤以夏季所捕的鱼最为肥美，食之鲜肥而不腻。是健脑益智佳品。

保健应用 枸杞子烧黄花鱼

原料：枸杞子 20 克，黄花鱼（重 750 克左右）1 条，冬菇 9 克，蒜薹 100 克，冬笋 50 克，鸡蛋 1 个，香油 100 克，猪油、酱油各 50 克，醋、盐各少许，料酒、白糖各 9 克，芡粉适量。

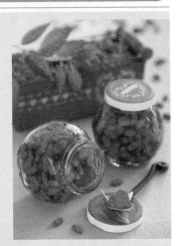

枸杞

做法：

（1）先将枸杞子、冬菇、冬笋、蒜薹等洗净，冬菇、冬笋皆切成片，蒜薹切成小段。黄花鱼宰杀去鳞、鳃、肠杂后洗净，鸡蛋打破入碗，加入粉（太白粉面粉各半）后搅成糊，抹匀鱼身两面。

（2）然后把锅置于旺火上，放入油烧至七成热时，手提鱼尾顺入锅中，将鱼炸成黄色、油倒出，锅中留油少许，随之加入适量高汤及各料，用小火收汁，勾入少量流水芡，见开即加入醋，铲匀起锅即成。

特点：味道鲜美。

功效：健脑益智，补虚明目，适用于肾精亏虚引起的记忆力减退，或失眠健忘、头晕目暗等症。

保健应用 豆瓣鲤鱼

原料：鲤鱼 1 条 600 克，豆瓣酱 2 茶匙，蒜茸 15 克，姜粒 15 克，葱粒 10 克，白糖 1/2 茶匙，味精 1/4 茶匙，料酒 1 茶匙，老抽 1/3 茶匙，辣椒油 100 克，二汤 200 毫升，生粉 1 茶匙，香油少许。

做法：

（1）将鱼剞十字花刀，腌渍，放入 160℃的热油中炸至金黄取出。

（2）锅中加入姜、蒜、豆瓣酱爆香，下二汤及调料烧沸，入鱼，用中小火焖透入味，收汁稠浓，装盘，原汁下辣椒油炒匀，起锅淋在鱼上，撒上葱花即可。

特点：色泽红亮，汁浓味香。

功效：可健脑益智，增强体质。

保健应用 鱼香肉丝

原料： 瘦猪肉150克，葱花60克，姜米3克，蒜米5克，泡红辣椒末20克，料酒4克，白糖10克，盐2克，酱油6克，醋8克，色拉油5克，豆粉适量。

做法：

（1）猪肉去筋膜切成厚约0.2厘米的大片，将肉片卷成筒状，用刀切成粗如火柴棍大小的肉丝，下1克盐、料酒及少许水在碗内抓匀后，再放入豆粉抓匀上浆。

（2）将白糖、酱油、盐、醋勾入碗内，加少量水和豆粉兑成味汁待用。

（3）锅置火上下油，烧至五六成热时将上浆码味的肉丝放入锅中，用锅铲迅速炒散，炒至肉丝伸展呈白色时，下泡辣椒末、姜米，炒香炒上色，即投入蒜米炒出香味、再下小葱花并倒入调好的味汁；以锅铲炒至菜肴紧汁亮油时出锅，并滴入几滴醋即可。

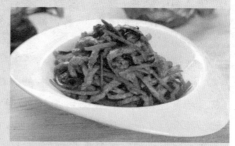

特点： 味甜微酸并成辣。

功效： 营养丰富，健脑益智，可以补充维生素。

保健应用 清蒸猪脑

原料： 猪脑1只，黄酒、葱、姜、胡椒粉、盐、味精各适量。

做法： 猪脑用水轻轻冲洗，揭去表面血膜，加上盐、胡椒粉腌渍片刻，放葱、姜、味精、黄酒，上屉蒸10～15分钟。

特点： 软烂，味美，可口。

功效： 猪脑富含钙、磷、铁，入肾经。补骨髓，益虚劳，治气弱血虚头晕。此蒸有补骨髓、补大脑、补肾脏的功效。常用可健脑益心。

保健应用 枸杞羊肉

原料： 羊腿肉500克，枸杞子10克，料酒8克，精盐3克，味精1克，葱段5克，姜片8克，花生油15克，羊肉汤适量。

做法：

（1）羊肉清洗干净，整块入开水锅内煮透，放在冷水内洗净血沫，切成3厘米大小的方块。

（2）锅置火上，放油烧热，下羊肉与姜片煸炒，烹入料酒后再煸炒，炒透后将羊肉同姜片一起倒入大砂锅内，放入枸杞子、羊肉汤、精盐、葱烧开，撇尽浮沫，加盖，用小火炖，待羊肉炖烂，拣去葱、姜，放入味精调味即成。

特点：羊肉鲜嫩，味醇香不腻。

功效：羊肉具有益气补虚、温中暖下之功。和滋阴补血、益精明目的枸杞子共制成菜肴，具有益睛明目、补肾强筋的作用。

保健应用 椒盐糖醋排骨

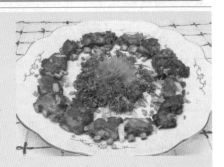

原料：猪排骨250克，料酒2克，淀粉30克，味精0.5克，白糖25克，醋15克，花椒盐3克，熟猪油1000克（耗用75克），酱油25克。

做法：

（1）将排骨洗净，切成6厘米×2厘米左右的肉条，用少量酱油、料酒、味精及部分淀粉调匀，拌好，浸泡1小时，使之入味。

（2）再把白糖、醋、酱油及少许清水调成糖醋汁，余下的淀粉加2倍水调成湿淀粉。

（3）锅置火上，先炸一次排骨，捞出，稍冷后，再炸一次，使排骨炸得透而均匀，捞出，放在盘里。

（4）再热油锅，将调好的糖醋汁倒入，煮开后，倒进湿淀粉勾成糖醋浓汁，淋上熟猪油，放在一个碗内。

（5）将花椒盐放在一个小盘里，吃的时候可蘸糖醋汁、花椒盐吃。

特点：肉香，别有风味。

功效：滋阴润燥，强筋健骨。治热病伤津，消渴赢瘦，燥咳便秘，下痢疮癣等症。适量服食，可润肠胃，生精液，丰肌肤。泽腿肤。但不可多食暴食，否则可动风生火，虚肥。此菜还含丰富的铁，是补充铁质的良好来源，可为青少年的脑发育提供丰富的营养，还能防治缺铁性贫血。

保健应用 枸杞子红枣煲鸡蛋

原料：枸杞子30克，大枣8个，鸡蛋2个。

做法：

（1）大枣热水泡软洗净，鸡蛋洗净，枸杞子洗净。在以上原料中加适量的水。

（2）砂锅开后用文火煮30分钟即可（其间鸡蛋熟后去壳）吃蛋喝汤。每天吃一次。

功效：枸杞性平、味甘，具有益气血、补虚劳、养肝明目等作用。大枣具有健脾和抗疲劳的作用，能增强人的耐力。此菜含氨基酸，多种维生素等，长时间食用可提高人体免疫功能。

保健应用 冬笋炒鸽片

原料：鸽脯肉300克，鲜冬笋肉200克，蛋清1个，料酒、精盐、味精、菜油、葱段、胡椒粉、淀粉、湿淀粉、清汤各适量。

做法：

（1）鸽脯肉洗净，切成柳叶片，用料酒、精盐、味精拌腌一会，再用鸡蛋清、淀粉拌匀浆好。冬笋洗净，入沸水锅焯透，捞出过凉，切成3厘米长的薄片。

（2）锅置中火上，放菜油烧至四成熟时，投入鸽片划散，倒入漏勺沥油。锅内留底油，置火上烧热，下葱段煸香，放入笋片、鸽片翻炒，烹入料酒，加入清汤、精盐、味精、胡椒粉，用湿淀粉勾芡，出锅盛盘即可。

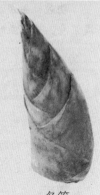

冬笋

功效：补五脏，益气血。用于消渴羸瘦，气短乏力，体质虚弱，饮食减少等症。冬笋味甘性寒，具有"刮九窍，通血脉，化痰涎，消食胀"等功效。故我国历代中医学家常用于治病保健。鸽肉不但营养丰富，还有壮体补肾，生肌活力，健脑补神，提高记忆力，降低血压，调整人体血糖，养颜美容，皮肤洁白细嫩，延年益寿的功效。

保健应用 木耳黄瓜汤

原料：干木耳5克，黄瓜100克，色拉油10克，酱油5克，麻油5克，精盐3克，味精1克。

做法：

（1）将黄瓜削去外皮，切成片；木耳用温水泡发后，择去硬蒂，洗净。

（2）锅中放油烧热，放入木耳略炒，加入清水700毫升和酱油烧开，然后倒入黄瓜片；待黄瓜煮熟时，加入精盐、味精、麻油调好味即可。

特点：味道鲜美，汤清爽口。

功效：木耳能增强机体免疫力，也具有益智健脑的作用。黄瓜是最常食用的一种食蔬，它脆嫩清香，味道鲜美，而且营养丰富。黄瓜含有多种维生素，是护肤美容的佳品，可以有效对抗皮肤老化，减少皱纹的产生，并可防治唇炎、口角炎；并有清热、解渴、利水、消肿之功效。

保健应用 鸡丝拌干豆腐

原料：熟鸡肉150克，干豆腐200克，青豆10粒，高汤少许，味精、姜丝、盐、蒜末、香油各适量。

做法：

（1）将熟鸡肉切成丝。干豆腐切成丝，用沸水氽好，用凉水投凉装盘。

（2）把鸡丝、青豆放在豆腐丝上面，加入姜丝，用开水烫一下。

（3）把高汤、盐、味精、蒜末、香油调成汁，浇入盘内即可。

特点： 美味可口，清淡味鲜。

功效： 高钙质、高热能、高蛋白、高铁质，可补充大脑所需的微量元素。

保健应用 牡蛎豆腐汤

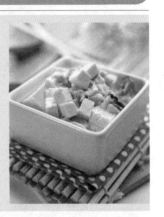

原料： 鲜牡蛎肉200克，嫩豆腐200克，花生油、虾油、味精、盐、葱丝、蒜片、湿淀粉各适量。

做法： 将牡蛎肉洗净，切成薄片。豆腐洗净切丁。锅置火上，放入花生油烧热，下蒜片煸香，倒入虾油，加水烧开，加入豆腐丁、精盐烧开，加入牡蛎肉、葱丝，用湿淀粉勾稀薄芡，点入味精即可。

特点： 鲜美可口。

功效： 补充优质蛋白，有益智健脑、清热解毒、滋润肌肤的功效。

保健应用 奶油西红柿汤

原料： 鲜肉汤200毫升，番茄酱10克，鲜西红柿2克，油面酱5克。盐、胡椒粉、香叶各少许，白脱油5克，鲜奶油5克。

做法：

（1）烧滚开水，将西红柿烫一下，剥去外皮，放净板上，去净子粒，改刀切成小方丁，备用。

（2）将炒锅放入旺火上，烧热，放入白脱油，加番茄酱、香叶，转用小火慢慢炒至色紫红，加入鲜肉汤，大火烧沸后，加入油面酱，搅拌均匀，复转用小火煮约10分钟，即成西红柿汤。

（3）用消毒净纱布将西红柿汤滤清，再将汤锅坐入火上，煮沸，加入鲜西红柿丁，调入盐、胡椒粉、白脱油，最后加入鲜奶油即好。

特点： 色泽红润，味辣微酸，十分鲜美。

功效： 可增强记忆力，促进脑发育。

·青少年健脑饮食要点·

定时定量吃好三餐

定时定量吃好三餐是保证脑血糖供给的重要措施。对于成人在短时间饥饿状态下还能优先保障大脑的血糖供应，而青少年大脑耐受力低，如果处于饥饿状态下，注意力就会明显涣散，记忆力也是下降，思维会变得迟钝，遗忘率增高。

多吃蔬菜水果

绿叶蔬菜或橙红色蔬菜，这些食物是胡萝卜素、维生素 B 和维生素 C 的重要来源。绿叶菜里还含有叶酸，它能和维生素 B_{12} 共同合成脱氧核糖核酸，促进脑的发育。所以，多吃绿叶菜，对先天愚钝儿童的智力开发有重要作用。

多吃瘦肉、鸡蛋、鱼虾、牛奶、豆类和豆制品等含优质蛋白的食品

这些食品都含有促进脑代谢作用的优良蛋白质。例如大豆中不仅必需氨基酸含量高，还含有大量的卵磷脂。以卵磷脂为原料合成的乙酰胆碱，是人脑中的记忆素，有兴奋大脑、改善记忆的作用。鸡蛋不仅含有卵磷脂，还含有与大脑代谢密切相关的钙、磷、锌、铁，以及维生素 A、维生素 D 和 B 族维生素。所以，少男少女最好每天能吃 1～2 个鸡蛋，并尽量多吃豆制品。

适当吃些坚果类食品，如花生、核桃、葵花子等

这些坚果类食品含有丰富的卵磷脂、不饱和脂肪酸、钙、磷、铁等，对大脑的营养很有好处。

中年人补脑食谱

很多中年人有记忆力不如年轻时的感觉。然而，如果中年人多吃益脑食物，保持膳食平衡，可以有效地延缓大脑的衰老过程。

那么，中年人应该怎么保持膳食平衡呢?

调查发现，我国中年人由于饮食习惯的原因，缺钙是普遍存在的，从全国平均情况来看，中年人钙的供给量只达到了 50%。因此建议中年人要常吃奶类、豆类食品。从营养学的角度上讲，要求大家食物多样化，因为现在很多人的营养素缺乏都是因为食物搭配不合理造成的。

另外，还应纠正一些进补误区，比如很多人一提到进补，首先想到的就是鱼和肉，实际上不同的鱼和肉的营养价值也不同，中年人可根据自身需要，选择适合的肉类。

人的食物要均衡，进补还需要摄入多种瓜果和蔬菜，只有这样，各种成分的营养摄入才会是合理的。中年人体内负责脂肪代谢的酶和胆酸逐渐减少，对脂肪消化吸收和分解的能力随年龄的增长日趋降低，因而限制脂肪的摄入是有必要的，所以特别要控制动物脂肪，增加植物脂肪。

另外需要特别强调的是，膳食结构虽然很重要，但适量的体育运动也是必不可少的，它是改善体质的有效途径，这一点中年人应时刻牢记。

下面列出具体食谱：

保健应用 黄豆排骨汤

原料： 猪排骨250克，黄豆100克，苦瓜100克，八角、花椒、桂皮、盐各适量。

做法：

（1）先用水浸泡黄豆2小时，排骨洗净、斩块、焯水。

（2）将砂锅中加清水约500毫升，把黄豆、排骨放入锅内，旺火煮沸。

（3）加入八角、桂皮、花椒，改小火煲2小时左右，出锅前10分钟加入苦瓜、盐调味。

特点： 汤清肉嫩，骨酥豆烂，汤味鲜香，营养丰富。

功效： 苦瓜清热消暑，黄豆含有多种人体必需的磷、植物性蛋白、B族维生素、维生素E等，能调节大脑神经，有增强智力的功效，排骨含有大量磷酸钙、骨胶原、骨黏蛋白，是补脑强身绝佳食品。常服此汤能解除大脑疲劳带来的一系列症状。

保健应用 鸡蛋金针汤

原料： 金针菇1袋，鸡蛋1个，海带50克，细葱3根，蒜末1/2大匙，盐2/3小匙，小干鱼高汤2杯。

做法：

（1）金针菇去根部洗净，海带泡水切丝，小葱切葱花。

（2）鸡蛋打开，放入葱花搅匀。

（3）锅中倒入高汤煮开。

（4）汤沸腾后放入海带和蒜末，用盐调味后放入金针菇。

（5）将蛋液从锅边倒进去。

特点： 清香爽口。

功效： 该汤在金针菇营养的基础上增加了蛋白质的含量。金针菇含锌量非常高，有促进智力发育和健脑的作用，被誉为"益智菇"。金针菇是一种营养较为丰富的高蛋白、低脂肪的菌类食物。不但能防病，还利于美容、减肥。经常食用能降低胆固醇，预防高血压及心血管疾病，经常食用金针菇，还可防治溃疡病，防癌抗癌。

保健应用 黑木耳红枣瘦肉汤

原料： 黑木耳 35 克，大红枣 15 枚，瘦猪肉 350 克。

做法： 将黑木耳、红枣（去核）浸开、洗净，文火煮沸后调入瘦肉。煲至肉熟，服食。

特点： 肉香汤鲜。

功效： 黑木耳含有核酸及其所含脂类成分中的卵磷脂，具有益智健脑、滋养强身、滋阴补血、养胃通便、清肺益气、镇静止痛、延缓衰老、延长青春的功效。红枣有健脾益气，滋润肌肤的功效；瘦肉具有益气养血，健脾补肺的功效，三者合用，具有洁肤祛斑、美容护肤的功效。适用于气虚血瘀者，症见面部色斑，面色萎黄、黯黑。

保健应用 花生猪骨汤

原料： 花生仁（生）100 克，猪排骨（大排）300 克，粳米 100 克，香菜 50 克，猪油（炼制）20 克，香油 5 克，盐 3 克，胡椒粉 2 克。

做法：

（1）粳米淘洗干净，用冷水浸泡半小时捞出，沥干水分。

（2）猪骨洗净，敲断成小块。

（3）花生仁放入碗内，用开水浸泡 20 分钟，剥去外皮；香菜择洗干净，切成小段。

（4）把锅置火上，放入猪骨块、猪油和适量水，用旺火烧沸后，继续烧煮约 1 小时，至汤色变白时，捞出猪骨，下粳米和花生仁，用旺火烧沸，改小火继续熬煮约 45 分钟。

（5）煮至米粒开花、花生仁酥软时，放盐搅拌均匀，淋入香油，撒上胡椒粉、香菜段，即可盛起食用。

特点： 味道鲜美。

功效： 花生含有丰富的蛋白质、不饱和脂肪酸、钙、镁、锌、硒、维生素 E、烟酸、维生素 K 等营养元素，有增强记忆力、抗老化、止血、预防心脑血管疾病、减少肠癌发生的作用。

粳米能提高人体免疫功能，促进血液循环，从而减少高血压的发生；粳米能预防糖尿病、脚气病、老年斑和便秘等疾病；粳米米糠层的粗纤维分子，帮助胃肠蠕动，对胃病、便秘、痔疮等疗效很好。

猪排骨能提供人体生理活动必需的优质蛋白质、脂肪，尤其是丰富的钙质可维护骨骼健康；具有滋阴润燥、益精补血的功效。适宜于气血不足，阴虚者食用。

保健应用 马齿苋肝蛋汤

原料： 马齿苋 250 克，鸡蛋 1 个，黄花菜 60 克，猪肝 180 克，味精、盐适量。

做法： 将马齿苋洗净切碎，黄花菜水洗后切断，猪肝切薄片。再把马齿苋、黄花菜放锅中，加适量水煮 15 分钟，加入猪肝稍炖，散打鸡蛋 1 只，待沸后调入食盐、味精即可。

特点： 味道鲜美。

功效： 具有益肝明目，宽中下气的功效。适用于肝血不足，脾气壅滞，夜盲，身体疲乏等病证。

保健应用 香菇瘦肉汤

原料： 香菇 4 朵，前腿瘦肉 250 克，蛋 1 个，粉丝 2 把，甜豆 5 片，菜花 1/4 棵，姜片 3 片，香菜 1 棵，盐适量，胡椒粉少许。

做法：

（1）香菇泡软、切小块；瘦肉切厚片；粉丝泡软；菜花切小朵；香菜切花。

（2）香菇与姜片煮至味道溢出；再放入其余材料，以小火煮 8 分钟；最后加入调味料即可。

特点： 色香俱佳。

功效： 猪肉滋阴润燥，香菇和血化痰，同食，益气和血，平肝解毒，强身健脑。

保健应用 银耳炒菠菜

原料： 银耳 30 克，菠菜 250 克，葱 10 克，姜 5 克，大蒜 10 克，盐 5 克，素油 30 克。

做法：

（1）银耳发透，去蒂，撕成瓣状；菠菜洗净，切成 5 厘米长的段，用沸水焯透捞起，沥干水分；姜、蒜切片，葱切花。

（2）将炒锅置武火上烧热，加入素油，六成热时，下入葱、姜、蒜爆香，加入银耳、菠菜、盐炒熟即成。

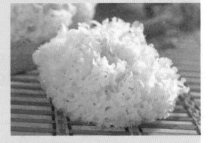

银耳

特点： 味鲜色艳。

功效： 银耳具有补肾、润肠、益胃、和血、强心、壮身、补脑、提神、止咳、补气、美容、嫩肤、延年益寿之功效。它的膳食纤维可助胃肠蠕动，减少脂肪吸收。对于防止中年人发胖，降低血压有良好的效果。

保健应用 鸡蛋豆腐卷

原料: 鸡蛋2个,鸡肉50克,白豆腐50克,青菜叶10克,胡萝卜10克,花生油10克,盐5克,麻油1克,鸡精粉2克,湿生粉适量。

做法:

(1)鸡肉剁成泥,白豆腐抓成泥,胡萝卜切成小粒,青菜叶切成细丝。

(2)把鸡肉泥、白豆腐泥、胡萝卜、青菜丝装入碗内,调入盐、鸡精粉、麻油、湿生粉调成馅。

(3)将平锅烧热,把鸡蛋打散,倒入平锅内,用小火烫成蛋皮,再把调成的馅用蛋皮卷成卷,入蒸锅蒸5分钟至熟,拿出切块入碟即可。

特点: 营养丰富。

功效: 具有清热利湿、促进肠壁蠕动的功效,对脑部神经有营养保健作用。

保健应用 木耳烧腐竹

原料: 鲜木耳100克,腐竹50克,红椒1只,葱5克,白糖1克,花生油10克,盐5克,味精3克,湿生粉适量。

做法:

(1)鲜木耳洗净切丝,腐竹用温水泡透,切丝,红椒切丝,葱切段。

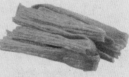

腐竹

(2)烧锅加水,待水开时,下入木耳、腐竹,煮去豆腥味,倒出待用。

(3)另烧锅下油,下入红椒丝、葱段、木耳、腐竹,翻炒数次,调入盐、味精、白糖炒透入味,然后用湿生粉勾芡,出锅即可。

特点: 色泽艳丽。

功效: 腐竹含蛋白质丰富而含水量少,浓缩了豆浆中的营养精华。腐竹中含有很高的谷氨酸,为其他豆类或动物性食物的2~5倍,谷氨酸在大脑活动中起着重要作用,所以腐竹有良好的补脑作用,它能预防老年痴呆症的发生。

保健应用 胡萝卜炒鸡丁

原料: 胡萝卜250克,鸡脯肉100克,青辣椒20克,熟猪油500克(实耗50克),醋5克,盐4克,葱、姜丝各5克,酱油15克,白糖10克,干淀粉3克,水淀粉10克,鸡蛋清1个,肉汤少许,味精1克,绍酒10克。

做法:

(1)将胡萝卜洗净,切成8厘米见方的丁,鸡脯肉切丁,放入碗中,加入盐、鸡蛋清、干淀粉拌匀浆起，青辣椒切成小菱形片。

（2）炒锅置旺火上，放熟猪油烧至六成热，放入鸡丁用手勺拨散，待变色后倒入漏勺沥油。炒锅留少许油复置火上，放葱、姜丝炸出香味，加入胡萝卜丁、青椒片煸炒，加绍酒、酱油、白糖、味精，再加少许肉汤烧沸，用水淀粉勾芡，倒入鸡丁颠匀，淋醋、麻油，起锅装盘即可。

特点： 鲜嫩脆爽。

功效： 胡萝卜素有"小人参"之称，富含胡萝卜素、维生素 A、维生素 B_1、维生素 B_2、花青素、糖类、脂肪、挥发油、钙、铁等营养成分，能预防心脑血管疾病，还能刺激皮肤的新陈代谢，增进血液循环，从而强身健脑的作用

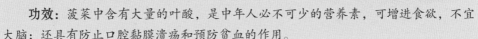

保健应用 鸡蛋炒菠菜

原料： 菠菜 350 克，鸡蛋 2 个，油 50 克，盐 10 克，葱、姜末各适量。

做法：

（1）鸡蛋打入碗内加入盐 2 克搅匀待用；菠菜择洗净切 3 厘米长段。

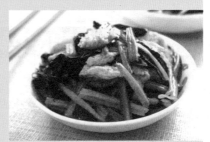

（2）锅置于火上，加入油，油热后倒入鸡蛋炒熟盛出备用，再热余油，放葱、姜末炝锅，炒菠菜加盐，然后倒入炒好的鸡蛋和菠菜同炒几下即成。

特点： 味鲜美、色美观，营养丰富。

功效： 菠菜中含有大量的叶酸，是中年人必不可少的营养素，可增进食欲，不宜大脑；还具有防止口腔黏膜溃疡和预防贫血的作用。

老年人健脑益寿食谱

老年人是人口的重要组成部分，是社会的宝贵财富。如何使老年人保持旺盛的生命活力，防病抗衰，延年益寿，这已是一个人人关心的重要社会问题。老年人操劳一生，随着年龄的增长身体健康每况愈下，常因劳心劳神、多思多虑，生理、心理负担加重而感到脑疲劳，以及脑力减退。严重者出现脑萎缩、脑血栓、脑栓塞、脑出血、脑中风、老年痴呆等病症，严重危及生命，所以老年人要格外重视身体的保健，尤其要重视养脑健脑。中医专家认为，无论是创造力、想象力、判断力甚至记忆力、意志、行为等等都与一个人的大脑有关，因此，养脑是提高生活质量、健康长寿的关键。

　　老年人如何养脑呢？食物疗法既切实可行，又简单有效。通过饮食调整可以推迟大脑衰老的进程，饮食调整的关键是营养素的摄入要平衡，要多吃新鲜蔬菜、水果，多吃植物性蛋白、含钙食品，适量补充维生素 E，少吃肉、少吃糖等。

　　下列所列出的食谱都具有健脑的作用。

保健应用 双莲粥

　　原料：莲藕、莲子各 100 克，糯米、紫米各 50 克。

　　做法：

　　（1）将紫米洗净，浸泡 2 小时；莲子洗净，去心；莲藕洗净后连皮切成片。

　　（2）锅内放入紫米、糯米、莲藕及水，用大火煮开后用小火慢煮至米软。

　　（3）再放入莲子煮半个小时即可。

　　功效：莲子可补脾止泻，养心安神。莲藕具有丰富的维生素和纤维素，可降低胆固醇，是老年人健脑益寿的佳品。

保健应用 葡萄哈密瓜牛奶

　　原料：葡萄 20 颗，哈密瓜 1 片，牛奶 200 毫升。

　　做法：葡萄洗干净，哈密瓜去皮切小块，放入榨汁机中，倒入牛奶打均匀后饮用。

　　功效：这款含有丰富的糖类，可以迅速补充体力，促进新陈代谢，对消除疲劳有功效。

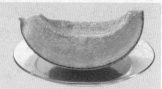

哈密瓜

保健应用 莴笋拌海蜇

　　原料：莴笋 500 克，海蜇皮 300 克，盐、味精、香油、醋、葱花各适量。

　　做法：

　　（1）海蜇皮放入清水中浸泡，反复冲洗干净，切成细长丝，放入沸水中一烫，迅速捞出，泡在冷水里。

海蜇

　　（2）莴笋去叶皮，洗净、切成丝，加精盐稍腌，去掉水分，放入碗中，加海蜇丝、盐、味精、醋、松花、香油拌匀即成。

　　特点：清爽脆嫩，鲜美。

　　功效：海蜇含有较多的蛋白质、铁、维生素 B_1、尼克酸、胆碱等，有醒脑提神，健胃开脾的作用。莴笋含丰富的维生素 C 和维生素 E，有增强机体免疫力的功效。

保健应用 圆白菜葡萄汁

原料： 圆白菜 250 克，葡萄 200 克，冰块 2 ~ 3 块，柠檬 2 片。

做法：

（1）用洗净的圆白菜叶子将葡萄包起来。有籽的葡萄则将葡萄剥皮去籽。

（2）在玻璃杯中加入冰块。

（3）将包着葡萄的圆白菜放入榨汁机内，捣碎出汁。用纱布过滤，注入盛有冰块的玻璃杯内。

（4）或者将圆白菜剁碎，葡萄剥皮去籽，分别放入两层纱布中，用硬的器物压榨，挤出汁，注入放有冰块的玻璃杯中。

（5）柠檬可连皮放入两层纱布中，挤出汁，加入果蔬汁内搅匀饮用。也可直接将整片柠檬放入搅匀的混合果蔬汁中饮用。如果没有柠檬，可用柠檬香精 2 ~ 3 滴加上柠檬酸 0.3 克代替。

功效： 对胃弱、便秘、高血压、皮肤粗糙均有一定疗效。

保健应用 赤豆鲤鱼

原料： 赤小豆 50 克，鲤鱼 1 尾，陈皮 6 克，草果 6 克，青叶菜、葱、姜、鸡汤各适量。

做法：

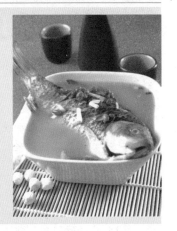

（1）将活鲤鱼去鳞及内脏，洗净赤小豆打碎，陈皮切丝，草果打碎，共放入鱼腹之中；将鱼置于盆中，加葱、姜、盐，倒入鸡汤，上笼屉蒸制。

（2）约 1.5 小时出笼，然后将少许青菜叶用汤略烫，投入鱼汤中。

特点： 汤鲜味美。

功效： 健脾利水。适用于脾虚失运下肢水肿者。

保健应用 牛肉胶冻

原料： 牛肉 1000 克，黄酒 250 克。

做法： 牛肉洗净后切成小块，放入锅内，加水适量，煎煮，每小时取肉汁 1 次，加水再煮，共取肉汁 4 次后合并再一起，以小火继续煎煮至黏稠时为度，再加入黄酒，至黏稠时停火，将稠黏液倒入盆内冷藏。

功效： 养血补气，健脾安中。适用于气血虚弱、少食消渴、精神倦怠等症。

保健应用 白菜煲排骨

原料：猪排骨250克，白菜头250克，香菜梗10克，盐、味精、花椒水、葱姜、肉汤、清油各适量。

做法：

（1）把排骨剁成一寸五分长的段，白菜头切成长方块，香菜梗切成小段，葱、姜切成块，姜块用刀拍一下。

（2）勺内放水，水烧开后放入排骨焯一下取出，再用水冲洗净血沫。

（3）勺内放入少量清油，油烧热时放入葱、姜块炸锅，再放入白菜煸炒至半熟，添肉汤，加排骨、盐、花椒水。烧开后，移至小火上炖烂，取出葱、姜块，加上味精、香菜梗，出勺盛在碗内即成。

特点：汤洁白，味鲜香，肉烂。

功效：排骨能提供人体生理活动必需的优质蛋白质、脂肪，尤其是其丰富的钙质可维护骨骼健康。白菜性味甘平，有清热除烦、解渴利尿、通利肠胃的功效，经常吃白菜可防止维生素C缺乏症。两者结合对预防老年人骨质疏松，维生素缺乏等有很好的疗效。

保健应用 核桃瘦肉丁

原料：核桃仁100克，猪瘦肉200克，枸杞子25克，鸡蛋1个，葱、姜、蒜、胡椒粉、料酒、盐、淀粉、味精、清汤、植物油各适量。

做法：

（1）将核桃仁用开水浸泡去皮，控干水。瘦猪肉切成丁，加入淀粉、鸡蛋清、盐拌匀。葱、姜、蒜切成丝。用料酒、盐、胡椒粉、味精、水淀粉、清汤兑成汁备用，枸杞子洗净备用。

（2）锅置火上，注入足量油，油烧至四五成热时，下入核桃仁，炸至浅黄色时捞出，沥尽油。

（3）将拌好的肉丁投入油中，略炸片刻，捞出沥尽油。另起锅，锅内放少量油，油七成热时放入葱、姜、蒜炒香。

（4）放入炸好的肉丁、核桃仁，加入枸杞子炒匀，淋入兑好的汁，汁浓时起锅即成。

特点：汤浓味鲜。

功效：补肾益精，健脑益智，适用于肾虚精亏之记忆力减退。

高考生明目健脑食谱

高考，让每个高三的学生都感到了巨大的压力。考前适度的紧张和压力会促进学生全面、认真地复习，从而达到良好的考试效果。但是，也造成一些考生过度地紧张、焦虑和慌乱，以致影响考试水平的正常发挥。所以，高三学生必须注意高考前和高考时的心理调整，更要注意合理的饮食。科学的膳食，不但能充分满足特殊时期的营养需求，还有助于缓解孩子考前的压力和疲劳，从而提高学习效率，争取更好的成绩，在人生的关键时刻，考生和家长们不妨试试饮食减压法。

饮食疗法包括两个方面。一方面是指科学合理的饮食可以保证考生生理健康，为考生超强度的脑力劳动提供足够的物质与营养基础。这是考生减轻心理压力的生理保证。实际上，很多的食物都具有缓解压力的功能。如香蕉、牛奶、番茄、柑橘、小米粥、红茶等，考生们可以适当食用。

下面列出具体食谱：

保健应用 萝卜枸杞黑米粥

原料： 胡萝卜 100 克，枸杞 20 克，黑米 200 克，核桃仁 20 克。

做法：

（1）将洗净的胡萝卜切成小块备用。

（2）起火上锅，加适量水，放入黑米、胡萝卜块，用大火烧开后加入枸杞，再煮开后改用小火煮至米熟软即可。

功效： 常做主食食用，可滋补肝肾，养血明目，聪脑益智。适用于肝肾不足之目暗眼花、记忆力减退等症，也可用于干眼症、夜盲症的预防。

保健应用 鸡汤银耳

原料： 鸡汤 1500 毫升，银耳 10 克，莲子 15 克，料酒、白糖、食盐、味精各适量。

做法：

（1）将银耳、莲子发开，洗净，备用。

（2）鸡汤炖沸后加入银耳和莲子，调入料酒、白糖、食盐、味精适量。炖至银耳、莲子熟。即可食用。

功效： 佐餐服食，可滋阴健脾，益智宁神。

保健应用 皮蛋瘦肉粥

原料： 皮蛋 2 个，瘦肉丝 100 克，油条 1 根，青蒜丝少许，白粥 2 碗，盐 1 小匙，鲜鸡精 1 小匙、淀粉 1/2 大匙。

做法：

（1）皮蛋切块，油条切小段备用。

（2）瘦肉丝加淀粉及盐少许，腌 10 分钟。

（3）将瘦肉丝烫一滚捞起。

（4）将白粥煮滚后改用小火，加入皮蛋块、瘦肉丝、盐及鲜鸡精，略为搅拌均匀即可熄火。

（5）食用前撒下青蒜丝及油条段。

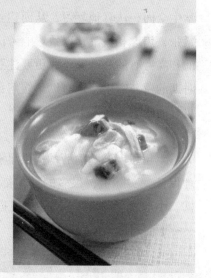

特点： 粥香滑爽，咸鲜味美。

功效： 内含蛋白质、脂肪、碳水化合物、钙、磷、铁、维生素 B_2、维生素 B_1、维生素 C。此粥具有除烦清热、滋阴清热、养血生津、益气养阴、益精髓、补脏腑、解暑热的功效。对于暑期备考的学生实乃佳品。

保健应用 天麻鱼头汤

原料： 天麻 100 克，大鱼头 2 个，云腿 100 克，清水 8 碗，油、盐、姜片适量。

做法：

（1）用清水洗净大鱼头和天麻，先除去鱼鳃内污物并切为两片，天麻沥干水备用。

（2）烧红锅，加入油，爆香姜片，倒入鱼头，封煎去除鱼腥，1 ~ 2 分钟后取出，放在吸油纸上，吸去多余油分待用。

（3）注清水于炖盅内，先放鱼头于盅底，之后放入天麻和云腿，隔水炖至水沸时，改用中至慢火，炖 2~3 小时，再放入适量盐即可。

功效： 天麻胶质重，味甘甜而带若涩，其有益气定惊、镇痛养肝、祛风湿、强筋骨等效用。鱼头是健脑益智的佳品，两者成菜是学生备考的佳品。

保健应用 罗宋汤

原料： 奶油 10 克，胡萝卜丁 15 克，马铃薯丁 15 克，白萝卜丁 15 克，洋葱丁 15 克，牛肉丁 20 克，牛肉高汤 300 克，高丽菜 40 克，番茄丁（去皮、籽）15 克，黑胡椒粉 0.2 克，月桂叶 1/2 张，盐酌量，酸乳酪 15 克。

做法：

（1）番茄顶用刀划十字，用热水烫，再用冷水泡，去皮、切丁。

（2）用小火熔化奶油，加洋葱丁炒软，加胡萝卜丁、马铃薯丁、白萝卜丁炒熟。

（3）放入牛肉高汤煮开 15 分钟，转小火放入牛肉丁、高丽菜、番茄丁、黑胡椒、月桂叶、小火煮 15 分钟。

（4）将月桂叶取出，调味。

特点： 味道鲜美，清淡爽口。

功效： 富含多种维生素，蛋白质，是学生补脑的佳品。

保健应用 莲子猪心汤

原料： 猪心 1 个，莲子 60 克，桂圆肉 15 克，太子参 30 克，大枣 6 克。

做法：

（1）猪心洗净切片，莲子（去心）、太子参、桂圆肉、大枣洗净。

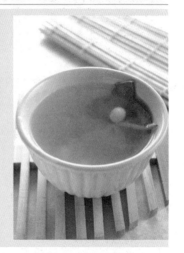

（2）把全部用料放入锅内，加清水适量，武火煮沸后，文火煲 2 小时（或以莲子煲绵为度），调味可用。

功效： 补心健脾，养心安神。心脾不足之精神衰疲，虚烦心悸，睡眠不足，健忘等。亦可用于神经衰弱而烦躁失眠、脾虚气弱型心悸者。可用于缓解学生考前压力，健脑安神。

保健应用 清炒莴笋丝

原料： 莴笋 1 棵，大葱 1 小段，大蒜 2 粒，油 1 匙，盐适量，高汤 1 匙，鸡精 1 小匙。

做法：

（1）莴笋削皮后切丝，大葱切成葱花。

（2）锅里油烧热后下葱花爆香，然后倒入莴笋丝，翻炒片刻后放盐，再炒匀后依次淋上高汤、放入蒜泥。

（3）最后放鸡精快炒几下出锅。

特点： 脆爽适口。

功效： 莴笋能刺激消化液的分泌，促进食欲。

保健应用 蚝油生菜

原料： 生菜 600 克，蚝油 30 克，白糖 10 克，料酒 20 克，清油 60 克，酱油 10 克，盐 1 克，水淀粉 10 克，味精 3 克，香油 5 克，胡椒面 1 克，蒜末 3 克，汤适量。

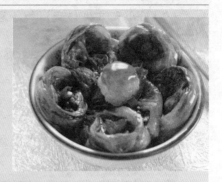

做法：

（1）把生菜老叶去掉，清洗干净。坐锅放水，加盐、糖、油，开后放生菜，翻个倒出，压干水分倒盘里。

（2）坐勺放油，加蒜炒一炒，加蚝油、料酒、胡椒面、糖、味精、酱油、汤，开后勾芡，淋香油，浇在生菜上即可。

特点： 鲜嫩滑爽，香浓清口。

功效： 生菜含有丰富的维生素，此菜具有清热解毒、利湿的功效。

保健应用 熏干炒芹菜

原料： 熏干 3 枚，芹菜 300 克，盐、鸡精、葱花各适量。

做法：

（1）把芹菜、熏干切丝，将芹菜丝入滚水烫一下，沥干水分待用。

（2）起油锅，放油 2 汤匙，爆香葱花，先炒熏干丝，加入鸡精、少许水翻炒，再加入芹菜丝同炒至熟，可加入少许盐调味，出锅即可。

特点： 脆嫩可口。

功效： 和中养血。适用于头昏，眩晕，心悸，失眠等症。

保健应用 山药枸杞蒸鸡

原料： 净母鸡 1 只（约重 1500 克），山药 40 克，枸杞子 30 克，水发香菇 25 克，火腿片 25 克，笋片 25 克，料酒 50 克，清汤 1000 毫升，味精、盐适量。

做法：

（1）山药除去粗皮，切成长 7～10 厘米、厚 1 厘米的纵片，枸杞子洗净备用。

（2）净鸡去爪，剖开背脊，抽去头颈骨留皮，下开水锅内余一下取出，洗净血水。

（3）将鸡腹向下放在汤碗内，加入料酒、味精、精盐、清汤、山药、枸杞，将香菇、笋片、火腿片铺在鸡面上，上锅蒸 2 小时左右，待鸡酥烂时取出即可。

功效： 补肝肾，益精血，健脾胃。

保健应用　虾皮炒油菜

原料： 油菜心 250 克，虾皮 30 克，香菇 50 克，玉兰片 50 克，水发木耳 50 克，花生油 40 克，料酒 30 克，姜 20 克，盐、味精各适量。

做法：

（1）将油菜心洗净切段；香菇用温水泡软后洗净切片；玉兰片切成小片；木耳泡软洗净；姜洗净，切末。

（2）炒勺上火，放油烧热，放姜末、虾皮炒出香味后下油菜煸炒，再下玉兰片、香菇、木耳、盐，炒至断生后放料酒、味精炒匀起勺。

特点： 鲜香脆嫩。

功效： 开胃去腻。

保健应用　干煸茭白

原料： 嫩茭白 500 克，芽菜末 30 克，酱油 2 汤匙，油、盐、绍酒、香油各适量。

做法：

（1）将茭白削去外皮，切去老根，切成 5 厘米长的大粗条。

（2）炒锅上火，放油烧至六成热，放入茭白炸至棱角微呈黄色、皱皮时，加入酱油、盐煸炒入味，放入芽菜，烹入绍酒炒匀，淋香油即可起锅。

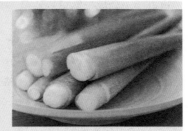

茭白

特点： 鲜成适宜，清淡爽口。

功效： 茭白含蛋白质、脂肪、糖类、维生素 B_1、维生素 B_2、维生素 E、微量胡萝卜素和矿物质等成分。可提高食欲。

保健应用　五元鹌鹑蛋

原料： 鹌鹑蛋 20 个，桂圆 10 个，莲子 20 个，荔枝 10 个，黑枣 5 个，枸杞 6 克，冰糖 60 克，精盐、鸡油各适量。

做法：

（1）莲子、黑枣、桂圆、枸杞用温水洗净，荔枝去壳，鹌鹑蛋煮熟去壳。

（2）蒸碗内注入清水，下冰糖、精盐、桂圆、黑枣、枸杞、荔枝、莲子、鹌鹑

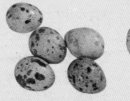

鹌鹑蛋

蛋，上笼蒸30分钟，滗出原汁，并把鹌鹑蛋等原料转装平盘中。

（3）原汁勾清芡，放入鸡油，淋在上面即可。

功效： 佐餐食用，可开胃益脾，养心安神。适和在比赛或考试前食用，可以稳定情绪。

·高考饮食六点注意·

高考不仅是孩子们知识、心理素质的较量，考前的合理饮食也很重要。所以，备战高考期间的饮食要注意六点。

1. 合理安排三餐

备考阶段要特别注意一日三餐合理安排：

（1）早餐要吃好。考生一般晚上都学习到很晚，经过一夜体能消耗，各种代谢物在体内也有一些堆积；而上午的学习及考试中大脑所需要的能量几乎全部来自早餐，空腹不仅会影响水平的发挥，而且容易发生低血糖昏厥现象。因此，吃好早餐可以给大脑提供充足的能量，对保持旺盛的精力和较好的学习状态非常必要。

早餐的能量要适当，蛋白质适量，碳水化合物充足。应多摄入一些补脑食物，如鱼类、豆制品、瘦肉、鸡蛋、牛奶以及新鲜蔬菜、瓜果等，少吃肥肉、油炸食品等。早餐最好在起床20～30分钟后食用，主食量在100～150克左右。同时要补充饮水，避免饮用含糖分较高的各种果汁饮料。

（2）午餐要吃饱。午餐是考生三餐中的主餐，上午体内的热量和各种营养素消耗较大，因此中午要提供充足的能量和各种营养素，多摄入肉类、鸡蛋、豆腐等食品，能为午后学习及考试活动提供能量及营养储备，同时要防止暴饮暴食，以免加重胃肠负担，对健康不利，吃得过饱可使大脑灵敏度降低，影响考试发挥。

（3）晚餐要吃巧。考生经过一天的拼搏，体力和脑力消耗较大，消化液分泌也减少，晚餐食欲往往不佳，因此晚餐应注意饮食的色、香、味、形搭配，最好做些开胃菜，以引起考生食欲。在饮食中适当添加能促进消化液分泌的调料，如味精、葱、姜、胡椒等，既可促进食欲又可促进消化。

2. 饮食要卫生

备考阶段，考生家长一定要搞好考生的饮食卫生，不要给考生吃剩下的饭菜，生吃水果一定要洗净，可以在淡盐水中浸泡一会，不要给考生吃太多的生冷食品，以免考生出现肠胃不适、腹泻等病症，影响考生的备考状态。

3. 饮食要适量

每顿吃七八成饱为宜，如果吃得太饱，会使脑供血不足，容易造成疲劳，所以要少食多餐。

4.饮食要顺口

考前大换食谱是考生饮食的大忌。原因在于,食谱变化大,肠胃需要一定的适应期,这反而容易影响身体状态。日常的生活规律最好不要改变,应当保持平时的饮食习惯。

5.口味要清淡

备考期间多吃一些清淡、易消化的食物,如果考前几天每天都是大鱼大肉、山珍海味,肠胃并不一定习惯,弄不好还会出现腹泻、食欲不振等现象。此外,考前饮食以鸡鸭鱼肉唱主角也并不明智,清淡低脂才是正确之道。大脑消耗的能量主要是糖类,而非脂肪。血糖水平低,大脑的工作效率也会降低。

此外,尽量少服用那些所谓的营养滋补品、保健品。那些标榜提神醒脑的产品会产生"特异功能",如果考生不吸收、不适应的话,还会导致腹泻、过敏、感冒上火等病症,与家长的意图适得其反。如果确需服用,要注意一个度的问题,不要滥用,要适可而止。

6.饭要吃好

考生在冲刺复习及考试阶段,有利于大脑、神经代谢的营养素的摄取非常必要,营养要保证脑力和体力的需要。除蛋白质、脂肪、碳水化合物三大营养物质外,维生素与矿物质也不可或缺。奶、蛋、鱼、瘦肉、豆制品、植物油、米、面以及各种水果、干果、蔬菜等,都应广泛摄取,食物的多样性是均衡饮食的保证。

脑力劳动者的补脑食谱

脑力劳动者的大脑皮质经常处于高度兴奋状态,大脑在工作时,要消耗大量的氧和营养成分,需要及时补充"能量";所以要多进食健脑补脑食物,加强大脑营养素的供给,减少脑疲劳的发生。那么,脑力劳动者需要补充哪些营养素呢?

下面为脑力劳动者列出具体食谱:

保健应用 龙眼胡萝卜汁

原料: 龙眼 50 克,胡萝卜半根,蜂蜜 7 克。

做法:

(1)胡萝卜洗净切成小块备用。

（2）龙眼去皮及核放入果汁机加入菠菜打匀成汁，倒入杯中备用。

（3）最后加入蜂蜜调匀即可。

功效： 营养丰富，易吸收，可缓解疲劳，及时补充大脑所需的维生素等营养成分。

保健 应用 鸡蛋蒸豆腐

原料： 鸡蛋1个，日本豆腐200克，剁辣椒20克，味精3克。

做法：

（1）取出豆腐切成2厘米厚的段。

（2）将切好的豆腐放入盘中，打入鸡蛋置于豆腐中间。

（3）将豆腐与鸡蛋置于蒸锅上，蒸至鸡蛋熟，取出；另起锅置火上，加油烧热，下入剁辣椒稍炒，淋于蒸好的豆腐上即可。

功效： 营养丰富，能增强食欲。

保健 应用 花生核桃猪骨汤

原料： 花生80克，核桃40克，猪排骨300克，盐适量。

做法：

（1）将花生、核桃洗净，放入滚水中焯一下，捞起备用。

（2）猪排骨洗净，切成小块，放入滚水中焯一下，取出用水冲净。

（3）将所有物料放入煲内，加水，先用大火煲至滚，后改用文火煲两个小时，加盐调味，即可饮用。

功效： 花生味甘、性平。有润肺和胃的功效。可治疗燥咳少痰、反胃少食、脚气和出血症。猪骨营养丰富，可益精髓，核桃健脑益智，此汤对脑力劳动者实乃一大补品。

保健 应用 胡萝卜炖牛肉

原料： 牛肉110克，胡萝卜1/2条，八角1～2粒，胡椒粉1/2小匙，盐、糖各1小匙，酱油1大匙。

做法：

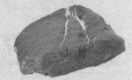
牛肉

（1）牛肉洗净，切块，放入滚水中烫去血水，捞出；胡萝卜洗净，去皮，切块备用。

（2）所有材料放入锅中大火煮开，加入调味料改中火煮至熟软即可。

功效： 活血、健体、明目，牛肉有补血作用，适合生理期或贫血时摄食。

保健应用 黑芝麻果仁粥

原料： 熟黑芝麻 5 克，杏仁 15 克，花生仁 15 克，核桃仁 15 克，大米 1 杯，清水 5 杯，冰糖适量。

做法：

（1）将各种果仁洗净，核桃仁、花生仁去皮；大米洗净后，用水浸泡 1 个小时。

（2）锅置火上，放入清水与大米，大火煮开后转小火，熬煮 20 分钟。

（3）加入各种果仁，冰糖继续用小火熬 30 分钟。

（4）粥熬好后，加入熟黑芝麻点缀即可。

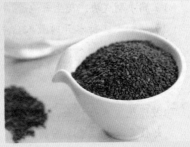

黑芝麻

特点： 香甜可口。

功效： 黑芝麻具有健脑益智，乌发养胃的功效。

保健应用 西红柿炖牛肉

原料： 西红柿 250 克，熟牛肉 200 克，面酱 5 克，猪油 20 克，酱油 15 克，葱末、姜末各 5 克，白糖 25 克，料酒 10 克，水淀粉 15 克，高汤 100 毫升，八角少许。

做法：

（1）先将牛肉切成 3 厘米见方的块，西红柿洗净、去蒂、切块。

（2）炒锅内放底油，将大料炸至枣红色，放葱、姜炝锅，炒面酱，加高汤、盐，放牛肉，炒 4 分钟左右，再放西红柿、白糖，再炒一会儿，用水淀粉勾芡，颠炒均匀后出锅。

特点： 色泽鲜艳、甜酸适口、肥烂不腻。

功效： 强身健体，健脑益智。可为脑力劳动者补充丰富的营养。

保健应用 骨香桂花鱼

原料： 桂花鱼 1 条，西芹 100 克，盐 5 克，味精 3 克，生粉 20 克。

做法：

（1）桂花鱼洗净，去骨，鱼肉做成鱼球，西芹切条。

（2）鱼骨均匀包裹上生粉，入油锅中炸至金黄色，捞出沥油摆盘。

（3）锅中油烧热，放入西芹稍炒，再加入鱼球，调入调味料炒匀装盘即可。

特点： 色香味俱佳。

功效： 明目健脑，强身健体。

保健应用 花生煲猪手

原料： 花生60克，猪手300克，枸杞50克，生姜5克，胡萝卜20克，葱5克，盐、味精、绍酒、胡椒粉少许，清汤适量。

做法：

（1）猪手剁成块，花生米泡透，洗净，枸杞泡透，生姜切片，胡萝卜切块，葱切花。

（2）锅加水，待水开时放入猪手，胡萝卜煮出血水捞出待用。

（3）在瓦锅内倒入猪手，胡萝卜、花生米、枸杞、生姜片、绍酒注入清汤，加盖煲45分钟后调入盐、味精、胡椒粉，再煲10分钟，撒上葱花即成。

特点： 味道鲜美。

功效： 花生养血补血，猪手含蛋白质等多种营养，此菜含钙很高，可健脑补脑，为补充大脑营养提供了丰富的营养。

保健应用 水蒸鸡

原料： 土鸡750克，花生油、香麻油、盐、生抽、生姜、沙姜、香菜各适量。

做法：

（1）先用一稍小的锅烧开热水，将鸡放入去血腥整型。注意时间要短，成型即可。

（2）将大锅内水烧开转中火，将鸡拎入，注意让水进入鸡腹；5分钟后将鸡拎起，将腹内热水倒出，用冷水冲洗鸡内外，再将鸡拎入锅内，反复数次，将鸡浸至七八成熟。

（3）将鸡切块，将配料、调料做成味碟，注意一定要放沙姜。

特点： 味道鲜美。

功效： 营养丰富，可有效缓解脑力劳动者的疲劳。

·白领补脑一日菜单·

作为脑力工作者，如何通过日常饮食为大脑提供全面营养，保持脑力充沛和提高工作效率呢？下面一份补脑餐单可供参考。

早餐

（1）鲜牛奶1杯+全麦面包1片+火腿炒蛋（1根火腿和1个鸡蛋）+炝拌黄瓜（1根）。

（2）红豆粥（1小碗）+西芹豆干（100克）。

一日之计始于晨。早餐的重要性在于唤醒大脑活力，令你精力充沛地迎接一天的紧张生活。粗杂粮含丰富 B 族维生素，具有保障脑部供血的作用；大豆、蛋黄含有磷脂，有益于智力发展；红豆中的赖氨酸和 B 族维生素的含量，在各种豆类中名列首位；蔬菜中的维生素能加强脑细胞蛋白质的功能，如西芹所含的挥发油能刺激人的整个神经系统，促进脑细胞兴奋，激发人的灵感和创新意识；脂肪则是构成人体细胞的基本成分，如果脂肪不足，会引起人脑退化，所以，早餐中不妨加些肉类；奶类食物含有丰富的钙、磷、铁、维生素 A、维生素 D、B 族维生素等，是传统的健脑食品，可维护大脑的正常机能。

午餐

（1）油焖大虾（100 克）+ 香菇菜心（50 克）+ 紫菜豆腐汤（1 小碗）+ 米饭（1 小碗）。

（2）胡萝卜炖牛肉（100 克）+ 清炒豌豆苗（50 克）+ 麻酱花卷（1~2 个）。

通常上午是脑力劳动集中的时段，思维活动最强，细胞内物质及神经递质消耗增多，新陈代谢也加快，大脑对各种营养素需求量增大。因此，午餐应增加优质蛋白质、不饱和脂肪酸、磷脂、维生素 A、B 族维生素、维生素 C 及铁等营养素的供给量。牛肉、豆腐都是蛋白质丰富的食品，海虾含有丰富的矿物质和蛋白质，能为大脑代谢提供充足的蛋白质和微量元素；胡萝卜能加速大脑的新陈代谢，具有提高记忆力的作用；紫菜含碘丰富，能缓解心理紧张，改善精神状态；菌菇类能清除体内垃圾，保证大脑供氧充足。

晚餐

（1）糟溜鱼片（50 克）+ 蒜蓉西兰花（100 克）+ 小米稀饭（1 小碗）或馒头（1/2 个）。

（2）鱼香肝尖（50 克）+ 肉丝炒莴苣（50 克）+ 莲子银耳羹（1 小碗）+ 米饭（1/2 小碗）。

晚餐应以安心宁神为主，调整大脑状态，帮助人体尽快放松、休息，顺利进入梦乡。动物肝脏有丰富卵磷脂，鱼虾类和深水海鱼，如沙丁鱼、金枪鱼等含有丰富的 DHA、EPA，均能维护脑细胞的正常机能。长期处于紧张状态下，可使人气血两虚，所以吃一些健脾益气的食物，如小米、莲子等，可以补血养心、补中养神，可避免出现夜寐多梦的现象，可以帮助大脑获得充分休息。

熬夜族的补脑食谱

当今社会，由于工作的需要，越来越多的人成为了熬夜族。熬夜的人，最先想到的就是喝咖啡或喝茶提神，但咖啡因虽然具有提神的作用，相对地也会消耗体内与神经、肌肉协调有关的 B 族维生素，当人体缺乏 B 族维生素时就就比较容易累，这样就有可能形成恶性循环，养成酗茶、酗咖啡的习惯，需要量愈来愈多，效果却愈来愈差。因此，当必须要熬夜时，多补充些 B 族维生素，反而比较有效，B 族维生素成员颇多，包括叶酸、烟碱酸、维生素 B_6、维生素 B_{12} 等，它们不仅参与新陈代谢，为人体提供能量，保护神经细胞，对安定神经、舒缓焦虑也有助益。

深绿色叶菜类及豆类植物，都含丰富叶酸盐，有助于细胞修补，有预防感染和贫血的作用；肝脏、鱼、全谷类、大豆食品、蔬果中有维生素 B_6 或烟碱酸，可以维持皮肤健康、减缓皮肤老化；至于与记忆力、注意力有关的维生素 B_{12}，在红肉、牛奶、乳酪中都含量颇丰。

熬夜时，有人认为吃甜食可以补充热量，其实甜食也是熬夜大忌。晚餐后或熬夜时，不要吃太多甜食，高糖饮食虽有高热量，可以在一定程度上让人兴奋，但却会消耗 B 族维生素，导致反效果，也容易引来肥胖问题。

苦战一夜容易出现眼肌疲劳、视力下降的现象。维生素 A 对预防视力减弱有一定效果。维生素 A 可调节视网膜感光物质的合成，能提高熬夜工作者对昏暗光线的适应力，防止视觉疲劳。所以要多吃胡萝卜、鳗鱼等富含维生素 A 的食物，以及富含维生素 B 的瘦肉、鱼肉、猪肝等动物性食品。

此外，还应适当补充热量，吃一些水果、蔬菜及蛋白质食品，如：肉、蛋，这些食物能等补充体力消耗，但千万不要大鱼大肉地猛吃。花生米、杏仁、腰果、核桃等干果类食品，它们含有丰富的蛋白质、B 族维生素、维生素 E 和钙、铁等营养，以及植物油，且胆固醇的含量很低，对恢复体能大有帮助。

下面列出适合熬夜族食用的具体食谱：

保健应用 五味子粥

原料： 五味子 10 克，大米 100 克。

做法：

（1）把五味子洗净，去杂质；大米淘洗干净，去泥沙。

（2）把大米、五味子放入锅内，加清水 600 毫升。

（3）把锅置武火上烧沸，打去浮沫，再用文火煮 40 分钟即可。

功效： 益气生津，补养肝肾。适宜肝硬化及津亏口渴、自汗、慢性腹泻、神经衰弱者食用。

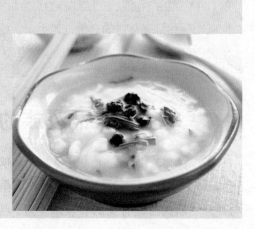

保健应用 猪腰炖杜仲

原料：杜仲 25 克，猪腰子 1 个，水适量。

做法：将杜仲、猪腰隔水炖 1 小时，每日或隔 2~3 日服食 1 次。

功效：有滋补肝肾，强壮筋骨之功效，适用于熬夜后腰酸背痛、四肢乏力者服用。

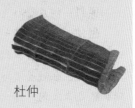
杜仲

保健应用 三味健脾养肾粥

原料：白术 15 克，首乌 10 克，枸杞子 20 克，白米 250 克。

做法：白术和首乌入锅煮，过一段时间后捞出，将其汤与枸杞子、白米一起熬至入味。

功效：健脾补肾，强壮肌肉。白术能补气健脾，首乌可补肾、补血、养脑、乌发、安神，枸杞子能养血补肾。在增加蛋白质前饮用，有利于营养物质更好吸收。

保健应用 粉葛生鱼汤

原料：粉葛 250 克，生鱼 1 条，姜丝、油、盐适量。

做法：

（1）粉葛洗净切成小块，生鱼 1 条去腮及内脏，加水适量共煲。

（2）鱼熟后放入姜丝、油盐调味，食鱼饮汤，每月或隔日 1 次。

功效：有舒筋活络、益气和血、解肌痛等功效，适用于劳力过度熬夜后的肌肉酸痛、颈肌胀痛者服用。

保健应用 生地炖鸭蛋

原料：生地 20 克，鸭蛋 1 ~ 2 个，红枣 10 枚，冰糖适量。

做法：生地、鸭蛋加水适量隔水炖之。蛋熟后去壳，再放入汁中炖 20 分钟。加冰糖适量调味，食蛋饮汁。每日 1 次或每周 2 ~ 3 次。

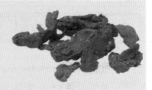
生地

功效：具有滋阴清热、生津止渴等功效。适宜于熬夜后口燥咽干、牙龈肿痛、手足心热者食用。

保健应用 粉皮生鱼汤

原料： 粉皮250克，生鱼1条，姜丝、精盐适量。

做法： 粉皮洗净切成小块，生鱼1条去腮及内脏，加水适量共煲，鱼熟后放入姜丝、油盐调味，食鱼饮汤，每月或隔日1次。

功效： 有舒筋活络、益气和血、解肌痛等功效，适合劳力过度熬夜后的肌肉酸痛、颈肌胀痛者服用。

保健应用 莲子百合煲瘦肉

原料： 莲子（去心）20克，百合20克，猪瘦肉100克，盐适量。

做法： 原料加水适量同煲，肉熟烂后用盐调味食用，每日1次。

功效： 有清心润肺、益气安神之功效。适宜熬夜后干咳、失眠、心烦、心悸等症者。

保健应用 蒜头阿拉斯加王蟹

原料： 王蟹腿400克，独蒜头40克，姜20克，葱30克，辣椒酱适量，盐、油适量。

做法：

（1）将王蟹腿解冻后切成适当大小的块。

（2）蒜头去皮切片，姜切片，葱切成粗粒。

（3）加热油，加入蒜、姜、葱、辣椒酱爆香，再加入螃蟹和适量的盐翻炒。

（4）加水适量，盖上盖子慢火焖10分钟，再用大火把多余的水蒸发掉即成。

注意： 蟹是大寒之物，所以放入姜是必须的，一来可以去腥，二来也可以抵消蟹肉中的寒气。

功效： 蟹肉可以补充蛋白质，增强体质。

保健应用 夏枯草煲瘦肉

原料： 夏枯草10克，猪瘦肉50~100克，水适量。

做法： 将以上原料共煲，肉熟后加盐少许调味。吃肉喝汁，每日1次。

功效： 有清肝火，降血压之功效，适宜熬夜后头晕、头痛及眼红者服用。

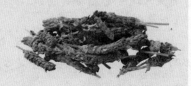

夏枯草

保健应用 胡萝卜炖猪皮

原料：鲜猪皮 60 克、红萝卜 200 克、生姜 5 克、葱 5 克、精盐 5 克、味精 4 克。

做法：

（1）鲜猪皮、红萝卜洗净切块，生姜切片，葱切段。

（2）锅内加水烧开，放入姜片、猪皮煮片刻，捞起待用。

（3）将猪皮、红萝卜、姜片放入瓦煲内，加入清水煲 2 小时，调入精盐、味精，撒入葱段即成。

功效：猪皮性凉味甘，除含有猪肉所有营养外，还含有大量胶质，能营养肌肤，使皮肤光洁细腻。红萝卜所含大量维生素 A 和 B 族维生素，可润泽肌肤，展平皱纹，清除皮肤斑点。

健康的大脑要运动

健康生活方式讲究动静结合，所谓"动"就是指适当的运动。适当的运动可以调节情绪、调理身体，除此之外，运动还会令大脑更聪敏，思维更活跃。下面，为你介绍运动与大脑保健的关系。

每天运动，大脑更年轻有活力

与其他器官不同的是，脑组织内没有能源储备，要想让脑细胞正常工作，就必须源源不断地向它们供应氧和葡萄糖，而血流是氧和葡萄糖进入大脑的唯一途径，因此，设法增加脑血流量是提高大脑功能的基础，而运动恰恰有这样的作用。

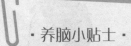

·养脑小贴士·

脑力工作者长时间过度用脑就像是一直拉紧松紧带不放手一样，他们比一般人更需要多多的氧气和葡萄糖来维持大脑功能，运动更是不可省略。

如果大脑不向身体发出运动的命令，那我们简直寸步难行。

运动神经位于大脑的额叶部位，运动的命令就是从那儿发出的。如果使用能够观察脑部血流情况的仪器进行观察，就会发现在向我们的手脚发出运动的命令之前，大脑的运动神经中枢部位的血流量就已经增加了。

科学已经证明：身体肌肉活动得越多，对大脑的锻炼效果就越明显。

规律的有氧运动和有一定技巧性的复杂运动相结合，最能起到锻炼大脑的作用。

规律的有氧运动包括快走、慢跑、游泳、蹬车、瑜伽等，这些运动能让我们的心情平和愉悦，远离失眠的困扰。

如果每周能坚持4次，每次30~40分钟的低强度有氧运动，16周后，以前从不运动的人入睡时间会缩短一半，总睡眠时间会延长1小时，这能提高脑部与记忆力、注意力等认知功能有关的化学物质水平，从而提升人脑的认知功能。坚持有规律的有氧运动，可以让你在工作的时候"灵光"闪现，好创意源源不绝。

有一定技巧性的复杂运动，包括球类、爵士舞、拉丁舞等，它们需要身体多个部位协调配合，有助于锻炼大脑的控制力。在进行这些运动时，常常需要用脑思考，例如棒球手在投球时需要思考如何运用手臂的细微动作投出各种变幻莫测的球；舞者不只要舞动身躯，还要注入情绪，一个眼神、一个表情都要经过设计；飞镖运动，大脑左右半球紧密配合，眼、心、手协调一致。

运动能够改善大脑功能还有一个重要的原因，通过运动，大脑的血液循环得到了改善。另有一项科学研究表明，在运动过程中，大脑受到了良性的刺激，从而促使大脑产生了有利于大脑功能的某种活性物质。

散步：延缓大脑衰老

"饭后百步走，活到九十九"。散步是最好的运动，这是大家所公认的。走路的好处有很多，可以增强身体的新陈代谢，促进毒素的排出，还可以保持身体的平衡功能，加强心脏的功能。最近，又有一项新的研究证实，每周散步3次可以增加记

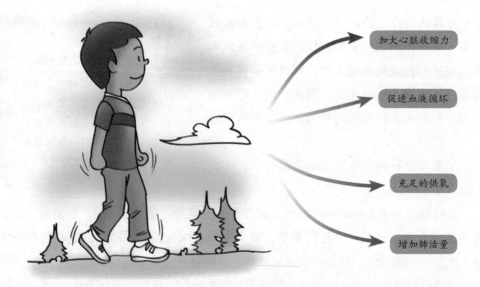

加大心脏收缩力

促进血液循环

充足的供氧

增加肺活量

快步能促进血液循环，有利于加快氧气的消耗，增加心脏的收缩力。快步走对于预防糖尿病、心脏病、骨质疏松症、中风以及某些癌症都具有良好的效果。

忆中心"海马体"的大小，促进大脑细胞生长。

美国匹兹堡大学的研究人员对 120 名 55 岁~80 岁的参试者进行了试验。参试者每周要进行 3 次、每次 40 分钟的散步。一年后研究人员扫描参试者大脑，发现包括海马体在内的大脑核心区域最多增长了 2%，而对照组（只做一些简单的伸展运动）的同一大脑区域却萎缩了约 1.5%。

> **·养脑小贴士·**
>
> 各位学生朋友不要每天光趴在桌子上啃书本，每天要坚持步行至少30分钟。那些坐公交车或电车上班或上学的人最好提前一站下车，步行去上学或上班。在散步的过程中，你可以体验到周围四季景色的更替，可以看到周围花花草草的变化，视觉上富有变化，良好的视觉刺激对大脑也会很有帮助。

这一增长相当于大脑年轻了两岁，标志着大脑健康的巨大改善。即使进入老年阶段，大脑仍然可以改变。

一个人若从中年开始就定期运动，有助老后维持大脑的正常思考能力和记忆力。所以，千万不要懒，一定要多走路。现在现代化的交通工具几乎要代替了我们的双腿，人们到哪里都想着开车，甚至一步路都不愿意走，其实，这是非常不利于健康，最终或许还会出现大脑萎缩。

既然走路有助于大脑健康，那何不多走路，而且走路不仅有利于自己的身体健康，还有利于环保。但这并不是对任何人都适用，还有些人散步是要讲究方法的。如：冠心病、高血压、糖尿病、胃下垂、贫血、低血压等病人以及年老体弱的人，均不宜饭后立即散步。最好先按摩脚部，休息半小时后再散步。

老年人在散步时要注意以下问题：

（1）不要刚吃完饭就散步，也不要在寒冷、炎热、多尘的地方散步。

（2）不要走得气喘吁吁，感到疲乏时就应当休息。

（3）不要穿皮鞋或太硬的鞋，最好穿布鞋，衣着要合适。

（4）步子不要太急，要平稳，节奏以适合自己体重身高为好。

跑步：让大脑更强壮

当我们学习或用脑工作较长时间后，常会感到头昏脑涨，注意力集中不起来，学习和工作效率降低，这是大脑疲劳的表现。出现大脑疲劳后，要及时调整，才能进行正常的脑力运作。

调整大脑疲劳的较好方法是运动，其中跑步最能消除大脑疲劳。跑步可以促进机体血液循环，促使流经脑部的血量增多、脑细胞中的氧和营养物质增多，并能及时带走代谢废物和二氧化碳，改善大脑内环境，提高脑力。

跑步又是一种有氧运动，可使机体充分地吸收和利用氧，使血液和大脑组织中的氧气充足，从而增强脑力。

因此，当你的大脑累了就去跑步吧，既可消除疲劳，又可促进大脑思维更加活跃敏锐，有益于学习和工作。

跑步可选择在室内原地跑，也可到空气新鲜的户外跑，一般保持中速，时间在 15 分钟左右为宜。

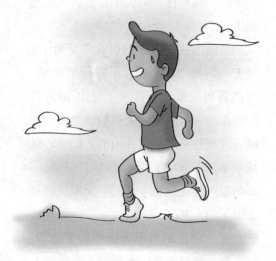

大脑累了跑跑步可消除疲劳，还可促进大脑思维活跃。

瑜伽、太极拳：让大脑重拾年轻活力

众所周知，身体和大脑的关系是密切相关的，对身体的训练能有效的刺激大脑，使其功能得到强化，而瑜伽正好是这样的训练之一。

瑜伽因其包含静坐、冥想、呼吸和肢体伸展等动作，可以让人在繁忙，快速的现实生活中，放慢脚步，重新体验身体与心灵的奥秘。另外，瑜伽体式讲究左右、前后、正反对称。也就是说，当我们在瑜伽练习中，追求身体前后左右平衡的时候，我们身体的神经系统也在向大脑细胞传递了这样的信息，强化了脑细胞的正反作用，并使大脑和身体共同达到了一种均衡。因此练习瑜伽能让大脑保持活力，令思想清晰。

除了瑜伽，练太极拳对大脑也具有保护和开发作用，因打拳时思想高度集中，以意导气使大脑皮层进入保护性抑制状态。通过太极拳

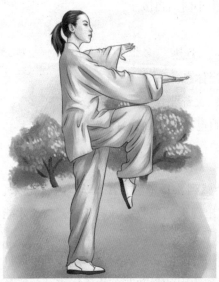

太极是除瑜伽外的另一种对大脑有保护和开发作用的运动。

·养脑小贴士·

随着年龄逐渐增大，我们的生活质量越来越依赖于大脑和认知能力。丧失清醒度、记忆力以及注意力不能集中是让人感到非常不快乐的事情。因此，为了延缓大脑衰退，不妨平时多练习太极拳和瑜伽。

锻炼可以消除大脑神经的紧张疲劳，清醒头脑，活跃情绪，修复神经系统的平衡。

爬山、晒太阳可以改善情绪

亲近大自然，尽量外出，不要待在家里。爬山、晒太阳都可以让疲劳的大脑放松，使你拥有轻松愉快的心情。

爬山

在爬山的过程中，人体会产生内啡肽，它的作用类似于吗啡，能使人心情愉快。此外，长跑也可以起到同样的作用。

晒太阳

晒太阳时人能接触较多的紫外线。紫外线不仅能帮助人体吸收钙，还有助于人体合成 5- 羟色胺和多巴胺，从而改善人的情绪。在秋季，我们每天应晒 15~30 分钟太阳。

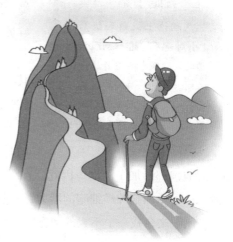

爬山有助于人体内内啡肽的产生，这是一种能使人心情愉快的物质，所以爬山能有效改善人的情绪。

用敲鼓和跳绳锻炼大脑

你是否留意到，巴厘岛的卡恰舞（跳舞的男人们喊着卡恰卡恰来代替乐器）和敲鼓的节奏听起来单调而乏味。但是，我们坚持听上一会儿就会感到一种难以言喻的快感。

这就证明，这种单调的节奏正在刺激我们的大脑深处，而大脑的深处是没有办法用其他的方法来锻炼的。

人在进行有节奏的运动的时候，血液中的 5- 羟色胺的浓度会升高，这一点已经得到了科学实验的证实。并且，5- 羟色胺浓度的上升是在节奏运动开始 15 ~ 30 分钟后出现的。5- 羟色胺是激活大脑不可或缺的，要想培养聪明的大脑，绝对不能缺少 5- 羟色胺。

但是，现在很多人已经很少有机会接触到有节奏的音乐了。不光是音乐，就连跳舞、跑步这类节奏运动的机会都很少了。这样的话，5- 羟色胺的浓度只会越来越低。因此希望大家都去喜欢和亲近节奏运动。

常见的节奏运动是"敲鼓"。尤其是大鼓，鼓声震动空气，节奏传遍全身，给予大脑的冲击力特别强烈，所以效

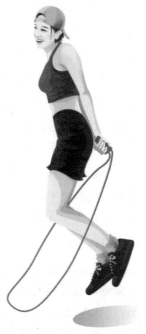

跳绳不仅能锻炼身体，还是一种非常好的健脑运动。

果特别好。

如果你没有机会也没有地方敲鼓，也可以去跳绳。跳绳的时候摇绳和跳起的动作必须配合得恰到好处，也就是说，需要很强的节奏感。

不要认为跳绳是腿与脚的锻炼，与大脑无关。其实，跳绳是最好的健脑运动！人在跳绳时，以下肢弹跳和后蹬动作为主，手臂同时摆动，腰部则配合上下肢活动而扭动，腹部肌群收缩以帮助提腿。同时，跳绳时呼吸加深，胸背、膈部所有与呼吸有关的肌肉都参加了活动。因此，在跳绳时，大脑处于高度兴奋状态，经常进行这种锻炼，可增加脑神经细胞的活力，有利于提高思维能力。

闲暇之余找一个不大的地方跳跳绳吧，这是真正强身健脑的好运动。

养脑小贴士·

理论上饭前和饭后1小时是不可进行剧烈活动的，跳绳也要避开这段时间。再有，每周要让自己有一天的时间休息和调整，这样会提高得更快。

四季健脑锻炼应注意的问题

健脑是一项需要长期坚持的运动，但是四季变化不同，健脑的方法也应当随之发生变化，适时而动。因此，在四季运动锻炼时需要注意以下事项：

（1）注意适当调整运动强度、运动量、运动时间。比如冬天和夏天，中年人的运动强度、运动量、运动时间要根据天气和气候适当缩短；在春秋两季则可以适当的放长一些。还需要注意季节交替时的运动衔接，不可突然降低或增加运动强度、运动量和运动时间。

（2）早起时间要根据季节来调整。一般以太阳快要出来时为准，夏季可以适当提前一些。因为太阳没出来前空气浑浊、杂质多、气温较低、二氧化碳浓度高，此时并不适合早起锻炼。

（3）锻炼前一定要适量吃早饭。早晨起床血糖值很低，马上运动身体有可能会发生不适，例如：头晕、全身无力等等，会影响你的运动表现，所以，起床后运动前应该适当喝些糖水或吃点水果"垫一垫"，这样让身体得到一些启动的能量。尤其中老年人，体质、新陈代谢相对差一些，锻炼前补偿一些营养、热量、水分可以提高身体各项循环正常运转。吃早饭与锻炼应间隔30分钟左右。

（4）注意防寒保暖。早上气温还是比较低，要注意保暖。如早春气候多变，户外锻炼时衣着穿戴要适宜，随时注意防寒保暖，以免出汗后受凉感冒；秋季清晨气温低，应根据户外的气温变化来增减衣服；冬季运动后，也要注意预防感冒，千万不要图一时的凉快而不穿衣服，这样会使刚刚释放热能后的身体遭受冬季强冷空气而造成感冒。

通过简单运动打造超级大脑

"左撇子"的右脑和"右撇子"的左脑更为发达，这是因为大脑的发达区域取决于人体的运动和感觉器官受到怎样的刺激。所以，要想塑造出聪明的大脑，就必须进行有助于脑力开发的有效锻炼。

腹式呼吸法——让脑部获得充足的氧气

虽然我们每时每刻都在呼吸，但却不一定吸入了足够的氧气，特别是承受很大压力的上班族大多呼吸较短促，这样就有可能破坏身心平衡，令人产生急躁的情绪，长期下去会对我们的健康产生不利的影响。

当遇到吸入的氧气不足的情况时，能够消除紧张感、化解压力的最简单的方法就是腹式呼吸法。腹式呼吸法不仅可使人体获得更多的氧气，自然缓解压力，还能预防因胸式呼吸可能导致的各种疾病。

具体方法如下：

（1）两手贴在肚脐前方，连续、短促地呼气，重到感觉把肺里所有空气都呼出来为止。

（2）深深地吸气，直到肺部被空气填满。重复 3 次以上。

俞府穴按压法——提高阅读和理解能力

有些人看书的时候，不仅理解书面的意思很费劲，而且有时候看过就忘，大脑一片空白，那怎么办？按压俞府穴是塑造聪明大脑的必不可少的方法。

俞府穴位于锁骨的正下方，第一、二肋骨之间，左右胸骨的凹陷处。进入动脉的血液都

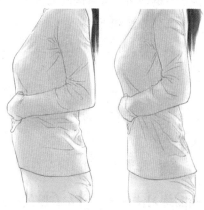

腹式呼吸法

·养脑小贴士·

爬山的时候，如果用鼻子深深吸入空气，脑袋就会变得很轻松，这是因为包括大脑在内的身体各个器官获得了干净、充足的氧气。充足的氧气供给对醒脑提神起着至关重要的作用，因此我们应该学习正确的呼吸方法，从而使脑部得到充足的氧气。

·养脑小贴士·

在疲劳时按压俞府穴，会使脑部获得更多的氧气和营养成分，你会立刻感觉头部轻松许多。

会通过俞府穴，颈动脉是从心脏流出的血液首先途经的血管，它为大脑提供最干净的血液。因此，按压俞府穴刺激颈动脉，能够促进血液循环和脑部信息的沟通，从而提高阅读和理解的能力。

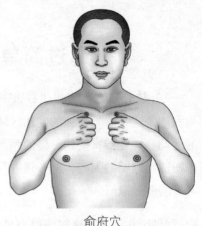

俞府穴

具体方法如下：

（1）两脚打开，与肩同宽，头部向左右慢慢转动。

（2）重复第 1 步的动作，同时将一只手放在肚脐上，另一只手的拇指和食指按压俞府穴，每次坚持 30 秒。

（3）为了均匀刺激到左右脑，两手位置交换后再重复第 2 步的动作。

画圈练习法——促进左右脑的信息交流

有些人在疲劳或心情烦躁的时候就会用手画圈，这是一个很好的习惯，可使因疲劳而变得迟钝的大脑重新灵活起来，还能起到均匀刺激左右脑、促进左右脑的信息交换。

人的左脑负责语言和逻辑分析，右脑负责想象力和创造力等相关能力。但事实上，我们却过着以左脑为中心的生活，左右脑不平衡现象非常严重。左脑疲劳，而右脑的功能却无法得到有效发挥，就连连接左右脑的胼胝体也因为这种用脑方式而受到抑制。胼胝体作为连接左右脑的桥梁，只有自身功能得到有效发挥，才能使左右脑均衡地发育，从而使思维空间变得更加广阔，挖掘大脑的内在潜力。

> **· 养脑小贴士 ·**
>
> 要想刺激连接左右脑的胼胝体并促进其发育，画圈练习是最佳的训练方法。这个练习不仅能明目醒脑，而且能平和心态，非常适合考试前进行。

画圈动作看起来就像是把左脑和右脑连接起来一样，而实际上它也起到了这样的作用。这个练习能缩小左右脑功能的差距，充分挖掘胼胝体的内在功能。

具体方法如下：

（1）身体直立，手臂向前伸出，按照中央—左上—左下—中央—右上—右下—中央的顺序画圈，同时眼睛跟随手的动作一起转动。

（2）伸出另一侧手臂，重复相同的动作。

（3）完成前面的动作后，两臂同时伸出，两手握紧，再重复之前的动作。左手、右手、两手画圈各重复 5 次。

鱼腰穴按压法——释放压力，增强记忆力

在现代社会中，要想没有任何压力似乎不太可能，特别是对于那些整天要面临的激烈竞争，对于为生存而奔波的上班族来说。这确实是一个很无奈的现实。

压力会杀死脑细胞，这对脑健康来说是一个致命的因素。如果在瞬间承受强大的压力，还会导致注意力和记忆力急剧下降。那么，有没有方法来缓解压力呢？

当然有。缓解压力的方法跟鱼腰穴有关。

按压鱼腰穴，能够适当刺激到与人的欲望、创造力和判断力相关的脑额叶部分，从而恢复大脑的基本功能。

鱼腰穴位于额部，瞳孔直上，眉毛正中偏内侧。按压此穴位，能改善近视、远视，预防老年痴呆，治疗面瘫和缓解压力、紧张。

具体按压方法如下：

（1）鱼腰穴位于眉前部1/3凹陷处。

（2）将两三个手指放在鱼腰穴上，闭上眼睛，轻轻按压，同时缓慢呼吸5～10次。

·养脑小贴士·

神经敏感或因压力而导致心情烦躁时，按压鱼腰穴会起到很好的缓解作用。因此，在可能造成极度紧张情绪的考试或演讲前适度按压鱼腰穴，就会大大降低无法正常发挥自己水平、实力的可能性。又因眼睛和脑部相连，所以按压这个穴位不但能缓解眼部疲劳，还能起到醒脑的作用。

额关节按压法——打通大脑的信息通道

额关节和额头一样，对脑部供血是否顺畅起着关键的作用。这是因为额关节和大脑的位置非常接近，它位于头盖骨和额骨相交的位置，因为12对脑神经中的9对都从此经过，所以对脑部活动起着非常重要的影响作用。特别是这里聚集着流向大脑的神经、血管和淋巴腺，下巴如得到了正确的刺激，对活跃大脑将会有很大的帮助。

因此，当我们咀嚼食物或活动下巴的时候，头盖骨就会自然而然地上下重复运动。在这一过程中，牙齿和下巴周围的脑神经组织受到刺激，可使大脑活动更加活

● 淋巴腺

淋巴腺也叫淋巴结，分散在全身各处，如腹部、颈、腋下、腹股沟、嘴部和咽喉之间等处。淋巴腺小的只有数毫米，略微肿胀则可达黄豆大小。如果演变为癌症，那么它可能比枣还要大。淋巴腺的主要功能是生成淋巴细胞（白细胞的一种，机体免疫应答功能的重要细胞成分），并通过淋巴管将淋巴细胞输送到血液中去。此外，淋巴液在淋巴结内流动时，淋巴腺还能有效防止淋巴液内含有的细菌等有害物质进入血液循环侵害机体的其他部位。

跃。血液循环加速使大脑获得更充足的血液，大脑皮质受到刺激，就会分泌出具有镇痛功能的内啡肽，从而消除紧张感，缓解压力。

因此，我们按压额关节处大迎穴不但有益额关节的健康，也能给予整个面部的肌肉适当的刺激，从而使感觉信息的传递更为灵敏有效。特别是从脑部通向身体的神经中有50%都经过于此，锻炼额关节可促进大脑左右半球的沟通和协作能力，增强大脑的创造力，使眼部的紧张得到有效缓解。

大迎穴位于下颚骨前方，下颚斜上3厘米的动脉搏动处。

额关节按压的具体方法如下：

（1）嘴部微张，两手放在耳前，然后徐徐向下，找到下颚骨的连接部分并轻轻按压。

（2）好像打哈欠一样张大嘴，双手慢慢按压大迎穴3次以上。

骨盆运动法——使脑脊髓液顺畅运动

如果仔细观察一下周围人的坐姿，就会发现很难找到标准的正确姿势。跷着二郎腿的、驼背的、身体侧弯的比比皆是。特别是现在大部分人的工作都需要在电脑前完成，所以伸着脖子驼着背的姿势是日常生活中最常见的。其实单看那些人的后背，我就能猜出他们的大脑是否能得到了有效的使用。虽然也存在坐姿不好但学习很好的情况，但从学习效率的角度来看，错误姿势的影响依然很大。如果现在的努力加上正确的坐姿，你的注意力就会更加集中，理解能力也会大大加强，学习和工作的效率自然会得到明显的提高。

原因就在大脑中存在一种液体，叫脑脊髓液。这种液体起到为大脑提供营养、处理废物质和保护大脑的作用。因此脑脊髓液的流动顺畅与否与脑部健康有着密切的关系。

脊椎和骨盆的状态决定着脑脊髓液的流动是否顺畅。如果脊椎和骨盆脱离了原有的位置，就会导致骨骼活动能力下降，进而使脑脊髓液的流动变得缓慢。

脑脊髓液保护着通过大脑和脊椎向下分布的脑神经，如果脑脊髓液能在大脑和脊椎间自如地循环，那么脑神经系统的功能也会得以充分发挥，这样人的记忆力和注意力就会得到提升。相反，如果脑脊髓液在大脑内受阻堵塞、压迫脑组织，就有可能产生老年性痴呆的症状。

我们通过骨盆运动，能消除臀部和腹部后侧肌肉紧张感，可以对骨盆神经和分布在骨盆内部的副交感神经给予积极的刺激，从而缓解整个身体的紧张和疲劳，平和身心。做完这个练习后，不仅心态会更加平和，而且人的注意力和理解力也会得到提高。

> **· 养脑小贴士 ·**
>
> 保持端正的姿态，让骨盆平衡生长，对脑脊髓液的顺畅流动和脑功能的提升都会起到积极的促进作用。

骨盆运动的具体方法如下：

（1）臀部着地坐在地上。两手撑地，放在臀部后面大约25厘米的地方：两手之间的距离约为肩宽的1.5倍。

（2）两腿并拢，轻轻向上抬起，同时身体向后靠，将重量分散至胳膊和臀部。

（3）随着手臂的弯曲和伸直，身体慢慢前后摆动，消除臀部和腿部后侧肌肉的紧张感。重复做此动作5分钟。

上班族的活力提神饮，为大脑补充能量

现代随着生活节奏的不断加快，都市上班族很容易感觉身心疲劳。他们工作任务繁重，精神长期处于紧张状态，每天面对无休止的工作、复杂的人际关系、烦琐的家务，身体状况越来越差，对什么事都提不起精神，总是头昏脑胀。如果这时候来一杯活力提神饮，就可以让你的大脑立刻回到最佳状态。

保健应用 香蕉苹果梨汁

原料：香蕉、苹果、梨各一个，饮用水100毫升。

做法：

（1）剥去香蕉的果皮和果肉上的果络，切成块状。

（2）将苹果、梨洗净切成块状。

（3）将准备好的香蕉、苹果、梨和饮用水一起放入榨汁机榨汁。

功效：香蕉含有多种维生素和矿物质，食物纤维含量丰富。香蕉还含有相当多的钾和镁，钾能防止血压上升及肌肉痉挛，而镁具有消除疲劳的效果。香蕉中含有丰富的钾离子能抑制钠离子，维持体内的钠钾平衡，从而有利于大脑健康。苹果的香味和微酸的味道能够稳定情绪，其所含的维生素和矿物质还能够提神醒脑。香蕉跟苹果一起制成的果汁是上班族养心益气、健脑益智的理想饮品。

保健应用 核桃橘味咖啡

原料： 意式浓缩咖啡 25 毫升，核桃酒 45 毫升，鲜奶油 45 毫升，橘味白酒少许，细砂糖 6 克，可可粉适量。

做法：

（1）将核桃酒倒入容器中，加入细砂糖，用蒸气温热至细砂糖完全溶解，然后倒入玻璃杯中。

（2）萃取 25 毫升意式浓缩咖啡，辅以汤匙将意式浓缩咖啡倒入玻璃杯中。稍微打发鲜奶油，并将其倒在玻璃杯的最上面。

（3）2～3 滴剩下来的核桃风味意式浓缩咖啡，滴在玻璃杯的右半边，并用牙签描绘出心形图案。轻轻地将可可粉撒在玻璃杯的左半边，形成图案，倒入少许橘味白酒以增加香气。

功效： 核桃不仅是最好的健脑食物，而且是神经衰弱的治疗剂。经常有头晕、失眠、心悸、健忘、食欲不振、腰膝酸软、全身无力等症状的上班族，每天早晚各吃 1～2 颗核桃仁，即可起到滋补治疗作用。将核桃酿成酒再调和咖啡、奶油，能够补充大脑营养。

保健应用 松子番茄汁

原料： 番茄 1 个，柠檬 2 片，饮用水 200 毫升，松子适量。

做法：

（1）将番茄洗净，在沸水中浸泡 10 秒，剥去番茄的表皮并切成块状。

（2）将柠檬洗净切成块状。

（3）将准备好的番茄、柠檬、松子和饮用水一起放入榨汁机榨汁。

功效： 松子中的不饱和脂肪酸具有增强脑细胞代谢、维护脑细胞功能和神经功能的作用。松子中的谷氨酸有很好的健脑作用，可增强记忆力。此外，松子中的磷和锰对大脑和神经都有很好的补益作用，是脑力劳动者的健脑佳品，对老年痴呆也有很好的预防作用。番茄具有很强的抗氧化、抗疲劳作用。脑力劳动者饮用此果汁能够益气健脑。

第 10 章

影响大脑的饮食习惯

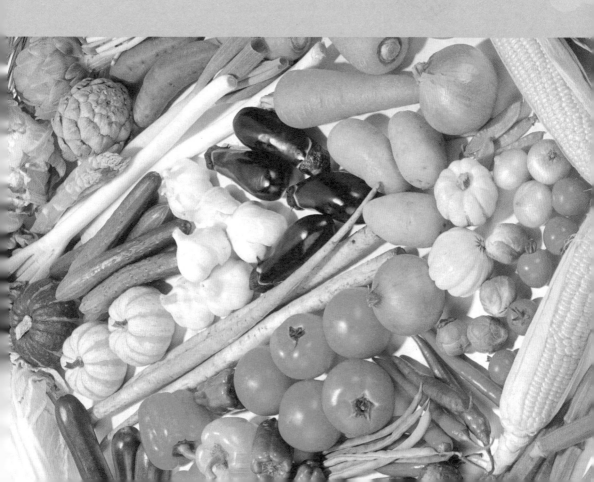

一日三餐，什么不能少

一日三餐，我们餐餐不落，可是又有多少人真正能做到，尤其大多数年轻人都不能坚持好好吃饭。有人不吃早饭，中午吃快餐，晚上随便吃点儿点心就打发了。他们如此不重视吃饭，或是为了减肥，或是节约饭钱为了买其他想要的东西。

但是，如此草率地对待一日三餐的话，大脑肯定没法好好工作。我们身体的一切活动依靠的都是从食物中摄取的营养成分，如果吃得太少或长期偏食，大脑的状态很快就会变差。

因此，要想自己大脑活力充沛，让自己大脑聪明起来，一日三餐，豆类、薯类、芝麻、蔬菜、海藻、鱼类、贝类、菌类一样都不能少。

豆类		纳豆、豆腐、豆腐皮、毛豆、煮豆、黄豆面等豆制品，对激活大脑非常有益。
薯类		薯类所含的淀粉是非常优质的糖分补给源。糖分就是大脑的"汽油"，我们可以多多补充，以防大脑缺油。
芝麻		大家要养成一个习惯，饭桌上总摆着芝麻，不管吃什么东西都先撒上些芝麻。炸东西的时候用香油，吃火锅的时候蘸着芝麻调料吃，拌沙拉的时候表面撒上一层芝麻。
蔬菜		东方人的饮食生活越来越西化，吃肉比吃菜多。其实应该把肉和菜的比例倒过来，菜肴的三分之二应该是蔬菜。
海藻		裙带菜、海苔（紫菜）、海带、羊栖菜等。用海带浓汤和裙带菜做出来的味噌汤，因为里面也有豆类，所以是早餐的最佳选择。
鱼类		特别是沙丁鱼、秋刀鱼和竹荚鱼等。大家每星期至少吃两三次这些所谓的青鱼。众所周知，青鱼富含EPA和DHA等成分，对大脑的发育和智力也有重要作用。
蘑菇、香菇等菌类		蘑菇富含蛋白质、B族维生素、维生素D等大脑不可缺少的营养成分，并且热量几乎等于零，不管吃多少都不用担心发胖，大家尽可以放心多吃这些菌类。

早餐一定要吃，而且一定要吃饱

当我们早晨睁开眼睛的时候，大脑处于能量缺失的状态，如果不吃早饭就去上班上学，体内的葡萄糖不足，大脑也就无法正常工作。

曾经有人做过一个实验，将吃早饭和不吃早饭的人的记忆力进行比较，结果发现，吃早饭的人的记忆力明显优于不吃早饭的人。另有科学研究表明，如果早餐摄取人们一日所需能量的 25％ 的话，那么他的运算能力和创造力明显增强，另外研究结果还表明，那些经常不吃早饭的孩子们的学习成绩一般都比较差。

早餐适宜吃容易消化的温热、柔软食物，同时也要适当摄入有蔬菜和水果。

我们不能简单地将早餐理解成维持生命所需的一种手段，而应该认识到早餐是补充大脑发育所需的营养物质的一个必不可少的步骤。尤其是那些准备复习应考的考生们，一定要坚持吃早餐。

随着生活节奏的加快，不吃早饭的人越来越多，但若想提高大脑的功能，早饭是非常必要的。可别小看那一口早饭，它可以使我们精神百倍地投入工作当中。我们人体的大脑可是一个"贪吃鬼"，只有让它吃饱了，它才会一心一意地给我们工作。

由于清晨人体的脾脏困顿呆滞，常使人胃口不开、食欲不佳，早餐不宜进食油腻、煎炸、干硬以及刺激性大的食物，否则易导致消化不良。因此，早餐适宜吃容易消化的温热、柔软食物，如牛奶、豆浆、面条、馄饨等，最好能喝点粥。如在粥中加些莲子、红枣等，将更有益于健康。

幼儿的早餐常以 1 杯牛奶、1 个鸡蛋和 1 个小面包为佳。

青少年比较合理的早餐是 1 杯牛奶，适量的新鲜水果或蔬菜，100 克干点（面包、馒头、大饼或饼干等含碳水化合物较高的食品）。

中年人较理想的早餐是 1 个鸡蛋，1 碗豆浆或 1 碗粥，少量干点（馒头、大饼、饼干和面包均可），适量的蔬菜。

老年人的早餐除了供应牛奶和豆浆以外，还可多吃粥、面条、肉松和花生酱等既容易消化，又含有丰富营养的食物。

越是细嚼慢咽，越能激活大脑

从小时候起，我们的父母就总在耳边叮嘱："慢点吃，嚼细点！"慢慢地，我们把这种声音当成了唠叨。其实，细嚼慢咽对人体的健康有着许多好处。

咀嚼不仅可以锻炼嚼肌，增加牙齿的咬力，坚固牙齿；还可增加食物在口腔中的搅拌时间，减轻胃肠道的"工作量"；另外，咀嚼还有一个意想不到的功能，那就是健脑。

咀嚼次数与人的大脑又有什么关系呢？

有医学家调查过12名年龄从18岁至40岁的人嚼完口香糖之后大脑的血流情况，调查结果表明在嚼口香糖的过程中，大脑运动感觉中枢的血流量增加了25%～28%，味觉中枢增加了9%～17%，小脑增加8%～11%，但是咀嚼这个工作一停止，血流量立刻又恢复到原来的水平。

也曾经有人拿小白鼠做过实验，结果表明让小白鼠吃一些坚硬的食物，它脑部的血流量就会增加。也有其他的实验结果表明，通过咀嚼这个动作，可以增强大脑中的脑神经细胞的活力。

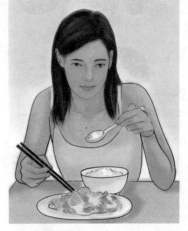

吃饭细嚼慢咽，有利于肠胃健康，还能激活大脑。

科学研究表明，牙齿少的人患痴呆症的几率要比其他人高，这也许就是进餐时不能充分咀嚼带来的不好影响吧。用上了年纪的老鼠来做实验，发现随着年龄的增加、咀嚼能力的下降，老鼠的记忆力也明显减退，与记忆力有关的海马组织的活动也明显减少。

从增加大脑的活力这点来说，我们应该改变饮食习惯，多吃一些硬的食物，增加咀嚼的次数。但是，实际生活中咀嚼的次数有时候是无法控制的，那么就有意识地延长进餐的时间吧，这点一般人都应该可以做到。比如我们吃牛肉干之类的食物时，慢慢地一边品味一边嚼，这样也会增加大脑的血流量。吃饭的时候，尽可能吃得慢一点，细嚼慢咽，既可以仔细地品味食物的味道，也可以起到减肥的作用，这可是一个两全其美的好办法。

· 养脑小贴士 ·

工作繁忙的时候，吃饭的速度难免会加快。这时候，需要提醒自己，做个深呼吸，尽量心平气和、悠闲地享受美食！咀嚼的次数越多，脑部的血流量增加得越多。

如何饮酒不伤害大脑

喝酒的人群中有 80% 以上的人，在初期喝酒的过程中，在醒来的第二天有过头晕，头痛的经历，这表明饮酒对我们的大脑是有伤害的！

酗酒对大脑伤害主要原因是由于乙醇直接通过胃黏膜吸收进入血液，并很快通过血脑屏障进入大脑。而且酒精是一种亲神经物质，并且具有神经毒性作用，而且还能直接杀伤脑细胞，使之溶解、消亡、减少。所以如果长期饮酒脑细胞死亡速度会越发加快，脑萎缩也会越来越严重。伴随脑血流量的减少，脑内葡萄糖代谢率、脑神经细胞活性均减低，大脑功能随之衰退，也导致脑萎缩加重。

> **·养脑小贴士·**
>
> 要想保持聪明的大脑，最好的饮酒方式就是当天的工作完成之后和几个知己心情愉快地喝酒。但是，聊得热火朝天时就容易喝过头，这一点大家一定要注意。

上面列举的全是酒的坏处，可还有句话叫做"酒为百药之长"。大家也都知道，适度饮酒的人比滴酒不沾的人更长寿，饮酒甚至还能激活大脑功能。

不过，饮酒一定要适量。而且酒精既然是一种药物，喝酒的时候就需要注意喝酒的方法。首先，要边吃东西边喝酒。其次，要不慌不忙地慢慢喝。不过，不管你喝得有多慢，半夜 12 点之前也要打住。还有，一周之内应该有两天不喝酒，让你的肝脏休息休息。

知道了正确的喝酒方法，接下来就是选择培养聪明大脑的菜肴了。

喝酒之后，血液中的酒精浓度就会上升，储存在体内的镁就会和尿液一起被排出来。这个事情需要多加注意。

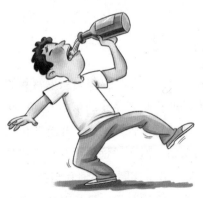

长期酗酒会降低人的脑量，引起大脑的萎缩。

不少人很关心钙质的摄取，可对于镁这种矿物质的摄取就漠不关心。但镁这种矿物质对于人体来说也是非常重要的，要知道它有一个别名叫做"抗紧张矿物质"。如果人体内的镁和钙这两种矿物质比例失衡，大脑功能就会出现异常，人会表现的变得坐卧不安，出现各种情绪不稳的症状。为了保持大脑的最佳状态，人体内钙和镁的最理想的比例是 3：1。

因此，我们应选择富含镁元素的代表性食

饮酒过量大脑易萎缩

曾有不少科学研究结果表明，一天喝上一两杯酒或许能对心脏产生一些有益的作用。然而，美国科学家最近公布的一项研究结果则表明，即使适量饮酒也会对大脑产生不利影响。

研究人员介绍说，长期酗酒会降低人的脑量，这已是一个不争的事实，即使适量饮酒都会引起某些人发生中风。此外，长期酗酒还会导致人的大脑萎缩。

研究发现，无论是轻度还是中度饮酒都不能避免酒精对人的大脑产生不利的影响。一周饮酒量在1～6杯之间的人被视为轻度饮酒者，中度饮酒者则是一周饮用7杯以上酒的人。根据磁共振成像检查的结果，轻度和中度饮酒者在饮酒后的确会引起脑量的萎缩。研究还发现，这种情况不分男女，也不分种族。

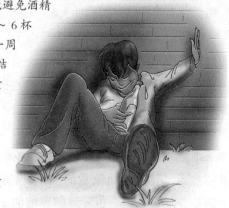

还要注意，酒后不要服用安眠药，这是因为酒里的酒精有麻痹和镇静作用，使人的血压降低，使人的心、脑血含量下降，产生低氧，严重者可能导致死亡。

品。如花生和腰果等坚果类。人们喝啤酒的时候总少不了这些坚果类的酒肴，建议大家喝别的酒的时候也一定要点一些坚果类的酒肴。

补充钙和镁时重要的是要保持合适的比例，不能因为摄取了镁就忘记了钙质的摄取。作为下酒菜，小鱼、羊栖菜和芝麻之类的食物都是不错的选择。钙质如果和碳水化合物一起摄取，其吸收率就会大大提高。所以建议大家吃米饭的时候不妨把烤沙丁鱼和多春鱼作为下饭菜，还可以把炖出来的羊栖菜盖在米饭上，热汤热水吃个痛快。

尽量和别人一起吃饭

吃饭的主要目的是摄取身心活动所必需的营养成分。但是，仅仅是获取营养的话吃饭这个事情就变得索然无味了。几乎所有的人都期望吃到美味的东西。真正吃到美味的东西的时候，人们总是有一种冲动想把自己的感受告诉别人。和意气相投的朋友一起吃饭的时候，即便吃的是和平时一样的东西，但常常觉得很好吃。那是你的一种心理作用，因为你在和朋友经历相同的体验，分享相同的心情和感受。

越吃好吃的东西越能激活大脑，而好吃这种评价不是绝对的而是相对的。也就是说，你越觉得好吃，越能激活你的大脑。如果你想觉得食物美味，那么你一定要和别人一起吃饭。

在职场中，在餐桌上谈业务是不可或缺的生意技巧。为什么呢？因为人类有一种心理倾向，一起吃饭的时候容易被说服。

边吃饭边说服对方，这在心理学上有个术语叫做"午餐技巧"。即便不是说服对方，仅仅是一起吃个饭，如果交谈愉快，饭局本身就很有意义。为什么呢？那是因为一起吃过饭的人，感情上一下子就走近了。如果一个人想亲近另一个人，那么他一般会向对方发出邀请，"下次一起吃个饭吧！"那是因为他本能地知道一起吃饭的效果。

有人感叹近来没吃什么好饭，很有可能他是一个人吃饭。饭食再好，一个人吃的话也是味同嚼蜡。如果总是一个人无聊的吃饭，他的大脑很可能就变得不好使了。

因此，为了保持大脑活跃，尽量和他人一起吃饭。

> **·养脑小贴士·**
>
> 单独进餐易产生不良情绪。和同事、家人一起吃饭，心情舒畅，胃液的分泌也相对旺盛，可使食物尽快地消化和吸收。此外，多人一起吃饭，食品种类也多，每种吃一点容易达到营养平衡。

如何喝咖啡对大脑有益

很早以前，人们就已经发现咖啡有提神醒脑的作用，于是就将其作为提神的饮料而时常饮用。

喝了咖啡之后，人体会产生一种叫做烟酸的物质。烟酸是 B 类维生素的一种，具有促进糖分和脂质代谢的作用。据说我们人体所消耗的能量的 70% 以上都是烟酸制造出来的。另外，烟酸还有改善血液循环、强化大脑功能的效果，是一种非常重要的物质。

> **·养脑小贴士·**
>
> 咖啡虽然具有提神醒脑的作用，但不宜大量饮用，喝太多的话，可能令人变得疯狂、性情大变、喜怒无常、具攻击性、焦虑不安，甚至成为妄想狂。

但是，烟酸不能在人体内合成，所以必须依靠食物来补充。

富含烟酸的代表性食物虽有豆类、肉类和坚果类等，咖啡中烟酸的含量也很丰富。

但很多人都喜欢喝咖啡不加糖，其实，喝咖啡的时候最好多放糖，砂糖进入体内后会转化成糖原，而正是糖原给我们的大脑提供了能量。

上班族巧选健脑小零食

整日面对电脑、报告的上班族常常被折腾得头昏脑涨，吃什么能补脑呢？营养专家给出了答案：上班族及脑力劳动者应多食用坚果类食品，从而达到健脑益智的目的。其实，这些美味坚果多吃很有益处，除了能健脑益智，还能帮助身体排毒，达到减肥瘦身的目的，让上班族在享受美味的同时，还能拥有健康。

1. 开心果

开心果可谓"心脏之友"，上班族每天吃上28克开心果，大概是49颗，热量在670焦耳左右，不仅不用担心发胖，还有助于控制体重。这是因为吃饱的感觉通常需要20分钟，吃开心果可以通过剥壳延长食用时间，让人产生饱腹感和满足感，从而帮助减少食量和控制体重。常吃点开心果可以预防便秘，有助于机体排出毒素。开心果富含不饱和脂肪酸、胡萝卜素、过氧化物以及酶等物质，适当食用能保证大脑血流量，令人精神抖擞、容光焕发。

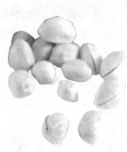

开心果

2. 瓜子

瓜子含有的脂肪最多，占其成分的一半以上，但都是不饱和脂肪酸，其中亚油酸占到50%，它有助于人体发育和生理调节，能起到预防便秘、降低血清胆固醇的作用。瓜子中钾的含量很高，超过了香蕉和橘子。钾是人体中不可缺少的物质，一旦缺少，会引起心肌衰弱、肌肉无力，甚至诱发心肌梗死。

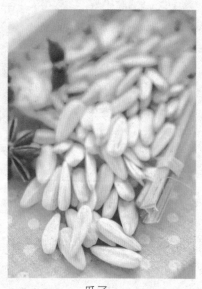

瓜子

需要特别指出的是，葵花子是瓜子中的佼佼者，营养相当丰富。每天吃一把葵花子，就能补足人体一天所需的维生素 E。葵花子所含的蛋白质可与各种肉类媲美，特别是含有制造精液不可缺少的精氨酸。常食葵花子对预防冠心病和中风、降低血压、保护血管弹性有一定作用。医学家认为，葵花子能治失眠、增强记忆力，对预防癌症、高血压和神经衰弱有一定作用。

3. 花生

花生为低胆固醇食品，有润肠通便的作用。花生的
蛋白质含量高达 30% 左右，营养价值可与动物性食品
鸡蛋、牛奶、瘦肉等媲美，且易于被人体吸收。花生中
含有丰富的脂肪、卵磷脂、维生素 A、B 族维生素、维
生素 E 以及钙、磷、铁等。适量食用花生除了能控制体
重，还能起到滋补益寿的作用。最近，美国农业部的科
学家发现，花生中所含有的白藜芦醇化合物有助于降低
癌症和心脏病的发病概率。

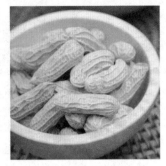

花生

4. 松子

松子被誉为"长寿果"，含有蛋白质、脂肪、糖类，
而且松子中所含的脂肪大部分为亚油酸、亚麻酸等有
益于人体健康的必需脂肪酸，钙、磷、铁等的含量也
很丰富，常吃可滋补强身。松子存放时间过长会产生
哈喇味，此时不宜再食用。另外，胆功能不良者应慎食
松子。

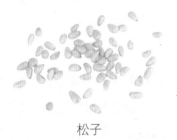

松子

5. 夏威夷坚果

夏威夷果中含有大量的不饱和脂肪酸，还含有 15%~20% 的优质蛋白质和十几
种重要的氨基酸，这些氨基酸都是构成脑神经细胞的主要成分。坚果中对大脑神经
细胞有益的 B 族维生素和维生素 E 及钙、磷、铁、锌等的含量也较高。因此，威夷
果对改善脑部营养很有益处。

健康用餐好习惯，一个都不能少

用餐习惯与大脑的健康密切相关，良好的用餐习惯可以使脑循环畅通，加强大
脑皮质的活化，从而预防脑老化和老年性痴呆。

饭前喝汤

"饭前喝汤，苗条健康"，印证这句话最好的例子就是广东人，广东人就是喜欢
饭前喝汤。饭前喝热汤既有暖胃的作用，又能够缓解饥饿，避免狼吞虎咽。汤应以
清淡为主。喝完汤后先吃粗纤维的蔬菜，增加饱腹感，这样就会不自觉地减少后面

主食的摄入。若饭前不喝汤，进食太多或太快，消化道血管由于突然过度扩张，大量血液被迫涌向胃肠道，这样就会造成大脑缺血。脑缺血会导致大脑需要的营养物质无法及时补充，大脑代谢产生的酸性物质无法被运出，这样人就会表现为头昏、乏力、困倦，这就是饱餐之后想睡觉的原因。大脑发育得好，需要充足的

·养脑小贴士·

当然，饭前喝汤有益健康，并不是说喝得多就好，要因人而异，也要掌握进汤时间。一般中晚餐前以半碗汤为宜，而早餐前可适当多些，因为一夜睡眠后，人体水分损失较多。进汤时间以饭前20分钟左右为好，吃饭时也可缓慢少量进汤。总之，进汤以胃部感觉舒适为度，饭前饭后切忌"狂饮"。

血液。如果一天到晚总是吃得太饱，使大脑就经常处于缺血状态，那么它的发育就会受到影响，大脑的思维、理解能力和注意力也会降低。因此，为了大脑健康，饭前最好喝汤。

吃饭时不看电视

很多人都喜欢边吃饭边看电视。其实这是一种不健康的生活习惯，会严重影响人体对食物的消化和吸收，还有碍于大脑健康。

人在吃饭时，需要有消化液和血液，帮助胃肠消化食物。吃饭时看电视（看书、看报也一样），大脑需要大量的血液。这样，相互争夺血液的供应，结果，两方面都不能得到充分的血液，就会使人们吃不好饭，也看不好电视。时间长了，还会发生头晕、眼花的症状。在吃饭时，需要全身大部分血液集中到胃肠等消化系统，才能保证完成消化食物和吸收营养的任务。如果边吃边看电视，眼睛、耳朵必然要不断往大脑里传递信号，大脑就得不断地分析、综合、判断这些信号，就需要有更多的血液为脑服务。那么，流经胃肠的血液就相对减少了，会导致消化和吸收功能受影响。

此外，看电视有时会哈哈大笑或争论，把吃饭的时间拖得很长，这不仅会让饭菜变凉，咀嚼食物也不仔细，

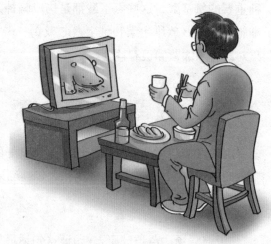

边吃饭边看电视，血液会流入消化器官，这时大脑会出现血液供应不足、低氧等现象，时间一长，可能引起神经衰弱、头痛等疾病。

影响食物的消化和营养的吸收，长时间如此就会造成慢性肠胃疾病，影响营养吸收。

"食不言"

我国传统习惯中，有"食不言"的说法，认为吃饭时说笑，会影响对食物的消化吸收。而现在一些保健专家则认为，吃一顿午饭用 30 分钟左右为宜，在此时间里边吃边说，可使一起进餐者交流感情，解除烦恼，使肠胃能正常地消化食物。其原因是，愉快的心情不仅能增进食欲，还可兴奋中枢神经，从而促进消化液的分泌，使胃肠处于最佳消化状态。

重视用餐环境

就餐环境的色彩配置，对人们的就餐心理影响很大。一是食物的色彩能影响人的食欲，二是餐厅环境的色彩也能影响人们就餐时的情绪。餐厅的色彩因个人爱好和性格不同而有较大差异。但总的说来，餐厅色彩宜以明朗轻快的色调为主，最适合用的是橙色以及相同色相的姐妹色。这两种色彩都有刺激食欲的功效，它们不仅能给人以温馨感，而且能提高进餐者的兴致。整体色彩搭配时，还应注意地面色调宜较深，墙面可用中间色调，天花板色调则宜浅，以增加稳重感。在不同的时间、季节及心理状态下，人们对色彩的感受会有所变化，这时，可利用灯光来调节室内色彩气氛，以达到利于饮食的目的。

家具颜色较深时，可通过明快清新的淡色或蓝白、绿白、红白相间的台布来衬托。桌面配以乳白餐具，可更具柔和力。例如，一个人进餐时，往往显得乏味，可使用红色桌布以消除孤独感。灯具可选用白炽灯，经反光罩以柔和的橙光映照室内，形成橙黄色环境，以消除沉闷的低落感。

如果餐厅的光线非常的雅致，吃饭时就会感到舒畅而家人的心情也会通过光线作用变得明朗起来。如果房子里的灯光过于暗淡，大家的食欲可能会有所降低，因此最好将光线调好同时放点轻音乐做背景，这样的话会让你吃饭时有一个愉快的心情。

吃得太饱，损害大脑

人人都知道"每餐应吃七分饱"，但每当鸡鸭鱼肉堆满桌时，很多人还是会忍不住吃到饱胀不堪。其实，长期饱食非但不能增进营养，反而会损害人的健康，尤其对大脑的健康不利。

为什么饱食会损害大脑呢？

（1）经常饱食，尤其是晚餐吃得过饱，或喜爱吃过甜、过咸、过腻食品的人，因摄入的总热量远远超过机体的需要，致使机体脂肪过剩，血脂增高，脑动脉容易硬化，引起"纤维芽细胞因子"的概率明显增加，这种物质能使毛细血管内皮细胞的脂肪细胞增生，促使动脉粥样硬化的发生。时间长了就会促使大脑内生长因子增加，使大脑的氧和营养物质减少，使人记忆力下降，思维迟钝，智商降低。

（2）长期进食过量，还会使体内的血液，包括大脑的血液大部分被调集到胃肠道，以供胃肠蠕动和分泌消化液的需要，而人的大脑活动方式是兴奋与抑制相互诱导的，若主管胃肠消化的神经中枢——自主神经长时间兴奋，其大脑的相应区域也就会出现兴奋，这就必然引起语言、思维、记忆、想象等区域的抑制，就会出现身体肥胖和"大脑不管用"现象。

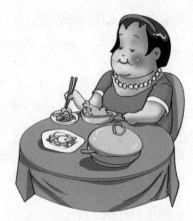

长期过量进食会使血液被调集到胃肠道促进消化功能的发恢，这样就会降低脑供血量，进而影响大脑功能。

（3）目前，还没有有效的药物来控制长期饱食对"纤维芽细胞生长因子"的增加，但通过调节饮食，可减少"纤维芽细胞生长因子"在大脑中的分泌，所以古人说的"人带三分饥和寒，岁岁保平安"也就是这个道理。

因此，我们的进食方式应该像"羊吃草"那样，饿了就吃点，每次吃不多，胃肠总保持不饥不饿不饱的状态。我国著名营养学家李瑞芬教授总结的健康秘诀是："一日多餐，餐餐不饱，饿了就吃，吃得很少。"只有这样，才能延缓衰老，延年益寿。

饭后让大脑"散散步"

"饭后百步走，活到九十九。"很多人都喜欢在饭后散步，散步能促进消化腺的分泌，增强胃肠道的蠕动，对消化不良，食欲不振的人有时可以收到比药物治疗更好的效果。而轻松有节奏的步伐，又能缓和神经肌肉的紧张，调整大脑皮层的功能活动，使兴奋和抑制的调节过程得到改善。轻松而有节奏地散步，可加强全身肌肉的工作，促进血液循环和能量代谢。这对细胞的营养，特别是对心肌细胞和大脑的营养起着良好的作用。

相信很多人都有"食困"的现象，"食困"就是当人吃入大量的食物以后，体内的大量血液跑到了肠胃，是大脑缺血引起的犯困，此外大肠开始工作以后通过神经兴奋调节也能抑制

·养脑小贴士·

饭后最好休息一下，静坐30分钟再散步，且以速度适中，不觉得疲劳为宜。

大脑活动，也会觉得犯困。这是一种正常的生理现象，最好别特意去调整它，最好在吃完饭后休息一会再做别的事情比较好。而休息的时候最好的解决方法是：饭后30 分钟散散步。这样可以增加脑部供氧，从而使疲乏、困倦一扫而空。

饭后不要立即躺卧在床上

俗话说："饭后床上躺，不长半斤长四两。"饭后立即上床容易发胖，饭后至少要休息 20 分钟，再上床睡觉，哪怕是午睡时间也应如此。

因为刚吃了饭，胃内充满食物，消化机能正处于运动状态，这时睡觉会影响胃的消化，不利于食物的吸收。同时，饭后脑部供血不足，如果饭后立即躺在床上，很容易因大脑局部供血不足而导致中风。另外，入睡后，人体新陈代谢率降低，易使摄入食物中所含热量转变为脂肪而使人发胖。

饮茶不当也会"醉人"

人们都知道，喝酒过量会使人酩酊大醉，而饮茶不当也会醉人。

茶叶中含有多种生物碱，其中的主要成分是咖啡因，它具有兴奋大脑神经和促进心脏机能亢进的作用，同时茶叶中还含有大量茶多酚，暴饮浓茶会妨碍胃液的正常分泌，影响食物消化。那些平时多以素食为主、少食脂肪的人如果大量饮用浓茶，就可能醉茶；空腹饮茶以及平时没有喝茶习惯，偶尔大量饮用浓茶的人，也可能醉茶。醉茶表现为

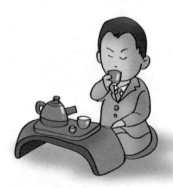

饮茶不当也会醉人。

心慌、头晕、四肢乏力等症状。发生醉茶时也不必紧张，立即吃些饭菜、甜点或糖果，都可起到缓解作用。

附录——健脑减压食物宜忌

适宜食物

益智促生长 ▸ 金针菇

金针菇中赖氨酸的含量特别高，含锌量也比较高，有促进儿童智力发育和健脑的作用，在许多国家被誉为"益智菇"和"增智菇"。金针菇能有效地增强机体的生物活性，促进体内新陈代谢，有利于食物中各种营养素的吸收和利用，对生长发育也大有益处。

防脑病变 ▸ 火龙果

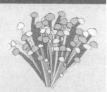

火龙果中所含花青素成分较多，有抗氧化、抗自由基、抗衰老的作用，能预防脑细胞病变，抑制痴呆症发生。

滋补可代粮 ▸ 板栗

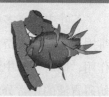

板栗含有大量淀粉、蛋白质、脂肪、B族维生素等多种营养成分，素有"干果之王"的美称。板栗可代粮，与枣、柿子并称为"铁秆庄稼""木本粮食"，是一种价廉物美、富有营养的滋补品及补养的良药。

软化血管 ▸ 松子

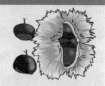

唐代的《海药本草》中就有"海松子温胃肠，久服轻身，延年益寿"的记载，松子被视为"长寿果"，又被称为"坚果中的鲜品"，对老人最有益。松子中的脂肪成分是油酸、亚油酸等不饱和脂肪酸，有很好的软化血管的作用，是中老年人保护血管的理想食物。

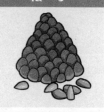

健脑缓衰老 **核 桃**

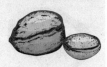

核桃含有丰富的 B 族维生素和维生素 E，可防止细胞老化，能健脑、增强记忆力及延缓衰老，族被誉为"万岁子""长寿果"。

平心静气 **小白菜**

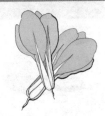

小白菜是蔬菜中含矿物质和维生素最丰富的蔬菜。小白菜所含的钙是大白菜的 2 倍，含维生素 C 是大白菜的 3 倍多，含有的胡萝卜素是大白菜的 74 倍。小白菜能缓解精神紧张。

提神醒脑 **洋 葱**

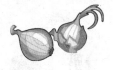

洋葱在国外被誉为"菜中皇后"，是一种集营养、医疗和保健于一身的特色蔬菜。洋葱能帮助细胞更好地利用葡萄糖，同时降低血糖，供给脑细胞热能，是精神委顿患者的食疗佳蔬，有提神醒脑、舒缓压力的作用。

减压效果非凡 **苹 果**

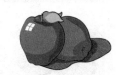

苹果是一种非凡的减压补养水果，所含的多糖、钾、果胶、酒石酸、苹果酸、枸橼酸等能有效减缓人体疲劳，而其含有的锌元素更是人体内多种重要酶的组成元素，可消除疲劳还能增强记忆力，同时还有提神醒脑之功。

苹果天然的怡人香气，具有明显的消除压抑感作用。拿起一个苹果闻上一闻，不良情绪就会有所缓解。

快乐水果 **香 蕉**

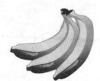

香蕉，是人们喜爱的水果之一，盛产于热带、亚热带地区，欧洲人因它能解除忧郁而称它为"快乐水果"。

荷兰科学家研究认为：最合营养标准又能为人脸上增添笑容的水果是香蕉。它含有一种特殊的氨基酸，这种氨基酸能帮助人体制造"开心激素"，减轻心理压力，解除忧郁，令人快乐开心。睡前吃香蕉，还有镇静的作用。

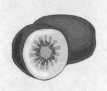

猕猴桃　改善忧郁症

　　猕猴桃中维生素 C 的含量在水果中名列前茅，被誉为"VC 之王"。最新的医学研究表明，成人忧郁症有生理学基础，它跟一种大脑神经递质缺乏有关。猕猴桃中含有的血清促进素具有稳定情绪、镇静心情的作用，另外它所含的天然肌醇有助于脑部活动，能帮助忧郁之人走出情绪低谷。

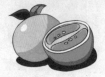

橙　子　重女轻男

　　澳大利亚几位科学家在对橙子的气味进行研究之后指出，橙子发出的气味有利于缓解人们的心理压力，但仅有助于女性克服紧张情绪，缓解失眠、头痛症状，对男性的作用却不大。女性对于橙子气味的敏感程度明显强于男性。橙子的气味还有助于提高工作效率。

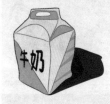

牛　奶　失眠睡前喝

　　牛奶中含有促进睡眠的 L－色氨酸，具有松弛神经之效。在睡觉前喝牛奶最好，尤其是对一些压力过大、夜间难以入睡的人，睡前 1 小时喝 1 杯牛奶是很有益处的。

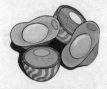

巧克力　重男轻女

　　巧克力能缓解情绪低落，使人兴奋。巧克力对于集中注意力、加强记忆力和提高智力都有一定作用。有些司机把巧克力作为提高驾驶能力的"精神振奋剂"。瑞士研究人员还发现，男性常吃巧克力能防治感冒，对女性则无此效果。

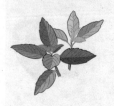

薄　荷　冰爽到底

　　薄荷的清凉香味主要来自于薄荷脑、乙酸薄荷酯、薄荷酮等香味成分。其气味具有穿透力，给人很直接的清凉感觉，通体舒坦，精力倍增。
　　薄荷的清香气味能够刺激神经并对人的生理和心理产生明显影响，使思维活动加快，思路更加清晰，提神醒脑，集中注意力，并能化解心中烦闷。

振奋精神 ▶ 咖 啡

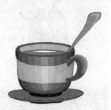

咖啡中含有咖啡因，有刺激中枢神经、促进肝糖原分解、升高血糖的功能。适量饮用可使人暂时精力旺盛，思维敏捷。运动后饮用，有消除疲劳，恢复体力，振奋精神之效。

但是，英国研究者最新研究发现，在工作间隙喝咖啡并不一定能放松身心、消除疲劳，相反有可能会增加压力，而且男性和女性对咖啡的反应各不相同。

   # 禁忌食物

多吃易缺氧 ▶ 酸 菜

食用含亚硝酸盐过多的酸菜，会使血液中的血红蛋白变成失去带氧功能的高铁血红蛋白，令红细胞失去携带氧气的作用，导致组织缺氧，出现皮肤和嘴唇青紫、头痛头晕、恶心呕吐、心慌等中毒症状，严重者还能致死。

损害记忆 ▶ 高脂肪食物

人的脑部需要葡萄糖才能发挥功能，但当体内葡萄糖的代谢功能受到饱和脂肪酸影响而减缓时，大脑就会欠缺养分，无法高效运转。

含铅致失眠 ▶ 皮 蛋

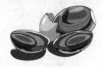

皮蛋（松花蛋）含铅元素，经常食用会引起铅中毒，导致缺钙、贫血、好动、智力减退、失眠等。

伤智力 ▶ 粉丝、油条

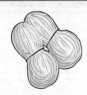

粉丝、油条等在加工制作过程中添加了明矾，明矾即硫酸铝，摄入过量的铝，会影响脑细胞的功能，造成智力下降和早衰，从而影响和干扰人的意识和记忆功能，造成老年痴呆症，还可引起胆汁郁积性肝病，可导致骨骼软化，引起卵巢萎缩等病症。

辛辣食物　生热助火

亚健康状态的人所承受的压力往往比较大，平时虚弱乏力、头晕耳鸣、口干舌燥、心烦失眠，经常处于一种阴虚内热、内火上扰的状况，因此辛辣火热伤津之物应避免食用，比如辣椒、胡椒、芥末等。

糖　多食反应迟缓

糖不宜多吃，因为糖进入血液中可使血液黏度升高，血流速度减慢，呈酸性。酸性环境不利于神经系统的信息传递，从而使头脑反应迟缓。

盐　多食不利于舒缓压力

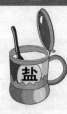

适当的饮食和情绪的稳定以及对压力的感受是相关联的，盐分太高的饮食使得水分滞留体内，导致血压增高，对压力的感受也随之增高，因而，舒缓压力不宜吃太咸的食物。

罐头　多食易嗜睡

罐头食品特别是肉罐头在制作过程中添加了少量的防腐剂——硝酸钠与亚硝酸钠，这些盐类物质对人体有害，多食会使人体血液失去运氧能力，而引起组织缺氧性损害。

酒精　损肝伤脑

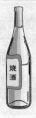

人体过多吸收酒精对脑细胞有损伤。经常大量饮酒，会使肝脏发生酒精中毒而致其发炎肿大，并使中老年性功能衰退、器官老化。

冷饮　过食伤肠胃

冰激凌、雪糕等冷饮食品会对胃部产生过强的刺激，易造成体内平衡调节系统功能紊乱，出现食欲不振、头痛目眩、乏力、关节疼痛等症状。

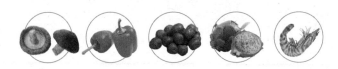

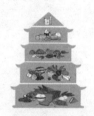